临床耳鼻喉疾病诊疗学

LINCHUANG ERBIHOU JIBING ZHENLIAOXUE

主 编 李 珊 马亦飞 向召兰

天津出版传媒集团

天津科技翻译出版有限公司

图书在版编目（CIP）数据

临床耳鼻喉疾病诊疗学 / 李珊，马亦飞，向召兰主编 . — 天津：天津科技翻译出版有限公司，2019.3
（2024.4重印）

ISBN 978-7-5433-3903-3

Ⅰ . ①临… Ⅱ . ①李… ②马… ③向… Ⅲ . ①耳鼻咽喉病 – 诊疗 Ⅳ . ① R76

中国版本图书馆 CIP 数据核字（2018）第 284640 号

出　　版：天津科技翻译出版有限公司
出 版 人：刘子媛
地　　址：天津市南开区白堤路 244 号
邮政编码：300192
电　　话：022-87894896
传　　真：022-87895650
网　　址：www.tsttpc.com
印　　刷：三河市华东印刷有限公司
发　　行：全国新华书店
版本记录：787×1092　16 开本　11.75 印张　300 千字
　　　　　2019 年 3 月第 1 版　2024 年 4 月第 2 次印刷
　　　　　定价：78.00 元

编委名单

主　编

李　珊　济宁医学院附属医院

马亦飞　贵州医科大学附属医院

向召兰　陆军军医大学第一附属医院

副主编

王春霞　甘肃省兰州市榆中县来紫堡乡卫生院

龙庆宝　甘肃省兰州市永登县人民医院

刘自泰　甘肃省临夏县中医医院

编　委

李大立　济南护理职业学院

主编简介

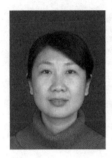

李珊，副主任医师，1994 年 7 月分配至山东省济宁医学院附属医院工作。从事耳鼻喉头颈外科专业至今，立足本职，自觉践行全心全意为人民服务的宗旨，在本专业各类疾病诊断方面有丰富的临床实践经验，现为山东省睡眠医学分会常务委员，中国睡眠研究会会员。发表多篇论文，有咽气管、通气管等两项专利，论著一部。擅长咽喉及鼻科疾病的外科治疗及 OSAHS 的个性化诊疗。

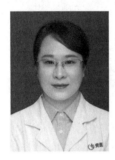

马亦飞，医学硕士，任职于贵州医科大学附属医院耳鼻喉科。长期致力于耳鼻咽喉临床、教学、科研工作。擅长耳鼻咽喉头颈外科疾病的诊断及治疗。对耳鼻咽喉科急危重症处理具有丰富的经验。精通咽喉嗓音相关疾病诊治，对嗓音显微外科的手术及嗓音训练具有较高造诣。现任中国医疗保健国际交流促进会咽喉嗓音言语分会委员，鼻咽喉头颈外科分会青年委员。参与省级课题 2 项，在 SCI 收录期刊和省级期刊发表论文多篇。

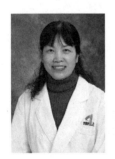

向召兰，医学硕士，毕业于第三军医大学。2005 年在陆军军医大学第一附属医院（第三军医大学西南医院）耳鼻咽喉头颈外科工作，科室副主任，副主任医师。现任中华医促会过敏学科分会委员，中国睡眠医学会西部分会委员，重庆市医学会耳鼻咽喉科分会委员。从事耳鼻咽喉科工作 20 多年，具有扎实的专业知识及丰富的临床工作经验，对耳鼻喉科的常见病、多发病有较深入的研究。临床特长：睡眠呼吸障碍疾病的诊断及治疗、鼻内镜及颅底肿瘤手术。在 SCI 收录期刊和核心期刊发表论文多篇。参与重庆市科学基金及博士后基金 3 项。科研方向：睡眠呼吸障碍疾病的研究。

前　言

　　耳鼻咽喉头颈外科是研究耳鼻咽喉与气管、食管以及头颈部诸器官的解剖生理和疾病现象的一门科学。国际上耳鼻咽喉科发展到耳鼻咽喉头颈外科已经有五十余年的历史了。随着医疗事业的发展，国内部分大、中型医院的耳鼻咽喉科已更名为耳鼻咽喉头颈外科，并根据临床规模扩大和医疗质量提高的需要建立了包括耳科、鼻科、咽喉科和头颈外科等在内的三级学科。

　　近几十年来，随着现代医学的迅猛发展，通过我国几代头颈外科专家的不懈努力，国内的头颈外科学蓬勃发展，人才辈出，取得了很大的发展和进步。耳鼻咽喉头颈外科疾病的诊断和治疗水平也取得了长足的进展。为适应当前耳鼻咽喉头颈外科的发展形势，满足医疗与教学一线人员的需要，我们特组织临床和教学一线具有丰富经验的医生编写了这部《临床耳鼻喉疾病诊疗学》。

　　全书分为六章，详细介绍了耳鼻咽喉头颈部应用解剖要点、耳鼻喉诊断基础、耳鼻咽喉头颈外科临床用药、耳鼻咽喉头颈外科常见症状诊断思路、耳部疾病、鼻部疾病、咽部疾病等方面的内容。本书从临床实践出发，理论联系实际，具有实用、简明、内容详尽且新颖等特点，对临床耳鼻喉科学系统疾病的诊断和治疗具有指导意义。

　　在编写过程中，作者参阅了大量的中外有关耳鼻咽喉头颈的资料，在此表示感谢，书中难免有不足之处，希望不吝指正。

目 录

第一章　绪论 1

第二章　耳鼻咽喉头颈部应用解剖要点 7

　　第一节　耳部解剖要点 7

　　第二节　鼻部解剖要点 16

　　第三节　咽部解剖要点 21

　　第四节　喉部解剖要点 25

　　第五节　颌面部解剖要点 29

　　第六节　口腔解剖要点 32

　　第七节　牙体及牙周组织 33

　　第八节　颈部解剖要点 35

第三章　耳鼻喉诊断基础 40

　　第一节　耳部常规检查 40

　　第二节　鼻部常规检查 54

　　第三节　咽部常规检查 56

　　第四节　喉部常规检查 59

　　第五节　气管、支气管及食管的内镜常规检查 61

第四章　耳鼻咽喉头颈外科临床用药 69

　　第一节　耳鼻咽喉头颈外科临床用药特点 69

　　第二节　耳鼻喉科专科用药 71

　　第三节　耳鼻喉科常用药 73

　　第四节　耳鼻咽喉头颈外科特殊治疗法 78

　　第五节　立体定向放射技术在耳鼻咽喉头颈外科的应用 80

第五章　耳鼻咽喉头颈外科常见症状诊断思路 82

　　第一节　耳部症状 82

　　第二节　鼻部症状 91

　　第三节　咽部症状 96

　　第四节　喉部症状 100

　　第五节　气管、食管症状 105

　　第六节　头颈部症状 109

第六章　耳部疾病 114

　　第一节　先天性耳畸形 114

　　第二节　耳郭外伤 121

　　第三节　鼓膜创伤 122

　　第四节　颞骨骨折 122

　　第五节　耵聍栓塞 123

　　第六节　外耳道异物 126

　　第七节　外耳道炎 126

　　第八节　外耳道疖 127

第九节　外耳湿疹 …………………………………………………… 128

第十节　外耳道真菌病 ……………………………………………… 131

第十一节　外耳道胆脂瘤 …………………………………………… 132

第十二节　大疱性鼓膜炎 …………………………………………… 134

第十三节　分泌性中耳炎 …………………………………………… 135

第十四节　急性化脓性中耳炎 ……………………………………… 140

第十五节　急性乳突炎 ……………………………………………… 142

第十六节　儿童急性化脓性中耳炎及乳突炎 ……………………… 144

第十七节　慢性化脓性中耳炎 ……………………………………… 145

第十八节　耳源性并发症 …………………………………………… 147

第十九节　耳硬化症 ………………………………………………… 152

第二十节　梅尼埃病 ………………………………………………… 155

第二十一节　耳聋及其防治 ………………………………………… 160

第二十二节　周围性面瘫 …………………………………………… 165

第二十三节　半面痉挛 ……………………………………………… 170

第二十四节　外耳道肿瘤 …………………………………………… 171

第二十五节　中耳癌 ………………………………………………… 173

第二十六节　侧颅底肿瘤 …………………………………………… 174

第一章 绪 论

耳鼻咽喉头颈外科(Otorhinolaryngology Head and Neck Surgery)是研究耳鼻咽喉与气管食管以及头颈部诸器官的解剖生理和疾病现象的一门科学。

耳鼻咽喉诸器官解剖关系较为复杂,上承颅底,下通气管食管,鼻之两旁毗邻眼眶,咽喉两旁还有重要的神经干与大血管通过。由于解剖上它与上、下、左、右以至全身的联系非常紧密,又因科学技术的日益进步,医学各科都相互渗透和促进,从而扩展了耳鼻咽喉科的境界和内容。例如鼻神经外科(前颅底外科)与耳神经外科的兴起,密切了与颅脑外科的关系;鼻面部的创伤畸形、颌骨与会厌谷或舌根肿瘤的诊治,常与口腔颌面外科交错;喉返神经外科咽喉肿瘤和颈部转移癌的根治性切除,及下咽与颈段食管癌切除并选用胃咽吻合术或游离空肠移植术等手术,则与颈外科和胸外科有着密切的联系。由于耳鼻咽喉科与相关学科有着错综复杂和不可分割的关系,因而它正经历着一个重新组合的阶段。20世纪70年代,欧美各国耳鼻咽喉科学会因客观需求更名为耳鼻咽喉科头颈外科学会,专科会刊也相应更名。20世纪80年代以来,我国耳鼻咽喉科工作者对头颈部肿瘤、颅底及上纵隔疾病做了更广泛而深入的研究,头颈部疾病的诊疗得到广泛开展,为了适应学科的发展,从20世纪90年代我国部分三级甲等综合医院的耳鼻咽喉科相继更名为耳鼻咽喉头颈外科,对学科发展做出了重要贡献。2007年,中华医学会耳鼻咽喉科分会更名为中华医学会耳鼻咽喉头颈外科分会,相应的会议期刊也相应更名。学科的更名,基础研究及临床工作的广泛开展,我国耳鼻咽喉头颈外科已经走在了世界前列。

耳鼻咽喉头颈外科疾病可以归纳为感染、先天性畸形、异物、肿瘤、变态反应、创伤和全身疾病在耳鼻咽喉头颈区的表现等七类。各类疾病有其相同或相似的临床特点与处理原则,概述如下。

一、感染

耳鼻咽喉及其相关头颈区是呼吸或消化必经通道,为急性或慢性感染发生率最高的区域,因其解剖和生理的特殊性,临床特点和处理原则如下。

1. 临床特点

耳鼻咽喉、气管、食管各具相同或相似的黏膜结构,彼此经直接或间接方式相互沟通,互相移行,颈部筋膜间隙多,发生感染时具有以下共同特点。

(1)感染局部有不同程度炎症表现,多无全身症状,或全身症状不明显或不成比例。

(2)感染区发生不同程度功能障碍,如听觉障碍、面肌瘫痪、鼻阻塞、吞咽困难、声音嘶哑、呼吸困难及颈部运动受限等。

(3)感染区炎症可互相扩散,使炎症范围不断扩大,如急性鼻炎可扩散至鼻窦引起急性鼻窦炎,至中耳引起急性中耳炎,至咽部引起急性咽炎,至喉部引起急性喉炎,至气管引起急性气管支气管炎。

2. 处理原则

(1)急性炎症期以抗感染与迅速消除局部水肿为主,注意保护和恢复器官功能。

(2)脓肿期以通畅引流为主,兼顾病症与对因治疗。

(3) 慢性期以对症治疗和对因治疗为主，注意手术与药物治疗相结合。

二、先天性畸形

主要由遗传、环境因素引起，亦可由两者共同引起。耳鼻咽喉头颈区器官与组织的胚胎发育期分化、演变是极为细致复杂的过程，任何一个环节或步骤受到干扰，就会导致各种各样的畸形发生，其中以耳部先天性畸形最常见。

1. 环境因素引起的畸形

其病情程度同致畸因子干扰程度以及胚胎发育阶段显著相关。致畸因素有 3 类。

(1) 生物因素：例如，母体在妊娠第 2 和第 3 个月风疹病毒感染，可使胎儿内耳发育不全，多伴有小头、小眼、智力低下、白内障、动脉导管未闭、室间隔缺损、肺动脉狭窄及肝脾大等其他异常。

(2) 化学因素：如孕妇服用某些化学药品如甲氨蝶呤，有时可引起胎儿的脑膜膨出。

(3) 物理因素：若孕妇接受大剂量 X 线照射可诱发胎儿染色体畸变或基因突变，导致耳鼻咽喉头颈先天性畸形。

2. 遗传因素引起的畸形

系继发于染色体结构变化、数目异常以及基因分子结构改变等遗传缺陷 (Genetic defect)，多伴有其他部位或系统的畸形。较常见的先天性畸形有 3 种基本遗传方式。

(1) 常染色体显性遗传 (Autosomal dominant inheritance)：致畸基因位于常染色体上，畸形性状垂直遗传，可在某些家族代代出现或构成遗传性综合征中的体征之一。患病基因携带者即为先天性畸形患者，如以外耳及中耳畸形，尖头、短颈、鞍鼻、突眼、腭裂、内耳道扩大及四肢发育不良等为主要特征的 Apert 综合征，即为常染色体显性遗传病。

(2) 常染色体隐性遗传 (Autosoma1recessive inheritance)：致畸基因位于常染色体上，患儿父母无先天性畸形表现，但其等位基因均为致畸基因 (纯合子)。作为致畸形基因携带者的父母将有25%的概率将相同基因型传递给子代。如以听觉障碍、小头畸形或智障者、皮肤色素异常、唇腭裂、鼻泪管闭塞、中耳畸形等为特征的外胚层发育不良 (Ecto-derma1dysp1asia) 综合征，即为常染色体隐性遗传病。

(3) 性连锁隐性遗传 (X-Iinked recessive inheritance)：致先天性畸形基因是隐性的，位于 X 染色体上。女性患者细胞中有两条 X 染色体，如有一个致畸形基因，只能是携带者而不会发病；而男性患者细胞仅有一条 X 染色体的半合子，只要有一个致畸形基因就会发病。如以双侧迟发性进行性感音神经性聋、智障者、视网膜假性肿瘤与进行性变性等为临床特征的 Norrie 病 (Norrie's disease)。

三、异物

耳鼻咽喉，气管、食管异物多突然发生，因异物存留部位和状态的不同，患者主诉和体征各异，但在临床特点与处理原则上有许多共同之处。

1. 临床特点

(1) 病因与高发人群相关：多发生在儿童或老年人，常见于玩耍、生活或工作意外。

(2) 异物存留受累器官突发不同程度的功能障碍：如听觉障碍、鼻阻塞、吞咽疼痛或吞咽困难、声音嘶哑、呼吸困难等。

(3) 异物存留部位或附近区域多有感觉异常：如耳闷或阻塞感、鼻部感觉异常、咽喉部异物感、胸部阻塞感或胸骨后疼痛等。

(4) 检查发现异物存留或异物存留的阳性体征。

2. 处理原则

(1) 向患者或其家长、亲友详细采集异物类别、形状与进入的病史，迅速进行必要的体检。

(2) 病情危急者，首先立即设法解除异物存留引起的功能障碍。

(3) 尽快取出异物。

四、肿瘤

耳鼻咽喉及其相关头颈区为良性和恶性肿瘤多发部位，常见良性肿瘤有听神经瘤、耳鼻咽喉乳头状瘤、颈部神经纤维瘤、血管瘤等；常见恶性肿瘤有鼻咽癌、喉癌、上颌窦癌、食管癌等。临床特点与处理原则有许多相同或相似之处。

1. 临床特点

(1) 肿瘤隐蔽、难以发现：除声门型肿瘤以外，肿瘤早期的发生与发展难以察觉，患者就诊时多属中晚期。如鼻咽癌，原发癌灶可能在不影响鼻咽黏膜外观的情况下，向颅内侵犯。

(2) 表现复杂多变：肿瘤发生发展引起的耳鸣、耳闷、听力减退、鼻阻塞、吞咽困难、声音嘶哑等症状可缓慢起病，时轻时重，酷似常见炎性疾病。有些恶性肿瘤，如鼻咽癌、喉声门上型癌等，远处器官转移可能为其首发症状，极易误诊或延误诊断。

(3) 一处肿瘤、多处受累：耳鼻咽喉区域狭小，毗邻关系复杂，一处发生肿瘤，常可导致多处受累。如鼻咽原发癌灶可造成咽鼓管阻塞而引起耳鸣、耳闷，听力减退，可使鼻腔通气截面积减小引起鼻阻塞，可侵犯脑神经引起吞咽困难、声音嘶哑等。

2. 处理原则

(1) 尽早手术：鼻咽癌首选放疗，耳鼻咽喉头颈部的其他良性或恶性肿瘤均首选手术。在完全切除原发肿瘤的基础上，尽可能保留或重建受累器官功能。

(2) 酌情进行手术前后辅助治疗：对于恶性肿瘤，应考虑适时应用放疗、化疗或中医药疗法，同的主要是着眼于巩固手术效果、防止复发与转移。

五、变态反应

变态反应或与变态反应有关的疾病是本科常见病，如外耳湿疹、变应性鼻及鼻窦炎、分泌性中耳炎、自身免疫性内耳疾病等，咽部、喉部、气管和食管的炎性病变也在一定程度上与变态反应有关。

1. 临床特点

(1) 耳部变态反应：外耳以局部皮肤瘙痒、湿疹样变为主，中耳以耳鸣、耳闷、听力减退及中耳积液为主，内耳疾病则以进行性、波动性单侧或双侧感音神经性聋、发作性眩晕等为主要临床特征。

(2) 鼻及鼻窦变态反应：典型症状是鼻阻塞、大量水样涕、连续喷嚏，鼻痒等，阳性体征主要表现为鼻黏膜、下鼻甲和中鼻甲的苍白水肿或息肉样改变。

(3) 咽喉、气管与食管变态反应：典型临床表现为局部黏膜的血管神经性水肿，严重者可导致呼吸困难或吞咽困难。

2. 处理原则

一经确诊，应根据病变部位和有无并发症，给予特异性或非特异性治疗。

(1) 特异性治疗：包括积极治疗可能与变态反应有关的病灶性疾病，如慢性扁桃体炎、鼻中隔偏曲等，避免与已知变应原接触，以及应用免疫疗法等。

(2) 非特异性治疗：包括应用糖皮质激素、抗组胺药、减充血药、抗胆碱药以及肥大细胞膜稳定剂、中成药等。

六、创伤

无论和平时期或战争时期，耳鼻咽喉头颈外伤均为发生率最高的区域之一，和平时期致伤原因多为碰撞、跌倒、交通事故等引起的骨折、切伤、挫伤和裂伤等，在战争时期，多为火器、爆震、火焰及化学毒剂等引起的混合伤。

1. 临床特点

耳鼻咽喉头颈区软组织较少，血液供应丰富，血管神经密集，与颅脑、眼眶、口腔等相邻，创伤涉及面广泛而复杂，创伤不同时期可发生不同问题，其共同特点：

(1) 早期症状多为创伤直接影响：常见局部出血、呼吸困难、听觉障碍和平衡失调。

(2) 中期症状多为创伤并发症：常见继发性出血、颅内感染和肺部感染。

(3) 晚期症状多为创伤瘢痕狭窄：常见呼吸困难、吞咽障碍和神经功能异常。

(4) 混合伤多见。

(5) 开放伤多见，常伴有异物存留。

(6) 骨折多见，局部常有碎骨片。

2. 处理原则

针对创伤特点，根据具体情况，迅速果断处理，注意一般原则。

(1) 尽快解除呼吸困难：及早施行气管插管、环甲膜切开、紧急气管切开或正规气管切开术。

(2) 迅速止血防治休克：及时填压或加压包扎以迅速止血，适时输血或补液以防止休克。

(3) 正确处理吞咽困难：对症与对因处理的同时给予鼻饲或静脉高营养。

(4) 酌情摘除存留异物：易取则取，难取则权衡利弊后决定取留。

(5) 清创处理尽可能多地保留组织，严格对位缝合，避免造成组织缺损或功能障碍。

(6) 尽早应用足量抗生素和适当破伤风抗毒素，预防并发症。

七、全身疾病在耳鼻咽喉头颈的表现

全身疾病与专科疾病之间的临床表现虽然有所不同，但没有严格的区别，如白血病是全身性疾病，但可以出现鼻出血、咽黏膜溃疡等表现，有时这些表现是诱发症状；头晕、耳鸣的患者经过全身检查，有时会发现是由高血压引起。有许多全身性疾病可以在耳鼻咽喉部出现十分明显的症状和体征，甚至是因为有了这些局部表现才被发现。例如，笔者曾发现 3 例自发性眼震患者，眼震电图显示中枢性视动功能障碍，再经 CT 和 MRI 检查证实为听神经瘤及颅底凹陷症。下面简要介绍一些比较常见的全身性疾病在耳鼻咽喉部的临床表现。

(一) 急性传染病

有不少急性传染病，特别是呼吸道传染病有明显的耳鼻咽喉症状，如麻疹、猩红热，除在皮肤上出现典型的体征外，黏膜也是常被侵犯的部位。麻疹早期口腔黏膜斑是典型代表性体征。

猩红热发病初期可有扁桃体红肿，有灰白色点状渗出，软腭黏膜可有点状红疹或出血点，以及典型的"草莓舌""杨梅舌"。这些疾病常引起急性鼻炎、鼻窦炎，还可侵犯中耳。在临床上，有不少慢性中耳炎患者幼年有患急性传染病的病史。白喉也是一种全身性传染病，中毒症状突出，对心脏常有严重损害，但咽、喉部为重要病变部位。

（二）特殊感染

特殊感染如梅毒、结核、AIDS 等病，除有全身性的病变外，在耳鼻咽喉部有它们的特殊表现。梅毒第二期在咽部有大小不等的灰白色或浅蓝色的圆形和椭圆形黏膜斑，三期梅毒的浸润、溃疡和瘢痕等变化，可造成鼻中隔巨大穿孔，晚期梅毒常会引起神经性耳聋。耳鼻咽喉结核常继发于肺结核或胃肠结核，侵犯咽喉的患者较多，喉的后部，如杓间区和杓状软骨处，可发生肿胀、溃疡等病理损害。耳部结核比较少见，但笔者曾遇到一例中耳结核引起颈内动脉破裂出血的病例。艾滋病患者中有 40%～70% 出现耳鼻咽喉病变，耳郭和外耳道可出现 Kaposi 肉瘤，表现为红紫色斑块式结节，略高于皮肤表面，大小不一，可从数毫米至数厘米不等，损伤后可有出血；中耳可发生真菌、原虫、病毒或分枝杆菌等感染引起的中耳炎；鼻腔和鼻窦黏膜可因阿米巴原虫等感染而引起黏膜肿胀，产生鼻塞、流脓涕或鼻出血等症状，鼻部的疱疹病毒感染可产生巨大疱疹性鼻溃疡，自鼻前庭开始可延伸至鼻中隔，并向外扩展至邻近的鼻翼或面部等处，咽部可出现白色乳酪样的真菌感染；Kaposi 肉瘤和念珠菌等感染亦可发生于喉部，导致声嘶、喉喘鸣和喉阻塞，严重时需行气管切开术。

（三）肿瘤

耳鼻咽喉除本身可发生肿瘤外，偶有远处肿瘤转移此处。而颈部淋巴结的转移癌比较多见，除耳鼻咽喉部肿瘤以外，口腔颌面、胃，食管、肺部等部位的肿瘤和淋巴瘤均可转移到颈部。甲状腺肿瘤可以直接侵入邻近的气管及喉部，晚期可引起呼吸困难，眼眶肿瘤也可侵入鼻腔和鼻窦。

（四）内分泌和代谢疾病

在内分泌功能紊乱和代谢失调时，耳鼻咽喉也会受到影响，因胎儿甲状腺功能不足而诱发的非遗传性先天性呆小病，90% 以上有感音神经性、传音性或混合性耳聋；先天性无甲状腺症及少年甲状腺功能减退症，约有 25% 的患儿逐渐出现感音神经性耳聋。甲状腺功能减退的病例还可有喉黏膜水肿、发声无力、语音低沉，鼻黏膜水肿可引起鼻呼吸不畅。糖尿病患者容易发生鼻疖和耳疖，男性性腺功能减退时，表现出喉结发育和声音的变化。妇女多用男性性激素，可出现男声现象。妇女月经期有时会发生鼻出血，这些都是内分泌紊乱在耳鼻咽喉的典型表现。代谢异常也可引起耳鼻咽喉表现，如黑色素代谢异常的白化病有感音神经性聋；脂类代谢异常，特别是多脂蛋白血症 I 型与 IV 型，致动脉粥样硬化引起血管改变，使听觉感受器发生继发性缺血、缺氧，造成感音神经性聋。黏多糖代谢异常引起的多种综合征，可有感音神经性聋。

（五）心血管和血液疾病

高血压、动脉粥样硬化等心血管疾病引起末梢血液循环障碍，可导致突发性耳聋。膜迷路积水可因血管痉挛造成血供减少而形成。高血压、动脉硬化、肾炎等原因引起的动脉压增高以及二尖瓣狭窄、肺气肿、肺水肿、肺心病、充血性心力衰竭等原因引起的静脉压增高都是引起鼻出血的原因。各型白血病、再生障碍性贫血、血友病、血小板减少性紫癜、恶性贫血等均易发生鼻出血。白血病、粒细胞减少疾病可在咽喉部出现溃疡性病变。白血病还可引起内耳迷路出血、鼻窦和乳突部绿色瘤等局部表现。

（六）营养不良

维生素缺乏可导致不同的疾病，缺乏维生素 B_1 时，可引起周围神经炎，若累及喉返神经，可有声嘶和呼吸困难。缺少维生素 B_2 时，可发生唇炎和口角溃疡、咽峡糜烂等症状。维生素 C 严重缺乏时在耳鼻咽喉部可引起鼻出血，甚至迷路出血。多种维生素缺乏者可引起萎缩性鼻炎，出现鼻腔发干、头痛、嗅觉障碍、恶臭等症状。缺铁可出现顿挫性吞咽困难综合征；血钙下降，则可发生喉痉挛，小儿更为多见。

（七）变态反应性疾病

变态反应可引起耳鼻咽喉部各种疾病，变态反应性鼻炎非常多见，表现为反复喷嚏、流清涕、鼻塞、鼻痒，鼻息肉的发生可能也与变态反应有关。全身过敏反应的一个非常重要的表现是咽喉水肿，也是和变态反应有关的特殊病变。变态反应性疾病有时可表现出中耳黏膜水肿，发展为中耳炎，慢性中耳炎不累及下耳的原因之一是变态反应累及中耳黏膜。

（八）神经系统疾病

颅脑与耳鼻咽喉部位邻近，大脑与中耳、乳突、筛窦、额窦及蝶窦等仅有一薄骨板之隔，互相影响甚大，颅内的肿瘤、感染可向这些部位侵犯，出现耳、鼻部症状和体征。延髓麻痹、脑炎、脑肿瘤等可致喉痉挛、声带瘫痪和环咽肌弛缓症，脑肿瘤、脑血管意外、脑膜炎、脑炎和脑脓肿波及颞骨，损害内耳时可引起平衡失调和听力丧失等症状。而颅神经有病变时，出现相应的神经痛、神经瘫痪等现象。

第二章 耳鼻咽喉头颈部应用解剖要点

耳鼻咽喉诸器官解剖关系较为复杂，上承颅底，下通气管食管，鼻之两旁毗邻眼眶，咽喉两旁还有重要的神经干与大血管通过。由于解剖上它与上、下、左、右以至全身的联系非常紧密，加之科学技术日益进步，医学各科都相互渗透和促进，从而扩展了耳鼻咽喉科的境界和内容。

第一节 耳部解剖要点

一、外耳

外耳包括耳郭及外耳道。

（一）耳郭

1. 耳郭的形态与构造

耳郭 (Auricle) 除耳垂为脂肪与结缔组织构成而无软骨外，其余均为软骨组成，外覆软骨膜和皮肤，似贝壳或漏斗，借韧带、肌肉、软骨和皮肤附丽于头颅侧面，左右对称，一般与头颅约成30°，分前 (外侧) 面和后 (内侧) 面，前 (外侧) 面凹凸不平，边缘卷曲名耳轮 (Helix)，起自于外耳道口上方的耳轮脚 (Crus of helix)。耳轮后上部有小结节名耳郭结节 (Auricular tubercle，或称 Darwin 结节)。耳轮下端连于耳垂。耳轮前方有一与其约相平行的弧形隆起称对耳轮 (Antihelix)，其上端分叉成为上、下两个嵴状突起，名对耳轮脚 (Crus of antihelix)；二脚间的凹陷部分名三角窝 (Triangular fossa)，对耳轮向下终止于对耳屏。耳轮与对耳轮之间的凹沟名舟状窝 (Scaphoid fossa) 或耳舟 (Scapha)。对耳轮前方的深窝名耳甲 (Concha)，它被耳轮脚分为上下两部，上部名耳甲艇 (Cymba conchae)，下部名耳甲腔 (Cavumconchae)，于此处能触到外耳道上棘，耳甲腔前方即外耳道口，或称外耳门 (External acoustic porus)。外耳道口前方的突起名耳屏 (Tragus)。对耳轮前下端与耳屏相对的突起称对耳屏 (Antitragus)。耳屏与对耳屏之间的凹陷名耳屏间切迹 (Intertragic notch)。耳屏与耳轮脚之间的凹陷名耳前切迹 (Incisura anterior auris，anterior notch of ear)，由于此处无软骨连接，故在其间做切口可直达外耳道和乳突的骨膜，而不损伤软骨。对耳屏下方、无软骨的部分名耳垂(Lobule)。耳郭的后 (内) 面较平整，但稍膨隆。耳郭前面的皮肤与软骨粘连较后面为紧，皮下组织少，若因炎症等发生肿胀时，感觉神经易受压迫而致剧痛；若有血肿或渗出物极难吸收；由于外伤或耳部手术，可引起软骨膜炎，甚至发生软骨坏死，导致耳郭变形。耳郭血管位置浅表、皮肤菲薄，故易受冻。耳针疗法的效果表明，耳郭和身体各部及各脏器之间有着广泛的联系，值得认真研究。

2. 耳郭的神经血管和淋巴管分布

耳郭的神经分三类：感觉神经、运动神经以及交感神经。感觉神经有枕小神经、耳大神经、耳颞神经及迷走神经耳支，分布于耳郭前外侧面及后内侧面。运动神经有面神经颞支及耳后支，支配耳郭肌。耳郭的交感神经来自颈动脉交感丛，沿动脉和静脉分布。

耳郭的血液主要由耳后动脉和颞浅动脉供给，尚有枕动脉分支。主要经耳后静脉和颞浅静脉回流，耳后静脉可经乳突导血管与乙状窦相通。外耳的淋巴引流至耳郭周围淋巴结。耳郭前面的淋巴流入耳前淋巴结与腮腺淋巴结，耳郭后面的淋巴流入耳后淋巴结，耳郭下部及外耳道下壁的淋巴流入耳下淋巴结（属颈浅淋巴结上群）、颈浅淋巴结及颈深淋巴结上群。

（二）外耳道

1. 外耳道的形态与构造

外耳道（External acoustic meatus）起自耳甲腔底部的外耳门，向内直至鼓膜，长 2.5～3.5 cm，由软骨部和骨部组成。软骨部约占其外侧 1/3，骨部约占其内侧 2/3。外耳道有两处较狭窄，一为骨部与软骨部交界处，另一处为骨部距鼓膜约 0.5 cm 处，后者称外耳道峡（isthmus）。外耳道略呈 S 形弯曲：外段向内、向前而微向上；中段向内、向后；内段向内、向前而微向下。故在检查外耳道深部或鼓膜时，需将耳郭向后上提起，使外耳道成一直线方易窥见。由于鼓膜向前下方倾斜，因而外耳道前下壁较后上壁约长 6mm。婴儿的外耳道软骨部与骨部尚未完全发育，故较狭窄而呈一裂缝状，且其外耳道方向系向内、向前、向下，故检查其鼓膜时，应将耳郭向下拉，同时将耳屏向前牵引。

外耳道软骨的后上方呈一缺口，为结缔组织所代替。外耳道软骨在前下方常有 2～3 个垂直的、由结缔组织充填的裂隙，称外耳道软骨切迹（Santorini 切迹）。它可增加耳郭的可动性，亦为外耳道与腮腺之间感染互相传播的途径。外耳道骨部的后上方由颞骨鳞部组成，其深部与颅中窝仅隔一层骨板，故外耳道骨折时可累及颅中窝。骨部外耳道前、下壁由颞骨鼓部构成，其内端形成鼓沟，鼓膜紧张部的边缘附于沟内。鼓沟上部之缺口名鼓切迹（tympanic incisure；Rivinusincisure）。

外耳道皮下组织甚少，皮肤几乎与软骨膜和骨膜相贴，故当感染肿胀时易致神经末梢受压而引起剧痛。软骨部皮肤含有类似汗腺构造的耵聍腺，能分泌耵聍（Cerumen），并富有毛囊和皮脂腺。在骨部，除局限在后上壁一小部分皮肤外，骨部皮肤缺乏毛囊等结构，故耳疖常发生于外耳道外 1/3 处。

2. 外耳道的神经、血管及淋巴

外耳道的神经来源主要有二：一为下颌神经的耳颞支，分布于外耳道的前壁与上壁及鼓膜外侧的前半部，故当牙病等疼痛时可传至外耳道；二为迷走神经的耳支，分布于外耳道的后与下壁及鼓膜外侧面的后半部，故当刺激外耳道皮肤时，可引起反射性咳嗽。另有来自颈丛的耳大神经和枕小神经，以及来自面神经和舌咽神经的分支。

外耳道的血液由颞浅动脉的耳前支和上颌动脉的耳深动脉供给。外耳道血液回流注入颞浅静脉、上颌静脉和翼肌静脉丛。

外耳道淋巴管的注入处与耳郭的淋巴管相同。

二、中耳

中耳（Middle ear）包括鼓室、咽鼓管、鼓窦及乳突 4 部分。狭义的中耳仅指鼓室及其内容结构。

（一）鼓室

鼓室 (Tympanic cavity) 为含气空腔，位于鼓膜与内耳外侧壁之间；在额状断面上近似双凹透镜状；向前借咽鼓管与鼻咽部相通，向后以鼓窦入口与鼓窦及乳突气房相通。以鼓膜紧张部的上、下边缘为界，可将鼓室分为 3 部：①上鼓室 (Epitympanum)，或称鼓室上隐窝 (Epitympanic recess；或 Attic)，为位于鼓膜紧张部上缘平面以上的鼓室腔；②中鼓室 (mesotympanum)，位于鼓膜紧张部上、下缘平面之间，即鼓膜与鼓室内壁之间的鼓室腔；③下鼓室 (Hypotympanum)，位于鼓膜紧张部下缘平面以下，下达鼓室底。鼓室的上下径约 15mm，前后径约 13mm；内外径在上鼓室约 6mm，下鼓室约 4mm，中鼓室于鼓膜脐与鼓岬之间的距离为最短，仅约 2mm。鼓室内有听骨、肌肉及韧带等。腔内均为黏膜所覆盖，覆于鼓膜、鼓岬后部、听骨、上鼓室、鼓窦及乳突气房者为无纤毛扁平上皮或立方上皮，余为纤毛柱状上皮。近年来的研究表明，中耳黏膜的上皮细胞为真正的呼吸上皮细胞。

1. 鼓室六壁

鼓室约似一竖立的小火柴盒，有外、内、前、后、顶、底 6 个壁。

(1) 外壁：又称鼓膜壁 (Membranous wall)，由骨部及膜部构成。骨部较小，即鼓膜以上的上鼓室外侧壁；膜部较大，即鼓膜。

鼓膜：鼓膜 (Tympanic membrane) 介于鼓室与外耳道之间，为向内凹入、椭圆形、半透明的膜性结构；高约 9mm、宽约 8mm、厚约 0.1mm。鼓膜的前下方朝内倾斜，与外耳道底成 $45°\sim50°$，故外耳道的前下壁较后上壁为长。新生儿鼓膜的倾斜度尤为明显。与外耳道底成 35°，鼓膜边缘略厚，大部分借纤维软骨环嵌附于鼓沟内，称为紧张部 (Pars tensa)。其上方鼓沟缺如之鼓切迹处，鼓膜直接附丽于颞鳞部，较松弛，名松弛部 (Pars flaccida；shrapnell's membrane)。鼓膜之结构分为 3 层：外为上皮层，系与外耳道皮肤连续的复层鳞状上皮；中为纤维组织层，含有浅层放射形纤维和深层环形纤维，锤骨柄附着于纤维层中间，松弛部无此层；内为黏膜层，与鼓室黏膜相连续。鼓膜中心部最凹处相当于锤骨柄的尖端，称为鼓膜脐 (Umbo)。自鼓膜脐向上稍向前达紧张部上缘处，有一灰白色小突起名锤凸 (Malleolarprominence)，即锤骨短突顶起鼓膜的部位，临床上亦称锤骨短突 (Short processof malleus)。在脐与锤凸之间，有一白色条纹，称锤纹 (Malleolar stria)，由附着于鼓膜内的锤骨柄所形成的映影。自锤凸向前至鼓切迹前端有锤骨前襞 (Anterior malleolar fold)，向后至鼓切迹后端有锤骨后襞 (Posteriormalleolar fold)，两者均系锤骨短突顶起鼓膜所致，乃紧张部与松弛部的分界线。自脐向前下达鼓膜边缘有一个三角形反光区，名光锥 (Cone oflight)，系外来光线被鼓膜的凹面集中反射而成。为便于描记，临床上常将鼓膜分为 4 个象限：即沿锤骨柄做一假想直线，另经鼓膜脐做与其垂直相交的直线，便可将鼓膜分为前上、前下、后上、后下 4 个象限。

(2) 内壁：即内耳的外壁，亦称迷路壁 (Labyrinthine wall)，有多个凸起和小凹。鼓岬 (Promontory) 为内壁中央较大的膨凸，系耳蜗底周所在处；其表面有细沟称岬沟 (Sulcus of promontory)，沟内有鼓室神经丛行走。鼓岬后方有两条水平骨嵴，上方者称岬小桥 (Ponticulus)，下方者称岬下脚 (Subiculum)。前庭窗 (Vestibular window)，位于鼓岬后上方、岬小桥上方的小凹内，面积约 $3.2mm^2$，为镫骨足板及其周围的环韧带所封闭，通向内耳的前庭。蜗窗 (Cochlear window) 又名圆窗 (Roundwindow)，位于鼓岬后下方、岬下脚下方的小凹内，为圆窗膜所封闭。

此膜又称第二鼓膜，面积约 2mm^2，内通耳蜗的鼓阶。面神经管凸即面神经管 (fallopiancanal) 的水平部，位于前庭窗上方，管内有面神经通过。外半规管凸位于面神经管凸之上后方，乃迷路瘘管好发部位。匙突 (Cochleariform process) 位于前庭窗之前稍上方，为鼓膜张肌半管的鼓室端弯曲向外所形成；鼓膜张肌的肌腱绕过匙突向外达锤骨柄上部之内侧。

(3) 前壁：亦称颈动脉壁 (Carotid wall)，前壁下部以极薄的骨板与颈内动脉相隔。上部有两口：上为鼓膜张肌半管的开口，下为咽鼓管半管的鼓室口。

(4) 后壁：又称乳突壁 (Mastoid wall)，上宽下窄，面神经垂直段通过此壁之内侧。后壁上部有一小孔，名鼓窦入口 (Aditus ad antrum)，上鼓室借此与鼓窦相通。鼓窦入口之内侧、面神经管凸的后上方，有外半规管凸。鼓窦入口之底部，适在面神经管水平段与垂直段相交处之后方，有一容纳砧骨短脚的小窝，名砧骨窝 (Incudialfossa)，为中耳手术的重要标志。后壁下内方，相当于前庭窗的高度，有一小锥状突起，名锥隆起 (Pyramidaleminence)，内有小管，镫骨肌腱由此发出而止于镫骨颈后面。在锥隆起的下方、后壁与外壁交界处之鼓沟的后上端内侧，有鼓索隆起，该隆起的尖端有小孔，为鼓索后小管的开口，鼓索神经经此突出，进入鼓室。鼓索前小管位于鼓室前壁岩裂内端，鼓索神经经此出鼓室。相当于鼓膜后缘以后的鼓室腔常称后鼓室，内有鼓室窦 (Tympanic sinus) 与面神经隐窝 (Facialrecess)。鼓室窦：又名锥隐窝 (Pyramidalrecess)，在中鼓室的后方，系介于前庭窗、蜗窗和鼓室后壁之间的空隙，即位于岬小桥和岬下脚之间、锥隆起之下，其后侧与面神经骨管的垂直段、后半规管相邻，外侧以锥隆起和镫骨肌腱为界。鼓室窦的形态与大小随颞骨汽化的程度而异，其深度难以直接窥见。面神经隐窝：其外界为深部外耳道后壁与鼓索神经，内侧为面神经垂直段，上方为砧骨窝。从后鼓室的横切面观察，鼓室窦位于锥隆起内侧，面神经隐窝位于锥隆起外侧；两者常为病灶隐匿的部位。通过面神经隐窝切开的后鼓室进路探查手术，可以观察到锥隆起、镫骨上结构、前庭窗、蜗窗、砧骨和锤骨，以及咽鼓管鼓口等。

(5) 上壁：又称鼓室盖 (Tegmen tympani)，由颞骨岩部前面构成，后连鼓窦盖，前与鼓膜张肌半管之顶相连续；鼓室借此壁与颅中窝的大脑颞叶分隔。位于此壁的岩鳞裂在婴幼儿时常未闭合，硬脑膜的细小血管经此裂与鼓室相通，可成为中耳感染进入颅内的途径之一。

(6) 下壁：又称颈静脉壁 (Jugular wall)，为一较上壁狭小的薄骨板，将鼓室与颈静脉球分隔，其前方即为颈动脉管的后壁。此壁若有缺损，颈静脉球的蓝色即可透过鼓膜下部隐约见及。下壁内侧有一小孔，为舌咽神经鼓室支所通过。

2. 鼓室内容

(1) 听骨：听骨 (Auditory ossicles) 为人体中最小的一组小骨，由锤骨 (Malleus)、砧骨 (Incus) 和镫骨 (Stapes) 连接而成听骨链 (Ossicular chain)。锤骨形如鼓槌，由小头、颈、短突 (外侧突)、长突 (前突) 和柄组成。锤骨柄位于鼓膜黏膜层与纤维层之间，锤骨小头的后内方有凹面，与砧骨体形成关节。砧骨形如砧，分为体、长脚和短脚。砧骨体位于上鼓室后方，其前与锤骨小头相接形成砧锤关节。短脚位于鼓窦入口底部的砧骨窝内。长脚位于锤骨柄之后，末端向内侧稍膨大名豆状突 (Lenticular process)，以此与镫骨小头形成砧镫关节。镫骨形如马镫，分为小头、颈、前脚、后脚和足板 (Foot plate)。小头与砧骨长脚豆状突相接。颈甚短，其后有镫骨肌腱附着。足板呈椭圆形。借环韧带 (Annularligament) 连接于前庭窗。

(2) 听骨的韧带：有锤上韧带 (Superiorligament of malleus)、锤前韧带 (Anteriorligament of malleus)、锤外侧韧带 (Lateralligament of malleus)、砧骨上韧带 (Superiorligament of incus)、砧骨后韧带 (Posteriorligamentof incus) 和镫骨环韧带 (Annularligament of stapes) 等，分别将相应听骨固定于鼓室内。

(3) 鼓室肌肉：①鼓膜张肌 (Tensor tympani muscle) 起自咽鼓管软骨部、蝶骨大翼和颞骨岩部前缘等处，其肌腱向后绕过匙突呈直角向外止于锤骨颈下方，由三叉神经下颌支的一分支司其运动；此肌收缩时牵拉锤骨柄向内，增加鼓膜张力，以免鼓膜震破或伤及内耳；②镫骨肌 (Stapedius muscle) 起自鼓室后壁锥隆起内，其肌腱自锥隆起穿出后，向前下止于镫骨颈后方，由面神经镫骨肌支司其运动；此肌收缩时可牵拉镫骨小头向后，使镫骨足板以后缘为支点，前缘向外跷起，以减少内耳压力。

3. 鼓室隐窝与间隔

(1) 鼓室隐窝：鼓室隐窝 (Recesses or pouches of tympanic cavity) 为覆盖听骨和韧带的鼓室黏膜所形成下列小的黏膜隐窝，均开口于鼓室：①锤骨前、后隐窝 (Anterior and posterior pouches of malleus) 分别位于锤骨头与鼓室前壁和前、上锤骨韧带之间或与锤骨上韧带之后的间隙内；②砧骨上、下隐窝 (Superior and inferior pouches of incus) 位于砧骨短脚之上、下方；③鼓膜上隐窝 (Prussak space) 或称鼓室上隐窝 (Superior tympanic pouch)，位于鼓膜松弛部和锤骨颈之间，上界为锤外侧韧带，下界为锤骨短突；④鼓膜前、后隐窝 (Anterior and posterior pouches of tympanic membrane) 分别位于鼓膜与锤前皱襞、锤后皱襞之间；前者较浅小，后者居于中鼓室的后上部，较深大；鼓索神经常于锤后皱襞的游离缘处穿过。

(2) 鼓室隔与鼓峡：在中、上鼓室之间，有包被听骨及其周围结构的黏膜皱襞，如锤骨头及颈、砧骨体及短脚、锤骨前韧带及外侧韧带、砧骨后韧带、砧骨内侧及外侧皱襞、鼓膜张肌皱襞、镫骨肌皱襞，以及和上述各结构间有时存在的膜性结构等，它们形成的鼓室隔将中、上鼓室分隔。鼓室隔 (tympanicdiaphragm) 有前、后两小孔能使中、上鼓室相通，分别称为鼓前峡 (Anteriortympanic isthmus) 及鼓后峡 (posterior tympanic isthmus)。鼓前峡位于鼓膜张肌腱之后、镫骨及砧骨长脚之前，内侧为骨迷路，外侧为砧骨体。鼓后峡的后界为鼓室后襞及锥隆起，前界为砧骨内侧皱襞，外侧为砧骨短脚及砧骨后韧带，内侧为镫骨及其肌腱。

由于鼓室诸隐窝及间隔的存在，致使中、上鼓室之间通路狭小，中耳黏膜肿胀时，鼓峡常形成完全性或不完全性阻塞，因而影响咽鼓管及上鼓室和乳突腔之间的气体流通，在此情况下，即使咽鼓管功能正常，亦可引起中耳空气压力下降，导致各种病理变化，并可使感染或胆脂瘤有暂时性的局限。因此，处理好鼓峡区域的阻塞，是现代耳外科中日益受到重视的问题。

4. 鼓室的血管与神经

(1) 鼓室的血管，动脉血液主要来自颈外动脉。上颌动脉的耳深动脉供应鼓膜外层，上颌动脉的鼓室前动脉供应鼓室前部及鼓膜内层，耳后动脉的茎乳动脉供应鼓膜内层、鼓室后部及乳突，脑膜中动脉的鼓室上动脉及岩浅动脉供应鼓室盖及内侧壁，咽升动脉的鼓室下动脉供应鼓室下部及鼓室肌肉；颈内动脉的颈鼓支供应鼓室前壁及下鼓室。静脉流入翼静脉丛和岩上窦。

(2) 鼓室的神经：包括：①鼓室及鼓膜的感觉神经：主要为鼓室丛 (Tympanicplexus)，由舌咽神经的鼓室支及颈内动脉交感神经丛的上、下颈鼓支所组成，位于鼓岬表面；司鼓室、咽鼓管及乳突气房黏膜的感觉。鼓膜外层尚接受三叉神经耳颞支和迷走神经耳支的分布。②支配鼓室肌肉的神经 (参见 "鼓室肌肉" 部分)。③通过鼓室的神经：有鼓索神经和面神经。鼓索神经 (chorda tympani nerve) 自面神经垂直段的中部分出，在鼓索小管内向上向前，约于锥隆起的外侧进入鼓室，经锤骨柄上部和砧骨长脚之间，向前下方由岩鼓裂出鼓室，与舌神经联合终于舌前 2/3 处，司味觉。

(二) 咽鼓管

咽鼓管 (Pharyngotympanic tube) 为沟通鼓室与鼻咽的管道，故有两个开口，成人全长约35mm。外 1/3 为骨部，位于颞骨鼓部与岩部交界处，居于颈内动脉管的前外侧，上方仅有薄骨板与鼓膜张肌相隔，下壁常有汽化；其鼓室口位于鼓室前壁上部。内 2/3 为软骨部，乃软骨和纤维膜所构成；其内侧端的咽口位于鼻咽侧壁，位于下鼻甲后端的后下方。绕咽口的后方和上方有一隆起，称为咽鼓管圆枕 (Tubaltorns)。空气由咽口经咽鼓管进入鼓室，使鼓室内气压与外界相同，以维持鼓膜的正常位置与功能。成人咽鼓管的鼓室口高于咽口 20 ～ 25mm，管腔方向自鼓室口向内、向前、向下达咽口，故咽鼓管与水平面约成 40°，与矢状面约成 45°。骨部管腔为开放性的，内径最宽处为鼓室口，越向内越窄。骨与软骨部交界处最窄，称为峡，内径 1 ～ 2mm。自峡向咽口又逐渐增宽。软骨部在静止状态时闭合成一裂隙。由于腭帆张肌、腭帆提肌、咽鼓管咽肌起于软骨壁或结缔组织膜部，前二肌止于软腭，后者止于咽后壁，故当张口、吞咽、呵欠、歌唱时借助上述 3 肌的收缩，可使咽口开放，以调节鼓室气压，从而保持鼓膜内、外压力的平衡。咽鼓管黏膜下半部为假复层纤毛柱状上皮，纤毛运动方向朝向鼻咽部，可使鼓室的分泌物得以排除：又因软骨部黏膜呈皱襞样，具有活瓣作用，故能防止咽部液体进入鼓室。

小儿的咽鼓管接近水平，且管腔较短，内径较宽，故小儿的咽部感染较易经此管传入鼓室。

(三) 鼓窦

鼓窦 (Tympanic antrum) 为鼓室后上方的含气腔；是鼓室和乳突气房相互交通的枢纽，出生时即存在。鼓窦的大小、位置与形态因人而异，并与乳突汽化程度密切相关。但幼儿鼓窦的位置较浅较高，随着乳突的发展而逐渐向后下移位。鼓窦向前经鼓窦入口 (Aditus ad antrum) 与上鼓室相通，向后下通乳突气房；上方以鼓窦盖与颅中窝相隔，内壁前部有外半规管凸及面神经管凸，后壁借乳突气房及乙状窦骨板与颅后窝相隔，外壁为乳突皮层，相当于外耳道上三角 (Suprameataltriangle，Macewen 三角)。鼓窦内覆有纤毛黏膜上皮，前与上鼓室相连，后与乳突气房相连。

(四) 乳突及乳突小房

初生时乳突 (Mastoid process) 尚未发育，多自 2 岁后始由鼓窦向乳突部逐渐发展。随着乳突的发育，乳突内形成许多蜂窝状的小腔，6 岁左右气房已有较广泛的延伸，最后形成许多大小不等、形状不一、相互连通的气房，内有无纤毛的黏膜上皮覆盖。乳突气房 (Mastoid cells) 分布范围因人而异，发育良好者，向上达颞鳞，向前经外耳道上部至颧突根内，向内伸达岩尖，向后伸至乙状窦后方，向下可伸入茎突内。

根据解剖部位,乳突气房可分为如下九组：①乳突尖气房；②天盖气房；③乙状窦周围气房；④迷路周围气房；⑤岩尖气房；⑥颧突气房；⑦鳞部气房；⑧岩尖气房；⑨面神经管周围气房。

而根据气房发育程度，乳突可分为 4 种类型：①汽化型 (Pneumatic type)：乳突全部汽化，气房较大而间隔的骨壁较薄；此型约占 80%；②板障型 (Diploetic type)：乳突汽化不良，气房小而多，形如头颅骨的板障；③硬化型 (Sclerotic type)：乳突未汽化，骨质致密，多由于婴儿时期鼓室受羊水刺激、细菌感染或局部营养不良所致；④混合型 (Mixed type)：上述 3 型中有任何 2 型同时存在或 3 型俱存者。

三、内耳

内耳 (Inner ear) 又称迷路 (Labyrinth)，位于颞骨岩部内，由复杂的管道组成，含有听觉与位置觉重要感受装置。内耳分骨迷路 (Osseouslabyrinth) 与膜迷路 (Membranouslabyrinth)，两者形状相似，膜迷路位于骨迷路之内。膜迷路含有内淋巴 (Endolymph)，内淋巴含细胞内液样离子成分，呈高钾低钠。膜迷路与骨迷路之间充满外淋巴 (Perilymph)，外淋巴含细胞外液样离子成分，呈高钠低钾。内、外淋巴互不相通。

（一）骨迷路

由致密的骨质构成，包括前内侧的耳蜗、后外侧的骨半规管以及两者之间的前庭三部分。

1. 前庭

前庭 (Vestibule) 位于耳蜗和半规管之间，略呈椭圆形。大体上可分为前、后、内、外四壁：①前壁：较狭窄，有一椭圆孔形的蜗螺旋管入口，通入耳蜗的前庭阶；②后壁：稍宽阔，有 3 个骨半规管的 5 个开口通入；③外壁：即鼓室内壁的一部分，有前庭窗为镫骨足板所封闭；④内壁：构成内耳道底。前庭腔内面有从前上向后下弯曲的斜形骨嵴，称前庭嵴 (Vestibular crest)。嵴之前方为球囊隐窝 (Sphericalrecess)，内含球囊；窝壁有数小孔称中筛斑 (球囊筛区)。嵴之后方有椭圆囊隐窝 (Ellipticalrecess)，容纳椭圆囊；此窝壁及前庭嵴前上端有多数小孔称上筛斑 (椭圆囊壶腹筛区)。椭圆囊隐窝下方有前庭水管内口，其外口 (颅内开口) 位于岩部后面的内淋巴囊裂底部，即内耳门的外下方。前庭水管内有内淋巴管与内淋巴囊相通。前庭嵴的后下端呈分叉状，其间有小窝名蜗隐窝 (Cochlear recess)，蜗隐窝与后骨半规管壶腹之间的有孔区称下筛斑 (壶腹筛区)。在上壁骨质中有迷路段面神经穿过。

2. 骨半规管

骨半规管 (osseous semicircular canals) 位于前庭的后上方，为 3 个弓状弯曲的骨管，互相成直角；依其所在位置，分别称外 (水平)、前 (垂直)、后 (垂直) 半规管 (Lateral, anterior and posterior semicircularcanals)。每个半规管的两端均开口于前庭；其一端膨大名骨壶腹 (Bony ampulla)，内径约为管腔的 2 倍。前半规管内端与后半规管上端合成一总骨脚 (Common bonycrus)，外半规管内端为单脚，故 3 个半规管共有 5 孔通入前庭。两侧外半规管在同一平面上，与水平线成 24°～ 30°，即当头前倾 30° 时，外半规管平面与地面平行；两侧前半规管所在平面向后延长互相垂直，亦分别与同侧岩部长轴垂直；两侧后半规管所在平面向前延长也互相垂直，但分别与同侧岩部长轴平行；一侧前半规管和对侧后半规管所在平面互相平行。

3. 耳蜗

耳蜗 (Cochlea) 位于前庭的前面，形似蜗牛壳，主要由中央的蜗轴 (Modiolus) 和周围的骨蜗管 (Osseous cochlear duct) 组成。骨蜗管 (蜗螺旋管，Cochlear spiralcanal) 旋绕蜗轴 21/2 ～ 23/4 周，底周相当于鼓岬部。蜗底向后内方，构成内耳道底。蜗顶向前外方，靠近咽鼓管鼓室口。新生儿之蜗底至蜗顶高约 5mm。蜗轴呈圆锥形，从蜗轴伸出的骨螺旋板在骨蜗管中同样旋绕、由基底膜自骨螺旋板连续至骨蜗管外壁，骨蜗管即完整地被分为上下 2 腔 (为便于说明耳蜗内部结构，一般将耳蜗自其自然解剖位置向上旋转约 90°，使蜗顶向上、蜗底向下，进行描述)。上腔又由前庭膜分为 2 腔，故骨蜗管内共有 3 个管腔：上方者为前庭阶 (Scala vestibuli)，自前庭开始；中间为膜蜗管，又名中阶 (Scala media)，属膜迷路；下方者为鼓阶 (Scala tympani)，起自蜗窗 (圆窗)，为蜗窗膜 (第二鼓膜) 所封闭。骨螺旋板顶端形成螺旋板钩 (Hamulus of spirallamina)，蜗轴顶端形成蜗轴板；螺旋板钩、蜗轴板和膜蜗管顶盲端共围成蜗孔 (Helicotrema)。前庭阶和鼓阶的外淋巴经蜗孔相通。骨螺旋板与蜗轴相接的基部内螺旋形小管，称 Rosenthal 小管 (Rosenthalcanal) 内有螺旋神经节，其外周突即蜗神经纤维，通过骨螺旋板内的小管，在其鼓唇处穿过神经孔 (Habenula perforata) 分布于内毛细胞和外毛细胞。在耳蜗底周鼓阶下壁接近蜗窗处有蜗水管 (Cochlear aqueduct) 内口，蜗水管外口位于岩部下面颈静脉窝和颈内动脉管之间的三角凹内。因此，前庭部的外淋巴可经前庭阶 - 蜗孔 - 鼓阶及蜗水管 (又称外淋巴管) 与蛛网膜下隙相通。

(二) 膜迷路

膜迷路 (Membranouslabyrinth) 由膜性管和膜性囊组成，借纤维束固定于骨迷路内，可分为椭圆囊、球囊、膜半规管及膜蜗管，各部相互连通为形成一连续的、含有空腔的密闭的膜质结构。椭圆囊和球囊位于骨迷路的前庭内，膜半规管位于骨半规管内，蜗管位于耳蜗的蜗螺旋管内。

1. 椭圆囊

椭圆囊 (Utricle) 位于前庭后上部的椭圆囊隐窝中。囊壁上端底部及前壁上感觉上皮，呈白斑状卵圆形的增厚区，称为椭圆囊斑 (Maculautriculi)，有前庭神经椭圆囊支的纤维分布，感受位置觉，亦称位觉斑 (Maculaestaticae)。后壁有 5 孔，与 3 个半规管相通。前壁内侧有椭圆球囊管 (Utriculosaccular duct)，连接球囊与内淋巴管。

2. 球囊

球囊 (Saccule) 位于前庭前下方的球囊隐窝中，较椭圆囊小，其内前壁有感觉上皮，呈长圆形的增厚区，称球囊斑 (Macula sacculi)，亦称位觉斑，有前庭神经球囊支的纤维分布。球囊前下端经连合管 (Ductus reuniens) 与蜗管相通；球囊后下部接内淋巴管及椭圆球囊管。椭圆囊斑和球囊斑感觉上皮构造相同，由支柱细胞和毛细胞组成。毛细胞的纤毛较壶腹嵴的短，上方覆有一层胶体膜名耳石膜 (Otolithmembrane)；此膜系由多层以碳酸钙结晶为主的颗粒即耳石 (Otolith) 和蛋白质凝合而成。

3. 膜半规管

膜半规管 (Membranous semicircular canals) 附着于骨半规管的外侧壁，约占骨半规管腔隙的 1/4。借 5 孔与椭圆囊相通，在骨壶腹的部位，膜半规管亦膨大为膜壶腹 (Membranous ampulla)：其内有一横位的镰状隆起名壶腹嵴 (Crista ampullaris)。壶腹嵴上有高度分化的感觉上皮，亦为支柱细胞和毛细胞所组成。毛细胞的纤毛较长，常相互粘集成束，插入圆顶形的胶体层，后者称终顶 (Cupula terminalis) 或嵴帽。

三个半规管壶腹嵴和二个囊斑统称前庭终器 (Vestibular end organs)。超微结构研究的表明，囊斑与壶腹嵴的感觉毛细胞有两型：一为呈杯状的毛细胞，与耳蜗的内毛细胞相似，称Ⅰ型毛细胞 (type Ⅰ hair cell)；二为呈柱状的毛细胞，与耳蜗的外毛细胞相似，称Ⅱ型毛细胞 (type Ⅱ hair cell)。位觉纤毛较听觉纤毛为粗且长。每个位觉毛细胞顶端有 1 根动纤毛与 50 ～ 110 根静纤毛。动纤毛位于一侧边缘，最长，较易弯曲；静纤毛以动纤毛为排头，按长短排列，距动纤毛愈远则愈短。前庭毛细胞呈极性排列。

4. 内淋巴管与内淋巴囊

内淋巴管 (Endolymphatic duct) 前经椭圆球囊管与椭圆囊及球囊相交通，在椭圆囊隐窝的后外侧经前庭水管止于岩骨后面 (即内耳门下方的内淋巴裂内) 之硬脑膜内的内淋巴囊 (Endolymphatic sac)。内淋巴管离椭圆囊处有一瓣膜。可防止逆流。内淋巴囊乃内淋巴管末端的膨大部分。其一半位于前庭水管内，称骨内部，该部囊壁富于皱襞，又称内淋巴囊粗糙部，其中含有大量小血管及结缔组织；囊的另一半位于两层硬脑膜之间，称硬脑膜部，此部囊壁较光滑，囊略扁平，硬脑膜呈扇形增厚，扇形的柄端于前庭水管外口处固定，扇形的弧形缘位于乙状窦下曲的凹陷处。内淋巴囊在组织结构上具有免疫功能的形态学特征，许多实验研究表明，它是内耳处理抗原并产生免疫应答的主要部位。

5. 膜蜗管

膜蜗管 (Membranous cochlear duct) 又名中阶，位于骨螺旋板与骨蜗管外壁之间，亦在前庭阶与鼓阶之间，内含内淋巴。此乃螺旋形的膜性盲管，两端均为盲端；顶部者称顶盲端；而位于蜗隐窝内的前庭部称前庭盲端，前庭盲端将前庭窗与蜗窗分隔。膜蜗管的横切面呈三角形，有上、下、外 3 壁 ①上壁为前庭膜 (Vestibular membrane)，又称为 Reissner 膜 (Reissner membrane)。起自骨螺旋板，向外上止于骨蜗管的外侧壁；②外侧壁由螺旋韧带 (Spiralligament)、血管纹 (Stria vascularis) 组成，包括螺旋凸 (Spiralprominance) 以及外沟 (Externalsulcus)；③下壁由骨螺旋板上的骨膜增厚形成的螺旋缘和基底膜组成。基底膜 (Basilar membrane) 起自骨螺旋板游离缘之鼓唇，向外止于骨蜗管外壁的基底膜嵴。位于基底膜上的螺旋器 (Spiralorgan) 又称 Corti 器 (Organ of Corti)，是由内、外毛细胞 (Inner andouter hair cells)、支持细胞和盖膜 (Tectorialmembrane) 等组成，是听觉感受器的主要部分，骨螺旋板及其相对的基底膜嵴则自蜗底至蜗顶逐渐变窄，而基底膜纤维在蜗顶较蜗底者为长，亦即基底膜的宽度由蜗底向蜗顶逐渐增宽，这与基底膜的不同部位具有不同的固有频率有关。

在 Corti 器中的螺旋隧道 (Tunnelof Corti)、Nuel 间隙 (Space of Nuel) 及外隧道 (outer tunnelof Corti) 等间隙中，充满着和外淋巴性质相仿的液体，称 Corti 淋巴。此系通过骨螺旋板下层中的小孔及蜗神经纤维穿过的细孔与鼓阶的外淋巴相交通的。膜迷路的其他间隙均充满内淋巴；因此，除螺旋器听毛细胞的营养来自 corti 淋巴 (其离子成分与外淋巴相似) 外，而囊斑及壶腹嵴感觉细胞的营养均来自内淋巴。

研究表明：耳蜗毛细胞顶部表面伸出静纤毛，并以阶梯形排成 3 列；外毛细胞静纤毛最外的一列为最长，其末端与盖膜接触；除部分基底周外，内毛细胞的静纤毛，不与盖膜接触。一个毛细胞的静纤毛之间相互结合形成静纤毛束。在蜗底 (高频端) 静纤毛短，靠近蜗顶静纤毛逐渐变长。静纤毛的长度与其劲度成反比，即静纤毛越长劲度越小。耳蜗毛细胞静纤毛长度的梯度变化，很可能是产生音频排列和调谐功能的形态学基础。

（三）内耳的血管

供给内耳的血液主要来自由基底动脉或小脑前下动脉分出的迷路动脉 (Labyrinthine artery)，间有耳后动脉的茎乳动脉分支分布于半规管。迷路动脉分为前庭动脉及蜗总动脉，后者又分为 (耳) 蜗固有动脉及前庭 (耳) 蜗动脉。亦即迷路动脉共分 3 支分别供给前庭、半规管及耳蜗，内耳静脉分布与动脉不同。静脉血液分别汇成迷路静脉、前庭水管静脉及蜗水管静脉，然后流入侧窦或岩上窦及颈内静脉。

第二节　鼻部解剖要点

鼻分为外鼻、鼻腔和鼻窦 3 部分。外鼻位于面部正中间，后方为鼻腔，鼻腔的上方、上后方和两侧共有 4 对鼻窦，分别为上颌窦、筛窦、额窦和蝶窦。

一、外鼻

外鼻 (External nose) 由骨、软骨构成支架，外覆软组织和皮肤，略似锥形，有鼻根 (nasal root)、鼻尖 (Nasal apex)、鼻梁 (Nasal bridge)、鼻翼 (Nasal alae)、鼻前孔 (Anterior nares，nostril)、鼻小柱 (Nasal columella) 等几个部分。

外鼻的骨性支架：由鼻骨、额骨鼻突、上颌骨额突组成。

鼻骨左右成对，中线相接，上接额骨鼻突，两侧与上颌骨额突相连。鼻骨下缘、上颌骨额突内缘及上颌骨腭突游离缘共同构成梨状孔 (Pyriform aperture)。

外鼻软骨性支架：由鼻中隔软骨 (Septal cartilage)、侧鼻软骨 (Lateral nasal cartilage)、大、小翼软骨 (Alar cartilage) 等组成。各软骨之间为结缔组织所联系。

大翼软骨左右各一，底面呈马蹄形，各有内外两脚，外侧脚构成鼻翼的支架，两内侧脚夹鼻中隔软骨的前下构成鼻小柱的主要支架。

鼻尖、鼻翼及鼻前庭皮肤较厚，且与皮下组织及软骨膜粘连紧密，并富有皮脂腺、汗腺，为粉刺、痤疮和酒渣鼻的好发部位，当疖肿炎症时，稍有肿胀，疼痛较剧。

外鼻的静脉经内眦静脉及面静脉汇入颈内、颈外静脉，内眦静脉与眼上静脉、眼下静脉相通，最后汇入颅内海绵窦。面静脉无瓣膜，血液可上下流通，当鼻或上唇 (称危险三角区) 患疖肿处理不当或随意挤压，则有可能引起海绵窦血栓性静脉炎等严重颅内并发症的危险。

二、鼻腔

鼻腔是人头部上的一个器官，为一顶窄底宽的狭长腔隙，前起前鼻孔，后止于后鼻孔，与鼻咽部相通。同鼻中隔分隔为左右两腔，每侧鼻腔包括鼻前庭及固有鼻腔两部分。在高等脊椎动物为拱状的腔，位于颅底与口腔顶之间，由骨和软骨围成的腔，内面覆有黏膜和皮肤。鼻腔被一纵行的鼻中隔 (Nasal septum) 分为左右两腔，鼻中隔因位置常偏向一侧，所以左、右鼻腔的大小和形态多不对称。鼻腔向前下借鼻孔与外界相通，向后通鼻咽称鼻后孔。每侧鼻腔又分为鼻前庭和固有鼻腔两部分。

（一）鼻前庭

鼻前庭 (Nasal vestibule) 介于前鼻孔和固有鼻腔之间的空腔，位于鼻腔最前段，起于鼻缘，止于鼻内孔（鼻阈 Limen nasi），鼻大翼软骨的弧形隆起为鼻前庭的支架。鼻内孔较前鼻孔狭小，为鼻腔最狭窄处，对鼻的呼吸功能有重要的影响。

鼻前庭披覆皮肤，富于粗硬的鼻毛，并富有皮脂腺和汗腺，在男性尤为丰富，鼻前庭较易发生疖肿，且疼痛剧烈。前鼻孔由鼻翼的游离缘、鼻小柱和上唇围绕而成。

（二）固有鼻腔

简称为鼻腔，前界为鼻内孔，后界为后鼻孔，由内、外、顶、底四壁组成。

1. 鼻腔内侧壁

为鼻中隔 (Nasalseptum)，有骨部和软骨部两部分。骨部为筛骨垂直板 (Lamina plate of ethmoid bone) 和犁骨 (Vomer)，软骨部为鼻中隔软骨和下侧鼻软骨内侧脚。软骨膜和骨膜外面覆盖有黏膜。鼻中隔常有轻度偏曲、嵴突和距状突，在不伴有症状时可以不进行处理。

利氏动脉区（利特尔区，LitTle area）：由颈内动脉和颈外动脉系统的分支在鼻中隔最前下部分黏膜内血管汇集成丛，称为利特尔区，此处黏膜常发生上皮化生，并呈现小血管扩张和表皮脱落，因此最易出血，大多数鼻出血皆源于此，故亦称鼻中隔易出血区。

2. 外侧壁

鼻腔外壁表现极不规则，有突出于鼻腔的三个骨质鼻甲 (Conchae turbinate)，分别称上、中、下鼻甲。各鼻甲下方的空隙称为鼻道，即上、中下鼻道。各鼻甲内侧面和鼻中隔之间的空隙称为总鼻道 (Common meatus)。上、中两鼻甲与鼻中隔之间的腔隙称嗅裂或嗅沟 (Olfactory sulcus)。

(1) 上鼻甲 (Superior turbinate)：位于鼻腔外壁的后上部，位置最高、最小，因前下方有中鼻甲遮挡，前鼻镜检查不易窥见。上鼻甲后上方为蝶筛隐窝 (sphenoethmoid recess)，蝶窦开口于此。

(2) 上鼻道 (Superior meatus)：内有后组筛窦开口。

(3) 中鼻甲 (Middle turbinate)：系筛骨的突出部，中鼻甲中常有筛窦气房生长，使鼻腔上部显著缩窄。中鼻甲前端外上方的鼻腔侧壁有小丘状隆起称为鼻丘，是三叉神经、嗅神经所形成的丰富的反射区。

(4) 中鼻道 (Middle meatus)：外壁上有两个隆起，后上方为筛窦的大气房名筛泡 (Ethmoid bulla)，筛泡前下方有一弧形嵴状隆起名钩突 (Uncinate process)，筛泡钩突之间有一半月形裂隙，称为半月裂孔 (Semilunar hiatus)，其外方有一弧形沟称筛漏斗 (Ethmoid infundibulum)，额窦多开口于半月裂孔的前上部，其后为前组筛窦开口，最后为上颌窦开口。

(5) 下鼻甲 (Inferior turbinate)：为一独立骨片，附着于上颌骨内壁，前端距前鼻孔约 2 cm 后端距咽鼓管口约 1 cm，为鼻甲中最大者，约与鼻底同长，故下鼻甲肿大时易致鼻塞或影响鼓管的通气引流。

(6) 下鼻道 (Imferior meatus)：前上方有鼻泪管开口，其外段近下鼻甲附着处骨壁较薄，是上颌窦穿刺的最佳进针部位。

3. 顶壁

呈狭小的拱形，前部为额骨鼻突及鼻骨构成。中部是分隔颅前窝与鼻腔的筛骨水平板 (Cribriform plate)，此板薄而脆，并有多数细孔，呈筛状，嗅神经经此穿过进入颅前窝。外伤或手术时易骨折致脑脊液鼻漏，成为感染入颅的途径。

4. 底壁

即硬腭，与口腔相隔，前 3/4 由上颌骨腭突，后 1/4 由腭骨水平部构成，两侧部于中线相接，形成上颌骨鼻嵴，与犁骨下缘相接，底壁前方近鼻中隔处，两极时各有一切牙管开口，腭大动、静脉及腭前神经由此通过。

5. 后鼻孔 (Posterior nares 或 choanae)

是鼻腔与鼻咽部的通道，左右各一，被鼻中隔分隔，由蝶骨体下部 (上)、蝶骨翼突内侧板 (外)、腭骨水平部后缘 (下) 和犁骨后缘 (内) 构成，上覆黏膜，在成人呈椭圆形，高 25mm，宽 12.5mm，双侧后鼻孔经鼻咽部交通。

(三) 鼻腔黏膜

前起鼻前庭内鳞状上皮和柱状上皮的过渡区，向鼻腔内延伸，广泛分布于鼻腔各壁和鼻道，与鼻咽部、鼻窦和鼻泪管黏膜连续，按各部位组织学构造和生理功能不同，分为嗅区黏膜和呼吸区黏膜两部分。

1. 嗅区 (Olfactory region) 黏膜

分布在鼻腔顶中部，向下至鼻中隔上部和鼻腔外侧壁上部等嗅裂区域。为假复层无纤毛柱状上皮，由支持细胞、基底细胞和嗅细胞组成。嗅细胞为具有嗅毛的双极神经细胞，顶部的树突呈棒状伸向细胞表面，末端膨大呈球状 (嗅泡)，并发出 10 ～ 30 根纤毛，感受嗅觉。基部伸出细长轴突，形成无髓鞘神经纤维，通过筛骨水平板进入颅内，止于嗅球。

2. 呼吸区 (Respiratory region) 黏膜

鼻腔前 1/3 自前向后的黏膜上皮为鳞状上皮、移行上皮、假复层柱状上皮，鼻腔后 2/3 为假复层纤毛柱状上皮，由纤毛细胞、柱状细胞、杯状细胞、基底细胞组成。

鼻黏膜呼吸区上皮的纤毛细胞分布以鼻底最为密集，越向鼻腔上部分布越稀少。每个纤毛细胞表面有 200 根左右纤毛。鼻腔黏膜的纤毛向鼻咽部摆动，鼻窦内的纤毛向鼻窦自然开口摆动。这种方向一致的整体运动可以将进入鼻腔鼻窦的细菌、病毒、灰尘、污染颗粒等有害物质以及鼻腔鼻窦的分泌物运送到咽部咽下或吐出，是鼻腔非特异性保护功能的重要功能单位。

鼻腔黏膜下层具有丰富的杯状细胞、黏液腺和浆液腺，为鼻分泌物的主要来源之一，鼻分泌物在黏膜表面形成随纤毛运动而向后移动的黏液毯 (Mucosa blanket)，黏液毯由外层的黏蛋白和内层供纤毛运动的水样层构成。黏液毯是鼻黏膜重要的保护机制之一。鼻分泌物同样是鼻腔特异性与非特异性化学保护物质的主要来源，如免疫球蛋白、溶菌酶等。

三、鼻腔的血管、淋巴和神经

(一) 动脉

主要来自颈内动脉的分支眼动脉和颈外动脉的分支上颌动脉。

1. 眼动脉

自视神经管颅口前 5mm 从颈内动脉分出，走行在视神经管的下外方，入眶后，分出筛前

动脉 (Anterior ethmoid artery) 和筛后动脉 (Posterior ethmoidalartery)，分别穿过相应的筛前孔和筛后孔进入筛窦，紧贴在筛窦顶壁的骨冠内，在筛窦内侧进入前颅窝，并在鸡冠旁骨缝中进入鼻腔。筛前动脉供应前、中筛窦，额窦，鼻腔外侧壁和鼻中隔前上部，筛前动脉颅底附着处为额隐窝的后界，是鼻内镜额窦手术的重要解剖标志。筛后动脉供应后筛、鼻腔外侧壁和鼻中隔的后上部。

2. 上颌动脉

在翼腭窝内分出蝶腭动脉 (Sphenopalatine artery)、眶下动脉 (Infraorbitalartery) 和腭大动脉 (Greater palatine artery) 供应鼻腔。其中蝶腭动脉是鼻腔的主要供血动脉。蝶腭动脉经蝶腭孔进入鼻腔，分成内侧支和外侧支。外侧支分成鼻后外侧动脉 (Lateralposterior-nasalarteries)，进而分成下鼻甲支、中鼻甲支和上鼻甲支，供应鼻腔外侧壁后部、下部和鼻腔底。内侧支 (鼻腭动脉 Nasopalatine artery)，经蝶窦开口的前下方分成鼻后中隔动脉 (Posterior nasalseptalarteries)，分布于鼻中隔后部和下部。在鼻内镜手术中，在中鼻甲后端附着处的外上方行神经、血管阻滞，可达到有效的减少出血和麻醉的作用。鼻腭动脉、筛前动脉、筛后动脉、上唇动脉和腭大动脉在鼻中隔前下部黏膜下相互吻合，形成动脉丛，称为利特尔动脉丛 (LitT$_1$e plexus)，是鼻出血的最常见部位。

(二) 静脉

鼻腔前部、后部和下部的静脉汇入颈内、外静脉，鼻腔上部静脉经眼静脉汇入海绵窦。鼻中隔前下部的静脉构成静脉丛，称为克氏静脉丛 (Kiesselbach plexus)，为鼻部常见出血原因。在老年人下鼻道外侧壁后部近鼻咽部有扩张的鼻后侧静脉丛，称为鼻咽静脉丛 (Woodruff's plexus)，是鼻腔后部出血的重要来源。

(三) 淋巴

鼻腔前 1/3 的淋巴管与外鼻淋巴管相连，汇入耳前淋巴结 (Anterior auricular lymph nodes)，腮腺淋巴结 (Parotid lymph nodes) 及颌下淋巴结 (Submandibular lymph nodes)。鼻腔后 2/3 的淋巴汇入咽后淋巴结 (Retropharyngeal lymph nodes) 和颈深淋巴结上群。鼻部恶性肿瘤可循上述途径发生淋巴结转移。

(四) 神经

包括嗅神经、感觉神经和自主神经。

1. 嗅神经

分布于嗅区黏膜。嗅细胞中枢突汇集成多数嗅丝穿经筛板上之筛孔抵达嗅球。嗅神经鞘膜为硬脑膜的延续，损伤嗅区黏膜或继发感染，可沿嗅神经进入颅内，引起鼻源性颅内并发症。

2. 感觉神经

来自三叉神经第一支 (眼神经) 和第二支 (上颌神经) 的分支。

眼神经：由其分支鼻睫神经分出筛前神经和筛后神经，与同名动脉伴行，进入鼻腔分布于鼻中隔和鼻腔外侧壁上部的一小部分和前部。

上颌神经：穿过或绕过蝶腭神经节后分出蝶腭神经，然后穿过蝶腭口进入鼻腔分为鼻后上外侧支和鼻后上内侧支，主要分布于鼻腔外侧壁后部、鼻腔顶和鼻中隔。

3. 自主神经

鼻黏膜血管的舒缩及腺体分泌均受自主神经控制。

四、鼻窦

鼻窦 (Nasal sinuses) 为鼻腔周围颅骨含气空腔，按其所在颅骨命名为额窦、筛窦、上颌及蝶窦，共四对。各鼻窦的发育进度不一致，初生儿只有上颌窦和筛窦，到 3 岁时额窦和蝶窦才开始出现，各鼻窦形状，大小随着年龄、性别和发育状况而有所不同。

临床上按其解剖部位及窦口所在位置，将鼻窦分为前、后两组，前组鼻窦包括上颌窦、前组筛窦和额窦，其窦口均在中鼻道。后组鼻窦包括后组筛窦和蝶窦，前者窦口在上鼻道，后者窦口在蝶筛隐窝。

（一）上颌窦 (Maxillary sinus)

在上颌骨体内，为鼻窦中最大者，容积为 15 ～ 30 mL，形似横置的锥体，锥体之底即上颌窦内侧壁，锥体尖部在上颌骨颧突处，15 岁时窦的大小几与成人相同。

顶壁：即眶底，故眶内与窦内疾病可相互影响。顶壁有眶下神经及血管的骨管通过。

前壁：中央最薄并略凹陷称"尖牙窝"，上颌窦手术多经此进入，尖牙窝上方有眶下孔，为眶下神经及血管通过之处。

后外壁：与翼腭窝相隔，上颌窦肿瘤破坏此壁侵入及翼内肌时可致张口困难。

内壁：为鼻腔外侧壁的一部分，后上方有上颌窦窦口通入中鼻道，下鼻甲附着处骨质薄，经此行上颌窦穿刺术。

底壁：为牙槽突，常低于鼻腔底部，与上颌第二前磨牙及第一、第二磨牙根部以菲薄骨板相隔，有的磨牙的牙根直接埋藏于窦内黏膜下，故牙根感染可引起牙源性上颌窦炎，反之，上颌窦炎症或肿瘤的侵犯亦常引起牙痛、牙松动等症状。

（二）筛窦 (Ethmoid sinus)

位于鼻腔外上方和眼眶内壁之间的筛骨内，呈蜂房状小气房，每侧 10 个左右，气房大小、排列及伸展范围极不规则，两侧常不对称，有筛迷路 (Ethmoid labyrinth) 之称。筛窦以中鼻甲附着缘为界，位于其前下者为前组筛窦 (Anterior ethmoid sinus)，开口于中鼻道。中鼻甲后上者为后组筛窦 (Posterior ethmoid sinus)，开口于上鼻道，实际上前、后组筛窦很难截然分开。

筛窦顶壁位于筛板之外侧，为颅前窝底部。底壁前部是上颌窦上壁的内侧缘，后部是腭骨的眶突。外壁菲薄如纸，为眶内侧壁的纸样板 (Lamina papyracea)，故筛窦或眼眶炎症可相互感染。

（三）额窦 (Frontal sinus)

位于额骨内，出生时尚未形成，一般至 3 岁开始出现，成年后才告完成，但其大小、形状极不一致，有时可一侧或两侧未发育。额窦的前壁为额骨外板，较坚厚，内含骨髓，后壁为额骨内板，较薄，与额叶硬脑膜相邻，有导血管穿过此壁入硬脑膜下隙，故额窦感染可经此引起鼻源性颅内并发症。底壁为眶顶及前组筛窦之顶，其内侧相当于眶顶的内上角，骨质甚薄，急性额窦炎时该处有明显压痛，额窦囊肿破坏此壁可使眼球向外、向下方移位。额窦开口于窦底内侧，经鼻额管 (Nasofrontal duct) 通入中鼻道前端。内壁为分隔两侧额窦的额窦中隔，上段常偏曲。

（四）蝶窦 (Sphenoid sinus)

位于蝶骨体内，一般 3 岁才出现，成年发育完成，形状大小不一。由蝶窦中隔分为左右两侧，两侧常不对称。顶壁与颅前窝及颅中窝相隔，顶壁凹陷形成蝶鞍底部，故可通过蝶窦行垂体肿瘤摘除术。外侧壁有视神经压迹和颈内动脉及三叉神经上颌动脉及三叉神经上颌支压迹。后壁为蝶骨体。前壁与筛骨垂直板及犁骨后缘相接。下壁即后鼻孔与鼻咽顶。蝶窦开口位于前壁的上方，通过蝶筛隐窝。

第三节 咽部解剖要点

咽 (Pharynx) 是呼吸道和消化道上端的共同通道，上宽下窄、前后扁平略呈漏斗形。上起颅底，下至第 6 颈椎，成人全长约 12 cm。前面与鼻腔、口腔和喉腔相通，后壁与椎前筋膜相邻，两侧与颈部大血管和神经毗邻。

一、咽的分部

咽自上而下可分为鼻咽、口咽和喉咽 3 部分。

1. 鼻咽 (Nasopharynx)

在鼻腔的后方，颅底至软腭游离缘水平面以上的咽部称鼻咽，顶部略呈拱顶状向后下呈斜面，由蝶骨体、枕骨底所构成。在顶壁与后壁交界处的淋巴组织称增生体或咽扁桃体、腺样体 (Pharyngeal tonsil, adenoid)，鼻咽前方与后鼻孔及鼻中隔后缘相连。后壁约在相当第一、第二颈椎与口咽部后壁相连续，统称为咽后壁。鼻咽的左右两侧下鼻甲后端约 1 cm 处有一漏斗状开口为咽鼓管咽口 (Pharyngeal orifices oftympanopharyngeal tube)，此口的前、上、后缘有由咽鼓管软骨末端形成的唇状隆起称咽鼓管隆突，亦称咽鼓管圆枕 (Torus tubalis)。在咽鼓管隆突后上方有一深窝称咽隐窝 (Pharyngeal recess)，是鼻咽癌好发部位，其上距颅底破裂孔仅约 1 cm 故鼻咽恶性肿瘤常可循此进入颅内。咽鼓管咽口周围有丰富的淋巴组织称咽鼓管扁桃体 (Tubal tonsil)。

2. 口咽 (Oropharynx)

为软腭游离缘平面至会厌上缘部分，后壁相当于第三颈椎的前面，黏膜上有散在的淋巴滤泡 (Lymphoid follicles)，前方借咽峡 (Faucial isthmus) 与口腔相通，向下连通喉咽部。

咽峡系悬雍垂和软腭的游离缘，两侧由舌腭弓及咽腭弓，下由舌背构成。舌腭弓（咽前柱）(Palatoglossal pillar) 和咽腭弓（咽后柱）(Palatopharyngeal pillar) 间的深窝称扁桃体窝，内有腭扁桃体 (Palatine tonsil)。咽峡的前下部为舌根，上有舌扁桃体 (Lingual tonsil)。在咽腭弓的后方，有纵行束状淋巴组织称咽侧索 (Lateral pharyngeal bands)。

(1) 腭扁桃体的构造：腭扁桃体俗称扁桃体，为一卵圆形淋巴组织，位于咽部两侧舌腭弓与咽腭弓间的扁桃体窝中，左右各一，表面有 10 ～ 20 个内陷的扁桃体隐窝 (Crypt)。隐窝深入扁桃体内成为管状或分支状盲管，深浅不一，常有食物残渣及细菌存留而形成感染的"病灶"。

扁桃体上部有一大而深的隐窝称扁桃体上隐窝 (Supratonsillar crypt)，其盲端可深达扁桃体被膜，炎症时可经此穿破被膜进入扁桃体上窝 (Supratonsillar fossa)，而形成扁桃体周围脓肿。

扁桃体的上下各有一黏膜皱襞，上方位于舌腭弓与咽腭弓交接处称半月状皱襞 (Semilunar fold)。下部由舌腭弓向后下覆盖于扁桃体前下部者称三角皱襞 (Triangular fold)。

扁桃体外侧面为结缔组织所形成的扁桃体被膜，此被膜与扁桃体窝外壁的咽上缩肌附着不紧，在其上部有许多疏松结缔组织，故手术时此处较易剥离。

扁桃体的血管均来自颈外动脉分支，上部由上腭降动脉供给，近舌根处由舌背动脉供给，外侧面由面动脉的扁桃体支、腭升动脉和咽升动脉供给。

扁桃体无输出入淋巴管，其输出淋巴汇入下颌角下的颈深淋巴结，当扁桃体急性炎症时此淋巴结常肿大。

扁桃体的神经，上端来自蝶腭神经节的腭后支，下端来自舌咽神经的分支。

(2) 咽淋巴环：咽部有丰富的淋巴组织，主要有腺样体、咽鼓管扁桃体、咽侧素、咽后壁淋巴滤泡、腭扁桃体及舌扁桃体，这些淋巴组织在黏膜下有淋巴管相联系构成咽淋巴环的内环，此环输出之淋巴管与颈淋巴结又互相联系交通则称外环，内环和外环统称为咽淋巴环。

3. 喉咽 (Laryngopharynx)

自会厌软骨上缘以下部分，下止于环状软骨下缘平面，连通食管，该处有环咽肌环绕，前方为喉，两侧杓会厌皱襞的外下方各有一深窝为梨状窝 (Pyriform sinus)，此窝前壁黏膜下有喉上神经内支经此入喉。两梨状窝之间，环状软骨板后方有环后隙 (Postcricoid space) 与食管入口相通，当吞咽时梨状窝呈漏斗形张开，食物经环后隙入食管。在舌根与会厌软骨之间的正中有舌会厌韧带相联系。韧带两侧为会厌谷 (Vallecula epiglottica)，常为异物存留的部位。

二、咽壁的构造

(一) 咽壁分层

咽壁从内至外有 4 层，即黏膜层、纤维层、肌层和外膜层。其特点是无明显黏膜下组织层，纤维层与黏膜紧密附着。

1. 黏膜层

咽的黏膜与咽鼓管、鼻腔、口腔和喉的黏膜连续，由于功能的不同，鼻咽部的黏膜主要为假复层纤毛柱状上皮，内有杯状细胞，固有层中含混合腺。口咽和喉咽的黏膜均为复层扁平上皮，黏膜下除含有丰富的黏液腺和浆液腺外，还有大量的淋巴组织聚集，与咽部的其他淋巴组织共同构成咽淋巴环。

2. 纤维层

又称腱膜层，主要由颅咽筋膜构成，介于黏膜和肌层之间，上端较厚接颅底，下部逐渐变薄，两侧的纤维组织在后壁正中线上形成咽缝 (Pharyngealraphe)，为咽缩肌附着处。

3. 肌层

咽的肌层按其功能的不同分为 3 组，包括 3 对横行的咽缩肌，3 对纵行的咽提肌和 5 对腭肌。

(1) 咽缩肌组：包括咽上缩肌、咽中缩肌和咽下缩肌 3 对，各咽缩肌纤维斜行，自下而上依次呈叠瓦状排列，包绕咽侧壁及后壁，两侧缩肌相对应，在后壁中线止于咽缝。各咽缩肌共同收缩时可使咽腔缩小。吞咽食物时，各咽缩肌由上而下依次进行收缩，将食物压入食管。

(2) 咽提肌组：包括茎突咽肌、咽腭肌及咽鼓管咽肌，3 对咽提肌纵行于咽缩肌内面贴近纤维层下行，并渐次分散止于咽壁，收缩时可使咽、喉上提，咽部松弛，封闭喉口，开放梨状窝，食物越过会厌进入食管，以协助完成吞咽动作。

(3) 腭帆肌组：包括腭帆提肌、腭帆张肌、腭舌肌、腭咽肌和悬雍垂肌 5 对，这组肌肉的作用在上提软腭、控制鼻咽峡启闭、分隔鼻咽与口咽的同时，也有使咽鼓管咽口开放的作用。

4. 外膜层

又称筋膜层，是覆盖于咽缩肌之外，由咽肌层周围的结缔组织所组成，上薄，下厚，系颊咽筋膜的延续。

(二) 筋膜间隙

咽筋膜与邻近的筋膜之间的疏松组织间隙，较重要的有咽后隙、咽旁隙。这些间隙的存在，有利于咽腔在吞咽时的运动，协调头颈部的自由活动，获得正常的生理功能。咽间隙的存在既可将病变局限于一定范围之内，又为病变的扩散提供了途径。

1. 咽后隙 (Retropharyngeal space)

位于椎前筋膜与颊咽筋膜之间，上起颅底，下至上纵隔，相当于第 1、第 2 胸椎平面，在中线处被咽缝将其分为左右两侧，且互不相通，每侧咽后间隙中有疏松结缔组织和淋巴组织。在婴幼儿，咽后隙有较多淋巴结，儿童期逐渐萎缩，至成人仅有极少淋巴结。扁桃体、口腔、鼻腔后部、鼻咽、咽鼓管及鼓室等处的淋巴引流于此。

2. 咽旁隙 (Parapharyngeal space)

又称咽侧间隙或咽颌间隙 (Pharyngomaxillary space)。位于咽外侧壁 (咽上缩肌) 和翼内肌筋膜之间，与咽后隙仅一薄层筋膜相隔，左右各一，形如锥体。锥底向上至颅底，锥尖向下达舌骨。内侧以颊咽筋膜及咽缩肌与扁桃体相邻；外侧为下颌骨升支、腮腺的深面及翼内肌；后界为颈椎前筋膜。咽旁隙以茎突及其附着肌为界又分为前隙 (肌隙或茎突前隙) 和后隙 (神经血管隙或茎突后隙) 两部分。前隙较小，内有颈外动脉及静脉丛通过，内侧与扁桃体毗邻，外侧与翼内肌紧密相连；后隙较大，内有颈内动脉、颈内静脉、舌咽神经、迷走神经、舌下神经、副神经、交感神经干等通过，另有颈深淋巴结上群位于此隙。

咽旁隙向前下与下颌下隙相通；向内、后与咽后隙相通；向外与咬肌隙相通。

三、咽的淋巴组织

咽黏膜下淋巴组织丰富，较大淋巴组织团块呈环状排列，称为咽淋巴环 (Waldeyer 淋巴环)，主要由咽扁桃体 (腺样体)、咽鼓管扁桃体、腭扁桃体、咽侧索、咽后壁淋巴滤泡及舌扁桃体构成内环。内环淋巴流向颈部淋巴结，后者又互相交通，自成一环，称外环，主要由咽后淋巴结、下颌下淋巴结、颏下淋巴结等组成。咽部淋巴均流入颈深淋巴结。

鼻咽部淋巴先汇入咽后淋巴结，再进入颈上深淋巴结；口咽部淋巴主要汇入下颌下淋巴结；喉咽部淋巴管穿过甲状舌骨膜，继汇入颈内静脉附近的淋巴结 (中群)。

(一) 腺样体

又称咽扁桃体 (Pharyngeal tonsil)，位于鼻咽顶壁与后壁交界处，形似半个剥皮橘子，表面不平，有 5 ～ 6 条纵行沟隙，居中的沟隙最深，形成中央隐窝，在其下端有时可见胚胎期残余的凹陷，称咽囊 (Pharyngeal bursa)。腺样体出生后即存在，6 ～ 7 岁时最显著，一般 10 岁以后逐渐退化萎缩。

（二）腭扁桃体

习惯称扁桃体，位于口咽两侧腭舌弓与腭咽弓围成的三角形扁桃体窝内，为咽淋巴组织中最大者。6～7岁时淋巴组织增生，腭扁桃体可呈生理性肥大，中年以后逐渐萎缩。

1. 扁桃体的结构

扁桃体是一对呈扁卵圆形的淋巴上皮器官，可分为内侧面（游离面）、外侧面（深面）、上极和下极。除内侧面外，其余部分均由结缔组织所形成的被膜包裹。外侧与咽腱膜和咽上缩肌相邻，咽腱膜与被膜间有疏松结缔组织，形成一潜在间隙，称为扁桃体周间隙。扁桃体内侧面朝向咽腔，表面有鳞状上皮黏膜覆盖，其黏膜上皮向扁桃体实质陷入形成6～20个深浅不一的盲管称为扁桃体隐窝 (Crypts tonsillares)。扁桃体上、下均有黏膜皱襞连接，上端称半月襞 (Semilunar fold)。位于舌腭弓与咽腭弓相交处；下端称三角襞 (Triangular fold)，由舌腭弓向下延伸包绕扁桃体前下部。扁桃体为淋巴组织构成，内含许多结缔组织网和淋巴滤泡间组织。扁桃体包膜的结缔组织伸入扁桃体组织内，形成小梁（支架），在小梁之间有许多淋巴滤泡，滤泡中有生发中心。滤泡间组织为发育期的淋巴细胞。

2. 扁桃体的血管

扁桃体的血液供应十分丰富，动脉有5支，均来自颈外动脉的分支：①腭降动脉，为上颌动脉的分支，分布于扁桃体上端及软腭；②腭升动脉，为面动脉的分支；③面动脉扁桃体支；④咽升动脉扁桃体支，以上4支均分布于扁桃体及舌腭弓、咽腭弓；⑤舌背动脉，来自舌动脉，分布于扁桃体下端。其中面动脉的扁桃体分支分布于腭扁桃体实质，是主要供血动脉。

扁桃体静脉血先流入扁桃体包膜外的扁桃体周围静脉丛，经咽静脉丛及舌静脉汇入到颈内静脉。

3. 扁桃体的神经

扁桃体由咽丛、三叉神经第2支（上颌神经）以及舌咽神经的分支所支配。

（三）舌扁桃体

位于舌根部，呈颗粒状，大小因人而异，含有丰富的黏液腺，有短而细的隐窝，隐窝及周围的淋巴组织形成淋巴滤泡，构成舌扁桃体。

（四）咽鼓管扁桃体

为咽鼓管咽口后缘的淋巴组织，炎症时可阻塞咽鼓管口而致听力减退或中耳感染。

（五）咽侧索

为咽部两侧壁的淋巴组织，位于腭咽弓后方，呈垂直带状，由口咽部上延至鼻咽，与咽隐窝淋巴组织相连。

四、咽的血管及神经

分布到咽动脉主要是直接或间接发自颈外动脉的小支：咽升动脉、腭升动脉、腭降动脉的分支及翼管动脉。咽的静脉主要在咽外膜内形成咽静脉丛，一部分汇入翼丛，一部分汇入椎静脉丛，其余各支合成咽静脉注入颈内静脉或其属支甲状腺上静脉和舌静脉。

第四节 喉部解剖要点

喉 (Larynx) 是呼吸的重要通道，下呼吸道的门户，上通喉咽，下连气管。喉位于颈前正中，舌骨之下，上端是会厌上缘，下端为环状软骨下缘。成人喉的位置相当于第 3 ～ 5 颈椎平面，女性及儿童喉的位置较男性稍高。喉由软骨、肌肉、韧带、纤维结缔组织和黏膜等构成。喉的前方为皮肤、皮下组织、颈部筋膜及带状肌，两侧有甲状腺上部、胸锁乳突肌及其深面的重要血管神经，后方是喉咽及颈椎。

一、喉软骨

喉的支架由三个单一软骨 – 甲状软骨、环状软骨和会厌软骨；三对成对软骨 – 构状软骨、小角软骨和楔状软骨构成。

(一) 甲状软骨 (Thyroid cartilage)

喉支架中最大的一块软骨，形状如同竖立的向后半开的书，两侧由左右对称的甲状软骨翼板在颈前正中线汇合形成一定的角度，男性夹角较小且上端向前突出，称为喉结 (Thyroid notch)，女性近似钝角，喉结不明显。两侧甲状软骨翼板后缘向上、下端延伸，呈小柱状突起，分别称为上角 (Superior cornu) 和下角 (Inferior cornu)，上角较长，借韧带与舌骨大角相连；下角较短，其内侧面与环状软骨后外侧面的小凹形成环甲关节 (Cricothyroid joint)。甲状软骨上缘正中有一 "V" 形凹陷，称甲状软骨切迹，为识别颈正中线的标志。

(二) 环状软内 (Cricoid cartilage)

是喉与气管环中唯一完整的环形软骨，是喉支架的基础，对支持喉腔通畅，保证呼吸甚为重要。若因外伤缺损，常致喉狭窄。环状软骨位于甲状软骨之下，下接气管，前部较窄，称环状软骨弓，后部向上延展而较宽阔，称环状软骨板。

(三) 会厌软骨 (Epiglottic cartilage)

扁平如叶状，上缘游离呈弧形，茎在下端，附着于甲状软骨前角的内面。会厌分舌面和喉面，舌面组织疏松故感染时易肿胀，婴与儿童会厌质软呈卷叶状，并向前隆起似 "Ω" 或 "Λ" 形，成年后多近于平坦，质较硬。

(四) 构状软骨 (Arytenoid cartilages)

又名披裂软骨，位于环状软骨板后上缘，呈三角锥形，左右各一，顶尖向后内方倾斜，其底部和环状软骨连接成环构关节，它在关节面上的滑动和旋转可使声带张开或闭合。底的前角名声突 (Vocal process)，声带后端附着于此。底的外侧角名肌突 (Muscular process)，为环构侧肌和环构后肌附着之处，司声门的开放与关闭。

(五) 小角软骨 (Corniculate cartilages)

位于构状软骨的顶部，左右各一，有伸展构会厌皱襞的功能。

(六) 楔状软骨 (Cuneiform cartilages)

成对，有时缺如，在小角软骨前外侧，两侧构会厌皱襞黏膜下，似小棒，致黏膜形成白色的隆起，名楔状结节。

二、喉韧带与膜

喉的各软骨之间，喉和周围组织如舌骨、舌及气管之间均由纤维韧带互相连接。

1. 甲状舌骨膜 (Thyrohyoid membrane)

又称甲舌膜或舌甲膜，这是甲状软骨上缘和舌骨下缘之间的弹性纤维韧带组织，中间和两侧部分增厚分别称为甲状舌骨中韧带和甲状舌骨侧韧带。喉上神经内支与喉上动脉、喉上静脉从甲状舌骨膜的两侧穿过进入喉内。

2. 环甲膜 (Cricothyroid membrane)

是环状软骨弓上缘与甲状软骨下缘之间的纤维韧带组织，中央部分增厚，称为环甲中韧带。

3. 甲状会厌韧带 (Thyroepiglotticligament)

是连接会厌软骨茎和甲状软骨切迹后下方的韧带。

4. 环甲关节韧带 (Capsularligament of cricothyroid)

是位于环甲关节外表面的韧带。

5. 环杓后韧带 (Posterior cricoarytenoidligament)

是环杓关节后面的韧带。

6. 舌骨会厌韧带 (Hyoepiglotticligament)

是会厌舌面、舌骨体与舌骨大角之间的纤维韧带组织。会厌、舌骨会厌韧带和甲状舌骨膜的中间部分构成会厌前间隙 (Preepi-glottic space) 其内为脂肪组织。

7. 舌会厌韧带 (Glossoepiglotticligament)

是会厌软骨舌面中部与舌根之间的韧带。

8. 环气管韧带 (Cricotrachealligament)

是连接环状软骨与第一气管环上缘之间的韧带。

9. 喉弹性膜

此膜为一宽阔的弹性组织，左右各一，被喉室分为上、下两部分，上部称为方形膜，下部称为弹性圆锥。方形膜 (Quadrangular membrane) 位于会厌软骨外缘和小角软骨、杓状软骨声带突之间，上下缘游离，上缘构成杓会厌韧带，下缘形成室韧带，其表面覆盖黏膜分别为杓会厌皱襞和室带。方形膜的外侧面为黏膜覆盖，形成梨状窝内壁的上部。弹性圆锥 (Elastic cone) 前端附着在甲状软骨板交角线的内面近中线处，后端位于杓状软骨声带突下缘。前后附着处游离缘边缘增厚形成声韧带，向下附着在环状软骨上缘中前部形成环甲膜，其中央部分增厚形成环甲中韧带。

三、喉肌

喉肌分为喉外肌和喉内肌。喉外肌位于喉的外部，是喉同周围结构相连并使喉上、下运动及固定的肌肉。喉内肌位于喉的内部 (环甲肌例外)，是与声带运动有关的肌肉。

1. 喉外肌

按其功能分为升喉肌群及降喉肌群，前者有甲状舌骨肌、下颌舌骨肌、二腹肌、茎突舌骨肌；后者有胸骨甲状肌、胸骨舌骨肌、肩胛舌骨肌、咽中缩肌及咽下缩肌。

2. 喉内肌

按其功能可分为 5 组。

(1) 声带外展肌：环杓后肌 (Posterior cricoarytenoid muscle)，起自环状软骨板背面的浅凹，止于杓状软骨肌突的后面。该肌收缩时使杓状软骨向外、稍向上，使声带外展，声门变大。

(2) 声带内收肌：为环杓侧肌 (Lateralcricoarytenoid muscle) 和杓肌 (Arytenoid muscle)，杓肌又由横行和斜行的肌纤维组成 (也有称为杓横肌和杓斜肌)。环杓侧肌起于同侧环状软骨弓上缘，止于杓状软骨肌突的前外侧。杓肌附着在两侧杓状骨上：环杓侧肌和杓肌收缩使声带内收声门闭合。

(3) 声带紧张肌：为环甲肌 (Cricothyroid muscle)，该肌起自于环状软骨弓前外侧，止于甲状软骨下缘，收缩时以环甲关节为支点，甲状软骨下缘和环状软骨弓之间距离缩短，使甲状软骨前缘和杓状软骨之间的距离增加，将声韧带拉紧，使声带紧张度增加。

(4) 声带松弛肌：为甲杓肌 (Thyroarytenoid muscle)，该肌起于甲状软骨内侧面中央的前联合，其内侧部止于杓状软骨声带突，外侧部止于杓状软骨肌突。收缩时使声带松弛，同时兼有声带内收、关闭声门的功能。

(5) 使会厌活动的肌肉：有杓会厌肌 (Aryepiglottic muscle) 及甲状会厌肌 (Thyro-epiglottic muscle)。杓会厌肌收缩将会厌拉向后下方使喉入口关闭，甲状会厌肌收缩将会厌拉向前上方使喉入口开放。

四、喉黏膜

喉黏膜大多为假复层柱状纤毛上皮，仅声带内侧、会厌舌面的大部以及杓会厌皱襞的黏膜为复层鳞状上皮。会厌舌面、声门下区、杓区及杓会厌皱襞处有疏松的黏膜下层，炎症时容易发生肿胀，引起喉阻塞。除声带外的喉黏膜富有黏液腺，会厌喉面、喉室等处尤为丰富。

五、喉腔

喉腔上起自喉入口 (Laryngeal inlet)，下达环状软骨下缘并接气管。由室带与声带分隔为 3 区。

（一）声门上区 (Supraglottic portion)

位于室带之上，其上口通喉咽部，呈三角形称喉入口，声门上区前壁为会厌软骨，两旁为杓会厌皱襞，后为杓状软骨，介于喉入口与室带之间又称喉前庭 (Vestibule)。

（二）声门区 (Glottic portion)

位于室带与声带之间，包括：

1. 室带 (Ventricular band)

又称假声带，左右各一，位于声带上方并与声带平行，由室韧带、肌纤维及黏膜组成，呈淡红色。

2. 声带 (Vocal cord)

位于室带下方，左右各一，由声韧带、声肌及黏膜组成，因缺乏黏膜下层，含血管少，在间接喉镜下呈白色带状，其游离缘薄而锐。两声带间的空隙称声门裂 (Rima vocalis)，简称声门。声带张开时呈一等腰三角形，是喉腔中最狭窄部分。声门前端称前联合 (Anterior commissure)。

3. 喉室 (Laryngeal ventricle)

开口于声带与室带之间的椭圆形空隙，其前端向上外伸展成喉室小囊 (Sacculus of

larynx)，内含黏液腺分泌黏液润滑声带。

（三）声门下区 (Infraglottic portion)

声带下缘至环状软骨缘以上的喉腔，上部较扁窄，向下逐渐扩大为圆锥形并移行至气管，幼儿期此区黏膜下组织结构疏松，炎症时容易发生水肿引起喉阻塞。

六、喉的血管

动脉，喉的动脉主要来自：

1. 甲状腺上动脉的喉上动脉 (Superiorlaryngealartery) 和环甲动脉 (Cricothyroid artery)。喉上动脉和喉上神经内支及喉上静脉伴行穿过舌甲膜进入喉内，环甲动脉穿过环甲膜进入喉内。喉上部的供血主要来自喉上动脉，环甲膜周围的供血主要来自环甲动脉。

2. 甲状腺下动脉的分支喉下动脉 (Inferiorlaryngealartery) 和喉返神经伴行在环甲关节的后方进入喉内，喉下部的供血主要来自喉下动脉。

喉的静脉和各同名动脉伴行，分别汇入甲状腺上、中、下静脉，最终汇入到颈内静脉。

七、喉的淋巴

喉的淋巴以声门区为界，分为声门上区组和声门下区组。声门上区的组织中有丰富的淋巴管，汇集于杓会厌皱襞后形成较粗大的淋巴管，穿过舌甲膜与喉上动脉及静脉伴行，主要进入颈内静脉周围的颈深上淋巴结，有少数淋巴管汇入颈深下淋巴结或副神经链。声门区的声带组织内淋巴管甚少。声门下区组织中的淋巴管较少，汇集后通过环甲膜，进入喉前淋巴结、气管前和气管旁淋巴结、再进入颈深下淋巴结。

八、喉的神经

喉的神经均为迷走神经分支。

（一）喉上神经 (Superior laryngeal nerve)

在相当于舌骨大角平面处分为内外两支，内支为感觉神经，在喉上动脉穿入甲状舌骨膜处后上方入喉，分布于声带以上区域的黏膜。在梨状窝处黏膜下该神经位置较浅，故可在此做表面麻醉。外支属运动神经，支配环甲肌。喉上神经病变时，喉黏膜感觉丧失，致发生误咽，同时环甲肌松弛致发音障碍。

（二）喉返神经 (Recurrent laryngeal nerve)

为喉的主要运动神经，支配除环甲肌以外的喉内诸肌，亦有感觉支分布于声门下区黏膜。两侧喉返神经的径路不同，左侧径路较长，在主动脉弓前由迷走神经分出，绕主动脉弓下方，然后沿气管食管间沟上行，在环甲关节的后方进入喉部。前支分布于喉内的内收肌，后支分布于喉内的外展肌。右侧喉返神经在右锁骨下动脉前方由右迷走神经分出向下、后绕此动脉，然后沿气管食管间沟上行，到环甲关节后方入喉。

凡在喉返神经的径路上侵犯和压迫神经的各种病变都可以引起声带麻痹，声音嘶哑。由于左侧径路较右侧长，故临床上受累机会较多，如两侧喉返神经同时受损，可发生失声或呼吸困难。

九、小儿喉部的解剖特点

小儿喉部的解剖与成人有不同之处，其主要特点如下。

1. 小儿喉部黏膜下组织较疏松，炎症时容易发生肿胀。小儿喉腔尤其是声门区又特别窄小，所以小儿发生急性喉炎时容易发生喉阻塞，引起呼吸困难。

2. 小儿喉的位置较成人高，3 个月的婴儿，其环状软骨弓相当于第 4 颈椎下缘水平，6 岁时降至第 5 颈椎。

3. 小儿喉软骨尚未钙化，较成人软，行小儿甲状软骨和环状软骨触诊时，其感觉不如成人的明显。

第五节 颌面部解剖要点

颌面部为颜面部的主要组成部分。通常以两侧眉弓及口角连线为界，将颜面部分为上、中、下 3 等份，颌面部由颜面部的中 1/3 和下 1/3 两部分组成。颌面部划分为眶下区、颧区、鼻区、唇区、颏区、腮腺咬肌区及面侧深区等。

一、颌面部体表标志

1. 鼻根、鼻尖和鼻背外鼻上端称鼻根。前下端隆起处称鼻尖。鼻根与鼻尖之间的部分称鼻背。

2. 鼻底和鼻前孔锥形外鼻底部称鼻底。鼻底上有左、右卵圆形的孔，称前鼻孔。

3. 鼻小柱和鼻翼两侧前鼻孔之间的隆嵴称鼻小柱。前鼻孔外侧的隆起称鼻翼。

4. 鼻面沟为外鼻两侧与面部之间的凹陷。

5. 唇面沟为上唇与颊部间的斜行凹陷。

6. 鼻面沟与唇面沟合称鼻唇沟。

7. 鼻下点为鼻小柱与上唇连接点。

8. 口裂为上唇与下唇之间的横行裂隙。

9. 口裂两端为口角，其正常位置相当于尖牙与第一前磨牙之间。

10. 颏唇沟为下唇与颏部之间的横行凹陷。

11. 颏前点为颏部最前点。

12. 颏下点为颏部最低点。

13. 耳屏为外耳道前方的结节状突起，在耳屏前方 1 cm 可触及颞浅动脉的搏动。

14. 眶下孔位于眶下缘中点下 0.5 ～ 1 cm 处。相当于鼻尖至外眦连线的中点。

15. 颏孔位于下颌体外侧面，成年人多位于第二前磨牙或第一、第二前磨牙之间的下方，下颌体上、下缘中点稍上方，距正中线 2 ～ 3 cm。

16. 腮腺导管的体表投影为耳垂至鼻翼与口角间中点连线的中 1/3 段。

二、骨与关节

颌面部由 14 块骨组成，包括成对且对称排列的上颌骨、鼻骨、泪骨、颧骨、腭骨、下鼻甲骨以及单一的下颌骨和犁骨，上述相邻诸骨互相连接，构成颌面部的基本轮廓，并作为软组织的支架。其中与口腔临床关系密切的有上颌骨、下颌骨、腭骨。另外脑颅骨中的蝶骨和颞骨与口腔临床也有密切关系，在此仅介绍上颌骨和下颌骨。

（一）上颌骨

是面中部最大的骨，形态不规则，可分为 1 体、4 突，即上颌体、额突、颧突、腭突和牙槽突。

1. 上颌体　上颌体包括"1 腔"和"4 面",分别是上颌窦和前、后、上、内 4 面。

上颌窦:形状基本上与上颌体一致,又分为 1 底、1 尖及前、后、上、下 4 个壁。上颌窦为上颌体内的锥形空腔,骨本身作为窦的壁,大部为薄的密质骨板,内有骨松质,最薄的地方只有骨密质。骨的内面直接被覆上颌窦黏膜,分布到牙齿及牙周组织的血管、神经,行走于骨内牙槽管之中或黏膜下。上颌窦与牙根关系密切,其中以上颌第一磨牙根尖距上颌窦下壁最近。

前面(脸面):上界眶下缘,下方移行于牙槽突,内界鼻切迹,后界借颧突及其伸向上颌第一磨牙的颧牙槽嵴与后面分界。重要结构有眶下孔和尖牙窝。

后面(颞下面):该面与前面之间以颧牙槽嵴为界,参与颞下窝及翼腭窝前壁的构成。后面中部有数小孔,称牙槽孔。后面的下部,有粗糙的圆形隆起,称上颌结节。

上面(眶面):光滑呈三角形,构成眶下壁的大部。其后份中部有眶下沟,向前、下内通眶下管,眶下管长 1.5 cm,麻醉时针尖刺入不可太深,以免伤及眼球,并注意进针的角度。

内面(鼻面):参与鼻腔外侧壁的构成。鼻面有 1 个三角形的上颌窦裂孔通向鼻腔,开口于中鼻道。上颌窦裂孔的后方,有向下前之沟与蝶骨翼突和腭骨垂直部相接,构成翼腭管,管内有腭降动脉及腭神经通过。

2. 上颌骨的 4 个突

(1) 额突:耸立于上颌体的内上方,为一较坚实的细薄突起。

(2) 颧突:位于上颌体前、后面之间向外上方的粗短突起。

(3) 腭突:由牙槽突根部腭侧向中线伸展的前厚后薄的水平骨板,腭突后缘呈锯齿状与腭骨水平部相接。

(4) 牙槽突:为上颌体下方呈弧形包围牙根的突起,是上颌骨最厚的部分。

(二) 下颌骨

位于面部下 1/3,是颌面骨中最坚实和唯一能活动的骨,分为下颌体和下颌支,体与支的结合处为下颌角。

1. 下颌体

呈马蹄形,具有内外两面和上下缘。

(1) 外面:正中有纵形隆起称正中联合,其左右有成对的颏结节、外斜线和颏孔等重要结构。

(2) 内面:在正中联合处之下份有上下两对颏棘,以及二腹肌窝、内斜线、舌下腺窝和下颌下腺窝。

(3) 上缘:是牙槽突的边缘,又称牙槽缘,下颌骨牙槽突与上颌骨牙槽突相似,但牙槽窝均较相应上颌骨牙槽窝小。

(4) 下缘:外形圆钝,较长于上缘,为下颌骨最坚实处。

2. 下颌支

为长方形骨板,分为喙突、髁突及内、外两面。

(1) 喙突:呈扁三角形,有颞肌和咬肌附着,故也称肌突。

(2) 髁突:分为头、颈两部分。上端膨大部呈横椭圆形为髁突头,其顶部有关节面,与颞下颌关节盘相邻,髁突和喙突之间被乙状切迹分割。

(3) 内面:其中央稍偏后上方处有一椭圆形孔称下颌孔,此外还有下颌小舌、下颌隆凸、下颌舌骨沟和翼肌粗隆等重要结构。

(4) 外面：上中部有突起或骨嵴，称下颌支外侧隆突。

3. 下颌骨内部结构

下颌骨内部主要结构为下颌管，是位于下颌骨骨松质之间的骨密质管道。

(三) 颞下颌关节

颞下颌关节是身体唯一的左右双侧联动关节，即稳定又灵活。由下颌骨髁突、颞骨关节面及居于两者之间的关节盘、关节周围的关节囊和关节韧带所组成。

三、肌肉

(一) 表情肌

表情肌位置较浅，行于浅筋膜内，起于骨面或筋膜，止于皮肤。表情肌肌束薄弱，收缩力较小，协同运动时可表达喜、怒、哀、乐等各种表情，同时参与咀嚼、吮吸、吞咽、言语、呕吐和呼吸等活动，其运动由面神经支配。头面部表情肌分为口、鼻、眶、耳和颅顶 5 群。

(二) 咀嚼肌

咀嚼肌强大而有力，左右成对。包括咬肌、颞肌、翼内肌、翼外肌。广义的咀嚼肌还包括舌骨上肌群。

四、血管

口腔颌面颈部的血供十分丰富，其动脉来源于颈总动脉和锁骨下动脉。颈总动脉在颈部分为颈内及颈外动脉，在分叉处有两个重要结构，即颈动脉窦和颈动脉小球。颈内动脉入颅前无分支，供应脑的前 3/5 部分、眶内结构及额部等处；颈外动脉则是颈前部、口腔颌面部、颅顶及硬脑膜等处的主要动脉干，有 8 个分支，分别是甲状腺上动脉、舌动脉、面动脉、枕动脉、耳后动脉、咽升动脉、上颌动脉和颞浅动脉。

口腔颌面颈部的静脉分为浅静脉和深静脉两类。浅静脉接受口腔颌面颈部之浅层组织的血液，汇入深静脉，静脉血主要通过颈内静脉和颈外静脉回流。静脉的行径、分布大多与动脉一致，但分支多而细，变异较多，吻合更丰富，常呈现网状。

五、淋巴组织

口腔颌面颈部的淋巴结和淋巴管较多，在正常情况下，淋巴结不易触及。当淋巴结所收纳的范围内有炎症时，该淋巴结会肿大和疼痛。如系肿瘤侵及，淋巴结多呈固定肿大或可触及活动性肿大。口腔颌面部原发癌灶主要沿淋巴转移。与口腔颌面部有关的头颈部淋巴结群可分为环形组和纵向组。

(一) 环形组淋巴结群

环形组淋巴结群位置表浅，由后向前环绕颌面及颈上部，包括枕淋巴结、耳后淋巴结、腮腺淋巴结、下颌下淋巴结、面淋巴结及颏下淋巴结，其中与口腔颌面颈部关系密切的主要有腮腺淋巴结、面淋巴结和下颌下淋巴结。

(二) 纵向组淋巴结群

纵向组淋巴结群位置较深，常沿血管、神经或器官附近呈纵形排列，包括咽后淋巴结、颈前淋巴结、内脏旁淋巴结、颈外侧浅淋巴结、颈深上淋巴结、颈深下淋巴结、脊副淋巴结和锁骨上淋巴结。

颈二腹肌淋巴结和颈内静脉肩胛舌骨肌淋巴结均为颈深上淋巴结的组成部分。前者位于面总静脉注入颈内静脉的交角处，在舌根癌的转移上有重要意义。后者位于肩胛舌骨肌中间腱与颈内静脉交叉处的附近，当舌癌、下颌癌、口底癌等转移时，常侵及此淋巴结。

六、神经

在周围神经中，与口腔颌面颈部关系密切的有三叉神经、面神经、舌下神经及舌咽神经。三叉神经是最大的脑神经，是颅前部、面部、眼眶、鼻腔及口腔等处的感觉神经以及咀嚼肌的运动和感觉神经，上、下颌神经是三叉神经的主要分支。面神经为混合性神经，含有运动、副交感、感觉3种纤维组织，分为颅内、颅外两段，颅外段发出9～12条神经，形成颞支、颧支、颊支、下颌缘支、颈支。舌下神经为舌的运动神经。舌咽神经为混合性神经，下行于颈内动、静脉之间，向前在舌骨、舌肌的内侧入舌。

七、唾液腺

唾液腺又称涎腺，主要由腺泡和导管组成，包括3对大唾液腺及许多小唾液腺。3对大唾液腺为腮腺、颌下腺、舌下腺。腮腺导管开口于与上颌第二磨牙牙冠相对的颊黏膜，此处即腮腺乳头。颌下腺与舌下腺共同开口于舌下肉阜。

第六节　口腔解剖要点

口腔是消化道的起始部，口腔前壁为唇，后经咽峡与口咽部相续，两侧为颊，上下两壁分别由腭和舌下区组成。口腔具有消化、发音、感觉和辅助呼吸等功能。以牙列为界分为口腔前庭和固有口腔两部分。

一、口腔前庭

口腔前庭为位于唇、颊与牙列、牙龈及牙槽骨牙弓之间的蹄铁形的潜在腔隙，在息止颌位时，此腔隙经位时，口腔前庭主要在其后部经翼下颌皱襞与最后磨牙远中面之间的空隙与固有口腔相通。在牙关紧闭或颌间固定的患者，可经此空隙输入流体营养物质。

在口腔前庭各壁上，可见以下具有临床意义的表面解剖标志。

口腔前庭沟：口腔前庭沟亦称唇颊龈沟。即口腔前的上、下界。沟呈蹄铁形，为唇颊黏膜移行于牙槽黏膜的沟槽。前庭沟黏膜下组织松软，是口腔局部麻醉常用的穿刺及手术切口部位。

上、下唇系带：上、下唇系带为前庭沟中线上扇形或线形的黏膜小皱襞，上唇系带较下唇系带明显。制作义齿时，基托边缘应注意此关系。儿童的上唇系带较为宽大，并可能与切牙乳头直接相连。随着儿童年龄的增长，唇系带也应逐渐缩小，如果持续存在，则上颌中切牙间隙不能自行消失，影响上颌中切牙的正常排列，需手术治疗。

颊系带：颊系带为口腔前庭沟相当于上、下尖牙或双尖牙区的扇形黏膜皱襞，其数目不定。一般上颊系带较明显，义齿基托边缘应注意此关系。

腮腺导管口：在平对上颌第二磨牙牙冠的颊黏膜上，呈乳头状突起。做腮腺造影或腮腺导管内注射治疗时，须找到此导管口。

磨牙后区：由磨牙后三角及磨牙后垫组成。磨牙后三角位于下颌第三磨牙的后方，该三角的底朝前，为下颌第三磨牙的颈缘，其尖朝向后方；磨牙后垫为覆盖于磨牙后三角表面的软组织，下颌第三磨牙冠周炎时，磨牙后垫常显红肿。

翼下颌皱襞：翼下颌皱襞为伸延于上颌结节后内方与磨牙后垫后方之间的黏膜皱襞，其深面为翼下颌韧带所衬托。该皱襞是下牙槽神经阻滞麻醉的重要标志，也是翼下颌间隙及咽旁间隙口内切口的部位。

颊垫尖：大张口时，平对上、下颌后牙面间颊黏膜上有一三角形隆起，称颊垫。其尖称颊垫尖，向后邻近翼下颌皱襞前缘，此尖约相当于下颌孔平面，为下牙槽神经阻滞麻醉的重要标志。颊垫深面为颊脂垫。该垫因系脂肪组织构成，因而颊垫尖的位置有时不恒定，该尖可偏上或偏下，甚或远离翼下颌皱襞，此时麻醉穿刺点应做相应的调整。

二、固有口腔

固有口腔亦称口腔本部，可见以下具有临床意义的解剖标志。

腭：分隔口腔和鼻腔，腭分为前 2/3 的硬腭及后 1/3 的软腭两部分，硬腭在腭前部有骨质部分，软腭在腭后部有肌肉可活动部分。软腭后缘正中突出部为悬雍垂。腭参与发音，言语及吞咽等活动。

舌：分为舌体和舌根两部分。前 2/3 为舌体活动度大，后 1/3 为舌根，活动度小，参与咽前壁的构成，舌背黏膜粗糙与舌肌紧密相连。舌前 2/3 遍布乳头，分下列四种：丝状乳头数目最多，但体积甚小，呈天鹅绒状，布于舌体上面，司一般感觉。菌状乳头、数目较少、色红、分散于丝状乳突之间而稍大，有味蕾，司味觉。轮廓乳头，一般为 7～9 个，体积最大，排列于界沟前方。乳头周围有深沟环绕，沟内有味蕾，司味觉。叶状乳头，为 5～8 条并列皱襞，位于舌侧缘后部，含味蕾，司味觉。舌的感觉神经：后体部为舌神经，舌根部为舌咽神经。舌的运动为舌下神经所支配。舌的味觉神经为面神经的鼓索支，该支加入舌神经，分于舌背黏膜。

舌系带：在舌腹面中线基底部。如其发育异常，过短或附着过前时，限制舌的活动，常造成吮吸、咀嚼及言语障碍，可做系带修整术加以矫正。

颌下腺导管开口：位于舌系根部两侧，呈对称性乳头状突起。

口底：位于舌位下，由口底黏膜、肌肉等组织所构成。临床上包含舌下、颌下、颏下诸间隙。

第七节　牙体及牙周组织

牙齿可分为乳牙和恒牙，乳牙 20 颗，恒牙 28～32 颗，临床上常以"+"符号记录牙位，按照构成牙的类别分型，可以分为乳牙列、混合牙列和恒牙列。

一、牙的萌出

牙的发育过程包括发生、钙化及萌出 3 个阶段。牙胚是由来自外胚层的造釉器及来自中胚层的牙乳头、牙囊所构成。它们包埋于颌骨内，随着颌骨的生长发育，牙胚也发育钙化，逐渐穿破牙囊，突破牙龈而显露于口腔。牙冠破龈而出的现象称出龈。从牙冠出龈至达到咬合接触的全过程称萌出。牙萌出的时间是指出龈的时间。

牙萌出有以下几个特点。按先后顺序萌出；左右对称同期萌出；下颌牙的萌出略早于上颌同名牙；女性萌出的平均年龄稍早于男性。

二、牙的组成、功能

牙体由牙冠、牙根及牙颈 3 部分组成。牙冠在牙体外层由牙釉质覆盖，是发挥咀嚼功能的主要部分。牙根在牙体外层由牙骨质覆盖，是牙体的支持部分。牙冠与牙根交界处呈一弧形曲线，称牙颈。剖面观察，牙体由牙釉质、牙骨质、牙本质、牙髓组成。牙釉质是构成牙冠表层的半透明的白色硬组织。牙骨质是构成牙根表层的硬组织，色泽较黄。牙本质位于牙釉质与牙骨质的内层，构成牙体的主体，内有一空腔，称髓腔。牙髓是充满在髓腔中的疏松结缔组织，内含血管、神经和淋巴。

牙齿是行使咀嚼功能的器官，也具有发音、语言及保持颌面部协调与美观的功能。

三、牙的分类及牙位记录方法

（一）牙的分类

根据牙的形态特点和功能可将牙分为切牙、尖牙、前磨牙、磨牙 4 类。切牙共 8 个，主要功能为切割食物。尖牙 4 个，可穿刺和撕裂食物。前磨牙共 8 个，可协助尖牙和磨牙撕裂并捣碎食物。磨牙 8 ～ 12 个，其作用是磨细食物。

根据牙在口腔内存留的时间可分为乳牙和恒牙两类。乳牙在婴儿出生后 6 个月左右开始萌出，共 20 个，在口腔内存在的时间最短者 5 ～ 6 年，最长者可达 10 年左右。恒牙在 6 岁左右开始萌出，数目在 28 ～ 32 颗，无疾病或意外损伤一般不脱落。

（二）临床常用牙位记录法

1. 乳牙牙位记录用罗马数字表示。

2. 恒牙牙位记录

用阿拉伯数字表示。

四、牙髓腔解剖

牙髓腔简称髓腔，位于牙体中部，周围除根尖孔外均被坚硬的牙本质包被，髓腔内充满牙髓。髓腔的形态与牙体外形基本相似，但体积显著缩小。髓腔朝向牙冠的一端扩大成室，称髓室；延向牙根的部分缩小成管，称根管；根管末端开口处，称根尖孔。

五、牙周组织

牙周组织包括牙龈、牙周膜、牙槽骨三部分。其主要功能是保护和支持牙齿，使其固位于牙槽窝内，承担咀嚼力量。

（一）牙龈 (Gingiva)

牙龈是附着在牙颈和牙槽突部分的黏膜组织，呈粉红色，有光泽，质坚韧。牙龈边缘称为龈缘，正常呈月牙形。龈缘与牙颈之间的小沟称龈沟，正常龈沟深为 1 ～ 2 mm。两邻牙之间的牙龈突起称龈乳突。

（二）牙周膜 (Periodontal membrane)

牙周膜由致密结缔组织所构成。多数纤维排列成束，纤维的一端埋于牙骨质内，另一端则埋于牙槽窝骨壁里，使牙齿固位于牙槽窝内。牙周膜内有神经、血管、淋巴和上皮细胞。

（三）牙槽骨 (Alveolar bone)

牙槽骨是颌骨包绕牙根的部分，藉牙周膜与牙根紧密相连。牙根所在的骨窝称牙槽窝。牙槽骨和牙周膜都有支持和固定牙齿的作用。

第八节　颈部解剖要点

一、颈椎

颈椎就是颈部脊椎。它为了支持头颅的重力，有坚强的支持力；同时，为了适应视觉、听觉和嗅觉的刺激反应，需要有较大而敏锐的可动性。颈在头和躯干之间，较为窄细，有重要组织器官密集其中，而在结构上是人体各部中较为脆弱的部位。颈椎的下部是脊柱活动度较大的部位，也是脊柱中最早出现退行性改变征象的部位。

二、颈椎骨

颈椎骨是颈椎的骨骼。除第一、二颈椎骨外，形状均与典型的椎骨相类似。

典型的椎骨由前方的椎体和后部的椎弓构成，椎体和椎弓围成一孔。称为椎孔。椎孔相连成一管，称为椎管，容纳脊髓和神经根及其被膜。椎体是短圆柱形、中部略细、上下两端膨大；前面在横径上凸隆，垂直径上略凹陷；后面在横径上凹陷，垂直径上平坦，中央部有滋养血管通过的较大的小孔。椎弓呈弓形，由一对椎弓根，一对椎板，四个关节突，二个横突和一个棘突构成。椎弓根的上下缘各有一凹陷，分别称为椎骨上切迹和椎骨下切迹，相邻椎骨的椎骨上下切迹围成一孔、称椎间孔，实际为一短管，有脊神经根，脊神经节和其被膜并有血管通过。椎板是椎弓后部呈板状的部分，相邻椎骨的椎板之间有黄韧带。棘突起椎弓后方正中，两侧椎板联结部，突向后下方，为肌肉和韧带的附着部。关节突有四个，每侧各有一个向上的关节突和一个向下的关节突，它们位于椎弓根和椎板相连的部位；相邻椎骨的上、下关节突构成关节、称为椎间关节。横突每侧各一个，起自椎弓根和椎板相联结处，上、下关节突之间，突向外侧，为肌肉和韧带的附着部。

三、颈椎骨间的联结

寰椎和枢椎间的联结有其特殊性；枢椎和其下诸椎骨之间的联结，基本上是一样的。

椎体借椎间盘和前、后纵韧带紧密相连结。椎间盘位于相邻椎体之间，前、后纵韧带分别位于椎体的前、后方。

前纵韧带是人体内最长的韧带，厚而宽，较坚韧。

后纵韧带较细长，虽亦坚韧，但较前纵韧带为弱，位于椎体的后方，为椎管的前壁。在颈部脊柱、椎体的侧后方有钩椎关节，为椎间孔的前壁。钩椎关节的后方有颈脊神经根、根动静脉和寰椎神经；其侧后方有椎动脉、椎静脉和椎神经。

椎弓由椎间关节和韧带所联结。相邻椎骨的上下关节面构成椎间关节，由薄而松弛的关节囊韧带联结起来，其内有滑膜。横突之间有横突间肌，对颈脊柱的稳定性所起的作用很小。椎板之间有黄韧带，呈扁平状，黄色，弹性大，很坚韧，是由弹力纤维组成。棘突之间有棘间韧带和棘上韧带，使之相互联结。棘小韧带发育很好，形成项韧带。

四、颈椎骨的血液循环

颈椎骨的血液循环主要来自椎间动脉。颈椎的椎间动脉多发自椎动脉。椎间动脉一般一条，有时成对，沿脊神经根的腹侧，经椎间孔，分支进入椎管内。在椎间孔内分为三个主要分支。

（一）脊侧支

供应硬膜，硬膜外组织、黄韧带和椎弓的血液循环。

（二）中间支

供应神经根和其脊膜的血循环。

（三）腹侧支

供应硬膜、硬膜外组织，韧带和椎体的血液循环。

五、椎间盘

椎间盘，又称椎间纤维骨盘，是椎体间的主要联结结构，协助韧带保持椎体互相连结。自第二颈椎起，两个相邻的椎体之间都有椎间盘。椎间盘富有弹性，因此相邻椎间有一定限度的活动，能使其下部椎体所承受的压力均等，起到缓冲外力的作用，并减轻由足部传来的外力，使头颅免受震荡。颈椎椎间盘的总高度约为脊椎总高度的 20% ～ 25%；颈椎间盘的前部较后部为高，从而使颈椎具有前凸曲度。颈椎间盘的横径比椎体的横径小，钩椎关节部无椎间盘组织。

六、纤维环

纤维环，位于椎间盘的周缘部，由纤维软骨组成，纤维环的纤维在椎体间斜行，在横切面上排列成同心环状，相邻环的纤维具有相反的斜度，而相互交叉。纤维环的前方有坚强的前纵韧带，前纵韧带的深层纤维并不与纤维环的浅层纤维融合在一起，却十分加强纤维环的力量；纤维环的后方有后纵韧带，并与之融合在一起，后纵韧带虽较前纵韧带为弱，亦加强纤维环后部的坚固性。纤维环的周缘部纤维直接进入椎体骺环的骨质之内，较深层的纤维附着于透明软骨板上，中心部的纤维与髓核的纤维互相融合。纤维环的前部较后部为宽，因此髓核的位置偏于后方，髓核的中心在椎间盘前后径中后 1/3 的交界部，是脊柱运动轴线通过的部位。由于纤维环后部较窄，力量较弱，髓核易于向后方突出，但由于纤维环后方中部有后纵韧带加固，突出多偏于侧后方。

七、髓核

髓核，是由以类黏蛋白为胶状蛋白基质的纤维软骨组织组成，含水量很高，在初生儿期为88%，甚至达到96%，在 14 岁时减到 80%，在 70 岁时仅为 70% 纤维环的含水量较髓核者少，在初生儿期为79%，在老年期为70%。髓核为纤维环所包裹，使椎间盘像一个体积不变的水袋；髓核如同一个滚珠，椎体在其上滚动，并将所承受压力均匀地传递到纤维环。椎间盘的弹性和张力与其含水量的改变有密切关系；含水量减少时其弹性和张力均减退。椎间盘受到压力时，水外溢，含水量减少，压力解除后，水又进入，含水量又恢复。在正常生理状态下，坐位、立位或负重时，椎间盘脱水而体积变小；卧位或解除负重后，又吸收水分而体积增大。

八、颈脊神经

第一颈脊神经是在寰椎后弓上方穿出，以下各颈脊神经都是在相应颈椎椎弓上方穿出，但第八颈脊神经是在第一胸椎的椎弓上方穿出。

九、颈部脊髓

脊髓，位于椎管的中央，呈扁圆柱状。脊髓上部，在枕大孔处，始自延髓；其下部，由第十二胸椎以下逐渐变尖，形成脊髓圆锥。脊髓全长粗细不等，有两个膨大处，称颈膨大和腰膨大，始自颈髓第三节段至胸髓第二节段，在颈髓第六节段处最粗。脊髓发出脊神经共31对：颈8对，胸12对，腰5对，骶5对，尾1对。脊神经根自脊髓发出后，在椎管内的走行方向随脊髓节段不同而各异，上部两个颈脊神经的神经根走向外上方，其余者均走向外下方，位置越低斜度越大。每一对脊髓神经与脊髓相对应的部分，称为脊髓节。一般来说，脊髓颈节 (4 ～ 8 颈节) 比相应的脊椎高出一个椎骨。颈膨大，是脊髓最粗大的部分，是臂丛发出的部位。其最粗大的部分，位于颈椎 5、6，颈髓的横径为 12 ～ 14mm，前后径为 7 ～ 9mm，横径约等于前后径的 2 倍。颈脊髓的横切面为扁椭圆形，而椎管的横断面为三角形，其三角形的底在前方。

十、脊髓的外部结构

脊髓的外部：脊髓腹侧正中线上，有一条纵行的深沟，称为前正中裂；在其两侧有意外侧沟，前根的根丝由此沟从脊髓内穿出。脊髓背侧正中线上有浅沟，称后正中沟，其深部有由薄层胶质板所形成的后正中隔伸入脊髓约 3mm；在脊髓的后外侧，相当于后根根丝穿入部有浅沟，称后外侧沟。在颈髓于后正中沟和后外侧沟之间，有一浅沟，称后中产沟，是薄束和楔束的分界沟，在前外侧沟和后外侧沟内，有根丝纵形排列成行，每一脊髓节的根丝各合成一条神经根。腹侧者称前根，是由传出的运动纤维组成；背侧者称后根，是由传入的感觉纤维组成。前根和后根，在椎间孔内的脊神经节的外方，合成为脊神经。在第五颈节或第六颈节以上，颈髓的两侧，于后根的稍前方，有一排神经纤维沿颈髓两侧上行，组成副神经的脊髓根，经枕大孔进入颅腔后，与其延髓根合并，组成副神经。副神经脊髓根的神经纤维，支配斜方肌和胸锁乳突肌。

十一、脊神经根

脊神经的前根和后根，在椎管内向椎间孔延伸，穿过各层脊膜时，各层脊膜分别呈鞘状包于前根和后根的周围，称为脊膜袖；袖内的软脊膜和蛛网膜之间仍有间隙，此间隙与蛛网膜下隙相通连。前根和后根在椎管内的排列是前根在前面后根在后，神经根穿出硬脊膜后发生扭转，在椎间孔的中部呈上下排列，后根在上，前根在下。前根和后根穿出硬膜后，在两根的覆被硬膜之间有一裂隙，称为脊膜囊。前根和后根大椎间孔内，脊神经节在外方，合在一起组成脊神经；硬膜亦在该部与椎间孔的骨膜和脊神经的外膜融合在一起，将脊神经予以固定，并对脊髓有固定作用。在颈部，脊神经的神经根较短，其走行近于水平方向，故对脊髓的固定作用较大。在颈部，椎间孔的前壁由椎体的一部分，椎间盘的一部分和钩椎关节组成，后壁由上关节突和下关节突组成。

十二、脊神经

脊神经出椎间孔后，有交感神经的节后纤维参与，立即分为三支，一小支为脊膜支，两大支为前支和后支。

第一颈脊神经和第二颈脊神经分别由枕骨寰椎间和寰枢椎间走出，与下位脊神经不同，不是由椎间孔穿出，而是由狭窄的骨骼间隙穿出。第一颈脊神经的前根较大，其后根很小成缺损。

第二颈脊神经，为混合神经；其后支较前支为粗大，是颈脊神经中后支最大者。

脊神经的分布，按照脊髓节段，呈节段性分布。皮肤的神经支配，虽是按节段分布，但每一皮节的带状区有相邻的上位皮节的神经纤维和下位皮节的神经纤维参加，形成相互重叠掩盖现象。

十三、脊髓的内部结构

脊髓的横切面，在中央部有灰质，在周围部有白质，颈脊髓的灰质和白质都很发达。

灰质，亦称灰白质，在横切面上呈蝴蝶形或"H"状，其两侧形状相等。灰质的中心有中央管，中央管的前后各有一条状灰质，分别称灰质前连合和灰质后连合，将左右两侧的灰质联结在一起。灰质的每侧一半，由前角和后角组成。

白质，内含众多的纵行神经纤维，主要由有髓神经纤维组成，在新鲜标本颜色较浅，但其中也有无髓神经纤维。纵行纤维有上行纤维和下行纤维，按其部位分为前索、侧索和后索三部分。

前索，位于脊髓的前部，前外侧沟的内侧，主要由下行纤维束组成。

侧索，位于脊髓的侧部，前外侧沟和后外侧沟之间，是由上行纤维束和下行纤维束组成。

后索，位于脊髓的后部，后外侧沟的内侧，主要由上行神经纤维束组成，传导本体感觉和精细触觉。

十四、脊髓的血液循环

脊髓的动脉来源有两个：一是来自椎动脉的脊髓前动脉和脊髓后动脉；一是来自椎动脉、颈深动脉、肋间动脉、腰动脉和骶动脉的椎间动脉脊膜支。颈脊髓的血循环主要由椎动脉的分支供应。脊髓前动脉，发自椎动脉的末端，左右脊髓前动脉下降至锥体交叉附近合为一支，沿脊髓前正中裂迂曲下降，沿途接受 6～8 支前根动脉。

脊髓后动脉，是小脑下后动脉的分支，很少是椎动脉的直接分支，左右两条脊髓后动脉沿脊髓后外侧沟下降，沿途接受 5～8 支后根动脉，脊髓后动脉在后根的侧方进入脊髓，分布于后索和后柱。动脉冠的分支进入脊髓后，分布于侧索的浅层。

椎间动脉，根据部位不同，可发自椎动脉，颈深动脉，肋间动脉，腰动脉或骶中动脉。在颈部，主要发自椎动脉，而颈髓的下端部，是发自颈深动脉。

前根动脉达到脊髓前正中裂时，向上下分出升支和降支，与相邻前根动脉的降支和升支吻合成为脊髓前动脉。后根动脉达到脊髓后外侧沟时，在后根丝的侧方，向上下分出升支和降支，与相邻的降支和升支吻合，成为脊髓后动脉。

脊髓静脉的分布大致与其动脉相似。在脊髓前面，有 6～11 条前根静脉，在脊髓后面，有 5～10 条后根静脉，收集脊髓表面静脉丛静脉回流。

十五、颈部的肌肉

颈是头与躯干之间的部分；在解剖上，将颈部划分为前后两部分。在斜方肌前缘后方的部分为后部，称为项部；在斜方肌前缘前方的部分为前部，即普通所谓的颈部。在颈后部的肌肉，称为项部诸肌；在颈前部的肌肉，称为颈部诸肌。颈部肌肉的发生来源比较复杂：起源于腮弓的肌肉有下颌舌骨肌、二腹肌、茎突舌骨肌、颈阔肌，斜方肌和胸锁乳突肌；由躯干肌节腹侧部向上延伸的肌肉有肩胛舌骨肌，胸骨舌骨肌，胸骨甲状肌和甲状舌骨肌；起源于颈部肌节腹侧部的肌肉有斜角肌和椎前肌；颈后部深层的肌肉是颈部肌节的固有肌。

十六、椎动脉

椎动脉，一般发自锁骨下动脉第一部分的后上方，是锁骨下动脉的第一个分支，有时发自主动脉弓成无名动脉。椎动脉一般都自第六颈椎横突孔穿入，跨经上位六个颈椎的横突孔，但亦见有自第五、第四、第三或第七颈椎横突起穿入者。椎动脉自寰椎横突孔穿出后，绕过寰椎侧块后方，跨过寰椎后弓的椎动脉沟，转向上方，经枕骨大孔进入颅腔。椎动脉，根据其行程的位置，分为四段。第一段是自锁骨下动脉发出后，至穿入颈椎横突孔以前的部分；第二段是穿经颈椎突孔的部分；第三段是位于枕下三角的部分；第四段是进入颅腔的部分。左右两侧的椎动脉常大小不一致，左侧的椎动脉多较右侧者为大。

十七、颈部的交感神经

颈脊神经没有交感神经节前纤维，只有来自颈交感神经节的节后纤维。颈交感神经节前纤维来自上部胸脊神经的白交通支，其节后纤维组成灰交通支，分别与所有的颈脊神经联结，并有吻合支与有关脑神经相连接。由灰交通支至脊神经的节后纤维，随脊神经分布到周围的器官，如血管、腺体和竖毛肌等；也随脊神经的脊膜的血管上。颈交感神经的分布范围极为广泛，既分布到头部和颈部，也分布到上肢。颈交感神经还分布到咽部和心脏。颈内动脉周围的交感神经，伴随动脉的分支，分布到眼神经，支配扩瞳肌和上睑的平滑肌。椎动脉周围的交感神经，进入颅内后伴随迷路动脉，分布到两耳；也伴随椎骨部椎动脉的分支，进入椎管内，分布到脊膜和脊髓。

第三章 耳鼻喉诊断基础

第一节 耳部常规检查

一、耳的一般检查

(一) 耳郭及耳周检查

耳郭的检查以望诊和触诊为主。

1. 耳郭畸形

耳郭畸形多为先天性。

(1) 副耳郭 (accesory auricle)：又称副耳，最常见。其耳郭正常，在耳屏的前方或后方有皮赘，触诊可初步确定副耳内有无软骨。

(2) 招风耳 (protruding ear)：由于耳轮和舟状窝向前下倾斜造成耳郭整体前倾。

(3) 猿耳 (macacus ear)：耳轮后上部位突出呈三角状。

(4) 小耳 (microtia)：耳郭发育不全，常伴外耳道、中耳或内耳畸形。小耳畸形分为 3 级，Ⅰ级主要为耳郭小，外耳道部分闭锁；Ⅱ级伴中耳畸形；Ⅲ级伴内耳畸形。临床以Ⅱ级畸形多见。

(5) 先天性耳前瘘管 (congenital preauricular fistula)：多在耳轮脚前有瘘门，有时能挤压出白色皮脂样物，炎症时瘘管周围红肿，化脓期间有波动感，严重时脓肿破溃。

(6) 第 1 鳃裂瘘管 (branchialfistula)：在外耳道、耳郭常可发现瘘管，而颈部可有第 2 瘘管，两瘘管之间可有囊肿样物。炎症时耳郭、外耳道或颈部有红肿或瘘管内炎性渗出。

2. 耳郭囊肿的表现

耳甲腔或耳甲艇局限性隆起，伴从耳郭背面光照时透光阳性，这是耳郭假性囊肿积液的典型表现。

3. 耳郭炎性表现

皮肤红肿、触痛、有簇状疱疹 (多为带状疱疹)，伴同侧周围性面瘫或耳聋、眩晕等表现时称 Hunt 综合征。

弥散性耳郭红肿呈暗红色，是耳郭软骨膜炎的表现。这常常是耳郭冻伤和外伤的结果，后期耳郭变形挛缩。

4. 耳后炎性表现

耳后骨膜下脓肿，耳后沟消失、肿胀，有波动感，并将耳郭向前外方推移，应考虑为化脓性中耳乳突炎的颅外并发症。

耳后局部淋巴结压痛，应检查头皮有无毛囊炎等感染。

5. 耳前或耳下检查

张口痛，尤其是张口时耳屏前压痛，应考虑为颞下颌关节炎或颞下颌关节功能紊乱。以耳垂为中心的耳下、耳周肿块，位于胸锁乳突肌表面的首先应考虑腮腺来源的肿块。质地中等、光滑、活动的常常为腮腺多形性腺瘤，边界不清、固定的腮腺恶性肿瘤的可能性大。

耳下乳突与下颌骨之间的肿块，如果位于胸锁乳突肌深面，多见于颈深上群的恶性转移性淋巴结肿瘤，原发灶最常见的是鼻咽部 (鼻咽癌)。

(二) 外耳道及鼓膜检查

检查者与患者相对而坐，检查用光源置于患者头部左上方，受检耳朝正面，调整额镜的反光焦点投照于患者外耳道口。

1. 徒手检查法 (manoeuvre method)

由于外耳道呈弯曲状，应用单手亦可用双手将耳郭向后、上、外方轻轻牵拉，使外耳道变直；同时可用示指将耳屏向前推压，使外耳道口扩大，以便看清外耳道及鼓膜。婴幼儿外耳道呈裂隙状，检查时应向下牵拉耳郭，方能使外耳道变直。牵拉耳郭，如出现牵拉痛，应检查外耳道，如出现软骨部局限性红肿，是外耳道疖肿。外耳道耵聍为黄白色，一般为片状。油性耵聍为褐色或酱油色液状，当耵聍堆积成团后经常为褐色硬块，需用 3% 苏打水软化后再清理。外耳道炎皮肤弥散性红肿。外耳道黑污状物或黄白色点片状分布的污物常为外耳道真菌的表现。外耳道有脓液时，早期化脓性中耳炎的脓液透明稀薄，慢性化脓性中耳炎的脓液黏稠并有臭味。检查时需将脓液彻底拭净，以便窥清鼓膜。外耳道皮肤无黏液腺，当拭出黏液或黏脓性分泌物时应考虑为中耳疾病，并有鼓膜穿孔。

2. 耳镜检查法 (otoscopy)

当耳道狭小或炎症肿胀时，用漏斗状的耳镜 (耳道撑开器) 撑开狭窄弯曲的耳道，避开耳道软骨部耳毛，保证光源照入，耳镜管轴方向与外耳道长轴一致，以便窥见鼓膜。骨性耳道缺乏皮下脂肪，无伸缩性，故耳镜前端勿超过软骨部，以免引起疼痛。耳镜检查也可采用双手或单手法。

察看鼓膜需要调整耳镜的方向，方能看到鼓膜的各个部分。可以先从鼓脐看到其前下方的光锥，然后相继观察锤骨柄、短突及前、后皱襞，区分鼓膜的松弛部和紧张部。正常鼓膜呈半透明乳白色。

鼓膜异常的鉴别：急性炎症时鼓膜充血、肿胀。鼓室内有积液时，鼓膜色泽粉红、橘黄、琥珀或灰蓝色，有时透过鼓膜可见弧形液平面或气泡。鼓室硬化症时鼓膜增厚或萎缩变薄，出现钙斑。胆固醇肉芽肿或颈静脉球高位、颈静脉球瘤表现为蓝鼓膜。鼓膜表面有肉芽，需用鼓气耳镜检查，肉芽伴随鼓膜运动的是慢性肉芽型鼓膜炎的表现，如不随鼓膜运动则考虑为中耳来源的肉芽。大疱性鼓膜炎在鼓膜表面特别是松弛部有暗红色疱疹。

鼓膜穿孔，按其位置分为紧张部穿孔和松弛部穿孔、边缘性穿孔和中央性穿孔。化脓性中耳炎穿孔仅为针尖样大小，急性期有液体搏动，无脓液时可用鼓气耳镜观察。慢性化脓性中耳炎紧张部穿孔围绕锤骨柄呈肾性，锤骨柄有时赤裸；严重时无残余边缘，锤骨柄亦腐蚀。后天原发性胆脂瘤早期在松弛部仅有黄白色饱满感，逐渐鼓膜出现穿孔。通过穿孔的鼓膜，可观察到鼓室黏膜是否充血、水肿，鼓室内有无肉芽、钙质硬化灶、息肉或胆脂瘤等，胆脂瘤为白色片状脱落的鳞状上皮团状堆积而成，潮湿时如豆渣样。

为了判断鼓膜的运动度以及观察难以发现的小穿孔，需要借助具有放大和鼓气功能的耳镜，最常用的是鼓气耳镜 (Siegie otoscope)。鼓气耳镜是在漏斗型耳镜后端安装一放大镜，在耳镜的一侧通过细橡皮管与橡皮球连接。检查时，将鼓气耳镜与外耳道皮肤贴紧，然后通过反复挤压放松橡皮球，使外耳道交替产生正、负压，引起鼓膜内、外相运动。当鼓室积液或鼓膜穿孔时鼓膜活动度降低或消失，咽鼓管异常开放和鼓膜菲薄时鼓膜活动度明显增强。鼓气耳镜检查还可发现细小的穿孔，通过负压吸引作用使不易窥见的脓液从小穿孔向外流出。用鼓气耳镜还能行瘘管试验。

使用自带光源和放大镜的电耳镜检查 (electro-otoscope)，能观察鼓膜较细微的病变如扩张的微血管等。电耳镜与鼓气耳镜的结合，尤其适合门诊患者、卧床患者及婴幼儿检查。

为了精确观察鼓膜和中耳的结构，目前临床已有光导纤维耳内镜，将观察的结果通过监视器显示和照相打印等方法记录。耳内镜有硬管镜和软管镜两种。观察鼓室病变时需在鼓膜表面麻醉后切开一小孔，伸入鼓室进行检查。可观察咽鼓管有无炎症，听骨链是否完整，鼓峡是否通畅等。对内耳病变，可在手术显微镜下用 0.3 ～ 0.4 mm 直径的微内镜 (microendoscope) 通过鼓阶造瘘进行观察。

二、咽鼓管功能检查

咽鼓管的基本检查是经口咽部用间接鼻咽镜观察咽鼓管咽口和隆突的结构和状态。也可经鼻腔用鼻内镜进行检查，或用直径小的纤维内镜伸入咽鼓管管腔观察。正常咽鼓管位于鼻咽部侧壁，咽口被隆突包围，色淡红。当鼻咽部炎症时，隆突及咽口红肿，镜下可见鼻窦炎的脓性分泌物阻塞咽口。儿童反复不愈的分泌性中耳要观察鼻咽部，以排除是否有肥大的腺样体压迫隆突和咽口，检查不能配合者可行鼻咽 X 侧位片检查。成人单侧分泌性中耳炎，要警惕鼻咽癌肿瘤压迫咽鼓管咽口的可能。除了上述形态检查外，尚可用以下方法评估咽鼓管的功能。

咽鼓管吹张法：将气流主动或被动经咽鼓管压入鼓室，以了解鼓膜无穿孔者咽鼓管的功能。上呼吸道急性感染，鼻腔或鼻咽部有脓液、溃疡、新生物者忌用。主动鼓气有吞咽试验和瓦尔萨尔法 (Valsal va method)。

（一）吞咽试验法

将听诊管两端的橄榄头分别置于患者和检查者的外耳道口，当受试者做吞咽动作时，检查者可听到轻柔的"嘘嘘"声。亦可通过耳镜观察鼓膜随吞咽动作产生的运动。咽鼓管功能不良者吞咽时从其外耳道听不到声音，鼓膜运动差。瓦尔萨尔法又称捏鼻鼓气法，此法通过咽鼓管达中耳腔的气流多于吞咽试验。

（二）波利策法 (Polrtzer method)

适用于咽鼓管功能差的患者或小儿。检查者将波氏球 (Politzer bag) 前端的橄榄头塞于受试者一侧前鼻孔并压紧对侧前鼻孔。当受试者吞咽水时，在软腭上举、鼻咽腔关闭、咽鼓管开放的瞬间，检查者迅速挤压橡皮球，将气流压入咽鼓管达鼓室，检查者从听诊管内可听到鼓膜振动声并观察鼓膜的运动情况。此法也可用于治疗咽鼓管功能不良。

（三）导管吹张法

1% 麻黄素和 1% 丁卡因液收缩、麻醉鼻腔黏膜，检查者将咽鼓管导管沿鼻底缓缓伸入鼻咽部，并将原向下的导管口向受检测旋转 90°，然后慢慢向后退出，不久即感有阻力，显示已达鼻中隔后缘，此时继续向上旋转 45°，并使导管前端尽量伸抵受试侧，进入咽鼓管咽口。用橡皮球向导管内鼓气，注意鼓气要适当，避免压力过大将鼓膜爆破。采用双连球鼓气，可以控制鼓气的压力。临床上此法常用于治疗咽鼓管功能不良和分泌性中耳炎。

（四）鼓室滴药法

用于慢性化脓性中耳炎患者术前评估咽鼓管功能。向患耳外耳道内滴入氯霉素水溶液、糖精液等有味液体，询问受试者吞咽时是否尝到药味及其出现时间。亦可滴入如亚甲蓝等有色无菌药液，观察咽鼓管咽口有无药液溢出。

（五）咽鼓管造影术

将碘造影剂滴入外耳道，经鼓膜穿孔流入鼓室。同时做X线拍片，了解咽鼓管的解剖形态，有无狭窄或梗阻，以及自然排液功能等。

（六）鼓室压力图测试

采用声导抗仪测鼓室压力图，了解咽鼓管的功能，此法为无创性、客观、定量。

（七）咽鼓管声测法 (sonotubo-metry)

通过鼻腔探头发出刺激声，外耳道探头接受声音，经计算机分析，可定量了解咽鼓管的开放程度及功能。

三、听功能检查

临床听力检查分为主观测听法和客观测听法两大类。主观测听的结果是依据受试者对刺激声信号做出的主观判断所记录，又称行为测听。主观测听法经常受到受试者主观意识、情绪、年龄、文化程度和反应能力及行为配合的影响，故在某些情况下(如非器质性聋、智障者、婴幼儿、反应迟钝者等)检测结果不能完全反映受试者的实际听功能水平。主观测听法包括语音检查法、表试验、音叉试验、纯音听阈及阈上功能测试、Bekesy自描测听、言语测听等。

客观测听法无须受试者的行为配合，不受其主观意识的影响，结果相对客观、可靠，但结论判断的正确性与操作者的经验、水平有关。临床上常用的客观测听法有声导抗测试、电反应测听以及耳声发射测试等。电反应测听一般用于婴幼儿、非器质性聋、精神性聋以及感音神经性聋的鉴别和各种听力鉴定。与主观测听相比，客观测听的频率特性较差，对每一个频率的听阈难以做出精确的评价。

（一）音叉试验

音叉试验 (tuning fork test) 是门诊最常用的基本听力检查法。用于初步判定耳聋，鉴别传导性或感音神经性聋，验证电测听结果的正确性，但不能判断听力损失的程度。音叉由钢质或合金材料所制，由两个振动臂和一个叉柄组成。每套音叉由5个倍频程频率音叉C128、C256、C512、C1024、C2018组成，分别发出不同频率的纯音，其中最常用的是C256和C512。

检查气导 (air conduction，AC) 听力时，检查者手持叉柄，用叉臂敲击另一手掌的鱼际肌(不要敲击过响以免产生泛音)，将振动的两叉臂末端置于耳道口1 cm处，呈三点一线。检查骨导 (bone conduction，BC) 时，应将叉柄末端的底部压置于颅面骨或乳突部。

1. 林纳试验 (Rinne test，RT) 气骨导比较试验

通过比较同侧耳气导和骨导听觉时间判断耳聋的性质。先测试骨导听力，当听不到音叉声时，立即测同侧气导听力。也可先测气导听力，再测同耳骨导听力。气导听力时间大于骨导时间 (气导＞骨导或 AC＞BC)，为阳性 (+)。骨导时间大于气导时间 (骨导＞气导 BC＞AC)，

为阴性 (-)。气导与骨导相等 (AC=BC)，以"(±)"表示。听力正常者，气导＞骨导，C256 音叉测试时，气导较骨导长 2 倍左右。(+) 为正常或感音神经性聋，(-) 为传导性聋，(±) 为中度传导性聋或混合性聋。

连续音叉气骨导比较试验用于判断耳硬化患者镫骨底板是否固定。方法是用 5 个倍频程音叉分别做气、骨导比较试验。镫骨底板完全固定者，各频程音叉都呈 (-)。

2. 韦伯试验 (Weber test WT)，骨导偏向试验

用于比较受试者两耳的骨导听力。

方法：取 C256 或 C512 音叉，敲击后将叉柄底部紧压于颅面中线上任何一点 (多为前额或颏部)，以"-"标明受试者判断的骨导声偏向侧，而以"="显示两侧相等。

结果评价："="显示听力正常或两耳听力损失相等，偏向耳聋侧，示患耳为传导性聋，偏向健侧示患耳为感音神经性聋。

3. 施瓦巴赫试验 (Schwabach test，ST)，骨导比较试验

用于比较受试者与正常人 (一般是检查者本人) 的骨导听力。方法：当正常入骨导消失后，迅速测受试者同侧骨导听力，再按反向测试。受试者骨导较正常人延长为 (+)，缩短为 (-)、(±) 示两者相似。结果评价：(+) 为传导性聋，(-) 为感音神经性聋，(±) 为正常。

4. 盖莱试验 (Gelle test，GT)

用于检查其镫骨底板是否活动。鼓气耳镜贴紧外耳道壁，用橡皮球向外耳道内交替加、减压力的同时，将振动音叉的叉柄底部置于乳突部。若镫骨活动正常，受试者感觉到随耳道压力变化一致的音叉声音强弱变化，为阳性 (+)，反之为阴性 (-)。耳硬化或听骨链固定者为阴性。

(二) 纯音听力计检查法

纯音听力计 (pure tone audiometer) 可通过音频振荡发生不同频率的纯音，其强度 (声级) 可以调节。用于测试听觉范围内不同频率的听敏度，判断有无听觉障碍，估计听觉损害的程度，对耳聋的类型和病变部位做出初步判断。由受试者自己判断是否听到耳机发出的声音，以每个频率能听到的最小声音为听阈。将各频率的听阈在听力坐标图上连线，即听力曲线。

普通纯音听力计的纯音频率范围为 125 ～ 10 000 Hz。250 Hz 以下为低频段。500 ～ 2 000 Hz 为中频段，称言语频率。4 000 Hz 以上为高频段。超高频纯音听力的频率范围为 8 000 ～ 16 000 Hz(一般听力计不能达到 10 000 Hz 以上频率)。美国 AAO-HNS1995 年标准，将 3 000 Hz 列入言语频率。言语频率平均听阈的测算是将 500 Hz、1 000 Hz 和 2 000 Hz 3 个频率的听阈相加后除以 3。声音的强度以分贝 (dB) 为单位。声压级 dB SPL (sound pressure level，SPL) 是声强级客观的物理量；感觉级 dB SL(sensation level，SL) 是每个人受试耳的阈上分贝值；听力级 dB HL(hearing level，HL)，是参照听力零级计算出的声级。因此，感觉级和听力级都是在声压级基础上的相对量。入耳对不同频率纯音的声压级听阈不同，故各频率听力零级的物理量的 dB SPL 值并不相同。听力零级是听力正常的青年受试者在各频率的声压级 dB SPL 条件下测出的平均听阈值，用 dB nHL 表示，应定时在环境噪声小于 28 dB(A) 的隔音室内进行校正。纯音听力计强度增减一般均以 5 dB 为一档。听阈 (hearing threshold) 是足以引起听觉的最小声强，听阈提高即为听力下降。

由于骨导听觉是声音通过颅骨的振动引起内耳骨迷路和膜迷路振动而产生，未经中耳的传

导，故临床检测以骨导听阈代表内耳的功能。气导的传导途径经过外耳和中耳到达内耳，因此气导听阈多用于代表中耳的传音功能。

1. 纯音听阈测试法

听阈测试包括气导听阈测试及骨导听阈测试两种，一般先测试气导，然后测骨导。检查从 1 kHz 开始，以后按 2 kHz、3 kHz、4 kHz、6 kHz、8 kHz、250 Hz、500 Hz 顺序进行，最后 1 kHz 复查 1 次。可以先用 1 kHz 40 dB 测试声刺激，若能听到测试声，则每 5 dB 一档递减直到阈值；再降低 5 dB，确定听不到后仍以阈值声强重复确认。如果 40 dB 处听不见刺激声，递增声强直至阈值。临床测试有上升法和下降法两种，根据经验选用。

测试骨导时，将骨导耳机置于受试耳乳突区，也可置前额正中，对侧加噪声，测试步骤和方法与气导相同。气导测试除通过气导耳机进行外，尚有自由场测听法 (free-field audiometry)，由安装在隔音室四周的扩音器组成自由声场，受试者可从各个方向听到同样声强的测试音，主要用于儿童和佩戴助听器患者的听力测试。

在测试纯音听阈时，应注意采用掩蔽法 (masking process)。掩蔽法是用适当的噪声干扰非受试耳，以暂时提高其听阈。在测试聋耳或听力较差耳时的骨导和气导时，刺激声经过两耳间衰减后仍传到对侧健耳，出现与对侧耳听力图相似的"影子曲线"。由于颅骨的声衰减仅为 1～10 dB，故测试骨导时，对侧耳一般均予掩蔽。气导测试声绕过或通过颅骨传至对侧耳，其间衰减 30～40 dB，故当两耳气导听阈差值 ≥ 40 dB 或测试较差耳气导时，对侧耳亦应予以掩蔽。掩蔽噪声的声强一般为对侧阈上 40 dB 左右，并根据实际情况进行调整，目前多数听力计的掩蔽声强都自动给出并标明。掩蔽的噪声有白噪声和窄频带噪声两种，一般倾向于采用以测试声音频为中心的窄频带噪声。

2. 纯音听阈图的分析

纯音听阈图以横坐标为频率 (Hz)，纵坐标为声级 (dB)，记录受试耳各频率的听阈，气导和骨导各频率听阈用符号连线，称纯音听阈图 (或称听力曲线，aucliogram)。在测试频率最大声强无反应时，在该声强处做向下的箭头"↓"。"↓"符号与相邻频率的符号不能连线。正常情况下，气导和骨导听阈曲线都在 25 dB 以内，气骨导之间差距小于 10 dB。气导听阈大于骨导听阈，是传导性耳聋的表现，一般不会出现骨导听阈高于气导听阈。各种型号的听力计能自动打印听阈符号，且采用的符号不一，应以该听力计使用的符号为准。根据听力计的配置，各频率的最大声强输出不一，一般听力计气导最大输出声强为 90～110 dB HL，骨导最大输出声强在 60 dB，低频的最大输出声强常低于 60 dB。根据纯音听阈图的不同特点，可对耳聋做出初步诊断。

(1) 传导性聋：各频率骨导听阈正常或接近正常；气导听阈提高；气骨导间距 (气骨导差 gap) 大于 10 dB；气导听阈提高以低频为主，呈上升型曲线，气骨导差以低频区明显。严重传导性耳聋气导曲线平坦，各频率气骨导差基本相同。对鼓膜穿孔，平坦型听力曲线，气骨导差达到 40 dB，应考虑为听骨链中断。鼓膜穿孔时气骨导差大于 45 dB 要考虑有无测试误差。鼓膜完整的传导性聋气骨导差可达到 60 dB，提示听骨链完全固定或中断，如耳硬化症或听骨畸形。

(2) 感音神经性聋：由于气导和骨导的传导路径最终都进入内耳。感音神经性聋患者的气、骨导听力曲线呈一致性下降，通常高频听力损失较重，故听力曲线呈渐降型或陡降型。严重感音神经性聋低频听阈也提高，其曲线呈平坦型。仅个别频率有听力者，称岛状听力。感音神经性聋如突发性耳聋经治疗，听力恢复的趋势一般是低频先恢复，中高频恢复较慢。以低频听力损失为主的感音神经性聋多见于梅尼埃病的早期，只注意到这种上升型听力曲线最高峰在2000 Hz，其后的频率阈值略有下降。早期梅尼埃病的听力曲线有波动倾向，随病程发展而出现平坦型听力曲线。听神经病的纯音听力曲线也以低频感音神经性聋为特征。

(3) 混合性聋：兼有传导性聋与感音神经性聋的听力曲线特点，特征是气导和骨导听阈都提高，即气骨导听力都下降，但有气、骨导存在。部分可表现以低频传导性聋的特点为主，而高频的气、骨导曲线呈一致性下降。亦有全频率气、骨导曲线均下降，但存在一定气、骨导间距者，此时应注意和重度感音神经性聋相鉴别。听骨链固定或耳硬化者，听骨链的共振频率2000 Hz 骨导听阈提高 15 dB 左右，称 Carhart 切迹。此时伴气骨导差，不是混合性聋，仍属传导性耳聋曲线。

3. 阈上听功能测试

感音性耳聋是蜗性病变所致，神经性耳聋是蜗后听神经病变所致，两种耳聋统称为感音神经性耳聋。采用阈上听功能测试有助于鉴别耳聋的性质是蜗性病变还是蜗后病变。阈上听功能测试包括重振试验、短增量敏感指数试验、听觉疲劳和病理性适应试验等。

4. 重振试验

声音的强度是一种物理量，可进行客观测量。响度则是入耳对声强的主观感觉，它不仅与声音的物理强度有关，而且与频率有关。正常情况下，强度和响度之间按一定的比值关系增减，声强增加，入耳所感到的响度亦随之增大；声强减弱，响度变小。耳蜗病变时，声强轻度增加却能引起响度的异常增大，称为重振现象 (recruitment phenomenon)，或称复响现象。响度重振现象在临床上表现为听觉过敏现象，不能耐受过响的声音；因此，选配助听器时，频响动态范围受到限制，对音量提高的耐受能力有限。

(1) 双耳交替响度平衡试验法 (alternate binauralloudness balance test，ABLB)：适用于一侧耳聋，或两侧耳聋、但一耳较轻，两耳听阈差大于 90 dB(中频) 的患者。方法：选用 1 kHz 纯音测试气导听力，先在该频率坐标两侧分别记录双耳听阈 (听阈差大于 20 dB)。以 10 ～ 20 dB 固定为一档，交替提高两侧声强，当听力较差耳的响度与健侧相同时，记录并划线连接两侧声强；继而再提高听力佳侧耳声强，并使对侧声强提高到两耳响度一致的程度，直到两耳从听阈差大于 20 dB 达到同一声强级并感到响度一致，提示有重振。若虽经调试，两耳始终不能在同一声级上达到相同的响度感，表示无重振。若患耳响度增加较正常侧慢，需要增加更多的声强才能达到响度平衡，称减振 (decruitment)，是蜗后病变如听神经瘤的表现。

(2)Metz 重振试验法：同一频率纯音听阈和声导抗镫骨肌声反射阈之间的差值 75 ～ 95 dB 为正常，≤ 60 dB 示耳蜗性聋的重振；≥ 100 dB 示蜗后性聋。

(3) 短增量敏感指数试验法 (short increment sensitivity index，SISI)：本试验是测试受试耳对阈上 20 dB 连续声信号中出现的微弱强度变化的敏感性，以每 5 秒出现一次，共计 20 次声强微增变化中的正确辨别率即敏感指数来表示。耳蜗病变时，敏感指数可高达 80% ～ 100%，正常耳及其他耳聋一般为 0 ～ 20%。

5. 听觉疲劳及病理性适应现象测试

听觉器官在高强声的持续刺激后所出现的听敏度下降现象称为听觉疲劳；在声刺激的持续过程中产生的短暂而轻微的听力减退，即响度感随声刺激时间的延长而下降的现象，则称为听觉适应。听觉疲劳和听觉适应通称音衰变 (tone decay)。神经性聋时，听觉疲劳和听觉适应现象在程度及速度上均超出正常范围，称病理性适应。

(1) 音衰变试验

1) 纯音听力计测试法：选 1～2 个中频纯音作为测试声。测试时先以听阈的声级连续刺激，受试耳能听到 1 min 为止。若 1 min 之内即已不能听到，则立即提高 5 dB 刺激，直至同一声强连续听满 1 min。正常耳及传导性聋刺激声的声级和听阈之间的差值为 0～5 dB，耳蜗性聋差值为 10～25 dB，30 dB 或 > 30 dB 属神经性聋。

2) 镫骨肌反射音衰变试验法：镫骨肌声反射测试中，当声反射阈上 10 dB 刺激时，镫骨肌反射性收缩通过声导抗仪记录收缩曲线。正常情况下，镫骨肌反射幅度衰变 50% 所经历的时间一般为 10 s 左右。小于 5 s，提示衰变现象，是蜗后病变 (如听神经瘤) 的表现。

3)Bekesy 自描听力计测试：由 Bekesy 设计的自描听力计可同时发放连续性和脉冲性纯音。根据受试者的指示，仪器可自动描绘出具有两条锯齿形曲线的听力图。其结果分为 IV 型。I 型为两条曲线重叠，为正常和传导性病变曲线。II 型在 500～1000 Hz 处连续音曲线与脉冲反应曲线分离并下降 5～20 dB，是响度重振的表现，提示蜗性病变。III 型在 125～500 Hz 以内，连续音反应突然下降达 40～50 dB，多为蜗后病变。IV 型在 500 Hz 以内，连续音曲线与脉冲音曲线分离，亦见于蜗后病变。III 型和 IV 型是音衰的表现，用以判别蜗后性聋。

(三) 言语测听法

言语 (speech) 是通过声音进行的语言 (language) 交流，言语交流不但依赖于听见声音，而且必须能够理解语言。言语信息的传递及对语言的理解，除了耳蜗 Cort 器对声音频率的地址编码和时间编码外，还与听神经纤维复合电位同步排放的组合形式、耳蜗核等低级听觉中枢和听觉通路的频率分析能力，以及听觉皮层中枢的综合分析有关。听觉通路的任何部位的病变，都可能影响对言语的理解能力。严重耳聋，特别是言语频率听力下降的患者，即使佩戴助听器也可能只听见声音而不理解语言的意义。听皮层的病变或发育不良，特别是双侧性病变，即使耳蜗功能正常也不能理解语言。先天性耳聋儿童，由于受不到声音的刺激，听觉皮层在 4～6 岁以后停止发育，言语的识别能力差，人工耳蜗植入后虽能听清声音，但言语学习和交流需要较长的训练过程。

言语测听法 (speech audiometry) 是将标准词汇录入数码载体上，通过耳机或自由声场进行测试。除普通话词汇外，还有广东方言等标准词汇。主要测试项目有言语接受阈 (SRT) 和言语识别率 (SDS)。言语接受阈以声级 (dB) 表示，言语识别率是指受试耳能够听懂所测词汇中的百分率。正常受试耳能够听懂 50% 以上的测试词汇。将不同声级的言语识别率绘成曲线，即成言语听力图 (speechaudiogram)。言语识别率低多为感音神经性聋，传导性聋言语识别率大多正常。

言语测听法目前在临床中主要用于听觉康复工作、人工耳蜗植入后的听力康复训练效果评价以及评估助听器的效能等。佩戴助听器后言语识别率低于 30%，是人工耳蜗植入的适应证。

（四）耳声发射检测法

声波引起耳蜗基膜振动时，具有相应频率特性的外毛细胞产生主动收缩运动反应，并由内耳向中耳、外耳道逆行传播振动波，其意义可能是增加基膜对声刺激频率特征的机械反应，使相应部位最大限度地振动，形成有频率特性的行波运动。这种产生于耳蜗、经听骨链和鼓膜传导释放到外耳道的音频能量称为耳声发射（otoacoustic emlssion，OAE），反映耳蜗外毛细胞的功能状态。外耳道内除衰减的刺激声外，用特殊的、高灵敏度的微音器能够记录到延迟数毫秒的声能。

"自发性耳声发射（spontaneous otoacoustic emisson，SOAE）"是受试耳在无声刺激情况下记录到的耳声发射，40%正常人可出现。"诱发性耳声发射（evoked otoacoustic emission，EOAE）"是通过对受试耳进行一定的声刺激而诱发的耳声发射。

诱发性耳声发射根据刺激声的种类不同分为："瞬态诱发性耳声发射（TEOAEs）"，以单个短声或短音等短时程声讯号为刺激源；"刺激声频率耳声发射（SFOAE）"，以稳态单个纯音信号为刺激声；"畸变产物耳声发射（DPOAE）"，用两个不同频率但相互间有一定频比关系的长时程纯音为刺激源。DPOAE是临床上最常用的检查方法。

听力正常人的瞬态诱发性耳声发射的出现率为90% ～ 100%。纯音听阈＞30 dB(HL)时，诱发性耳声发射消失。畸变产物耳声发射具有较强的频率特性，虽可反映1 ～ 8 kHz频率，但在低频区敏感度差，主要反映4 kHz以上频率的外毛细胞的功能。因此将TEOAEs与DPOAE综合分析，能相对准确地反映耳蜗的功能状态。耳声发射图是以不同频率的声反射阈连线组成。声反射阈大于背景噪声基线10 dB为正常，小于背景基线为无反应。由于具有客观、简便、省时、无创、灵敏等优点，目前已作为婴幼儿听力筛选的首选。未通过耳声发射筛选的要进行听觉脑干反应检测。国内北京、上海等城市新生儿听力筛选已在产房实施，并将在全国推广。耳声发射正常而听觉脑干反应异常的耳聋提示听神经病。

（五）声导抗测试法

声导抗测试（acoustic immittance measurement）或声阻抗测试，是一种临床上最常用的客观听力测试的方法之一。外耳道压力变化产生鼓膜张力变化，对声能的传导能力发生改变，利用这一特性，能够记录鼓膜反射回外耳道的声能大小，通过计算机分析结果，反映中耳传音系统和脑干听觉通路功能。声导抗是声导纳（acoustic admittance）和声阻抗（acoustic impedance）的总称。声阻抗是声波克服介质分子位移所遇到的阻力，是作用于单位面积的声压与通过此平面的有效容积速度之比；声导纳是被介质接纳传递的声能，是声阻抗的倒数。声强不变，介质的声阻抗越大，声导纳就越小。介质的声导抗取决于它的摩擦（阻力）、质量（惯性）和劲度（弹性）。中耳传音系统的质量（鼓膜和听骨的重量）比较恒定。听骨链被肌肉韧带悬挂，摩擦阻力很小。劲度取决于鼓膜、听骨链、中耳气垫等的弹性，易受各种因素影响，变化较大，是决定中耳导抗的主要部分。因此，声导抗仪主要通过测量鼓膜和听骨链的劲度以反映出整个中耳传音系统的声导抗状态。

中耳导抗仪（临床习惯称为声阻抗仪）是根据等效容积工作原理，由导抗桥和刺激信号两大部分组成。导抗桥有3个小管被耳塞引入密封的外耳道内；上管发出220 Hz或226 Hz 85 dB的探测音，以观察鼓膜在压力变化时的导抗动态变化，并以强度为40 ～ 125 dB、刺激频率为 250 Hz、500 Hz、1000 Hz、2000 Hz、4000 Hz 的纯音、白噪声及窄频噪声，测试同侧或对侧的镫骨肌声反射。下管将鼓膜反射到外耳道的声能引入微音器，转换成电讯号，放大后输入电桥并由平衡计显示。中管与气泵相连使外耳道气压由 +2 kPa 连续向 -4 kPa 或 -6 kPa 变化。

1. 鼓室导抗测量

(1) 鼓室导抗图 (tympanogram) 或声顺图：随外耳道压力由正压向负压连续变化，鼓膜先被压向内，然后逐渐恢复到自然位置，再向外突出。由此产生的声顺动态变化，以压力声顺函数曲线形式记录下来，称之为鼓室功能曲线。曲线形状、声顺峰在压力轴的对应位置 (峰压点)、峰的高度 (曲线幅度) 以及曲线的坡度、光滑度较客观地反映了鼓室内病变的情况。A 型曲线：中耳功能正常；As 型：中耳传音系统活动度受限，如耳硬化、听骨固定和鼓膜明显增厚等；AD 型：鼓膜活动度增高，如听骨链中断、鼓膜萎缩、愈合性穿孔以及咽鼓管异常开放时；B 型曲线：鼓室积液和中耳明显粘连者；C 型曲线：咽鼓管功能障碍。

(2) 静态声顺 (static compliance) 值：鼓膜在自然状态和被正压压紧时鼓室等效容积毫升数 (声顺值) 之差，代表中耳传音系统的活动度。正常人因个体差异此值变化较大，应结合镫骨肌声反射与纯音测听综合分析。

比较捏鼻鼓气法或捏鼻吞咽 (Toynebee) 法前后的鼓室导抗图，若峰压点有明显的移动，说明咽鼓管功能正常，否则为功能不良。

2. 镫骨肌声反射 (acoustic stapedius reflex)

声刺激在内耳转为听神经冲动后，经蜗神经传至脑干耳蜗腹侧核，经同侧或交叉后经对侧上橄榄核传向两侧面神经核，再经面神经引起所支配的镫骨肌收缩，鼓膜顺应性发生变化，由声导抗仪记录，称镫骨肌声反射。正常人左右耳分别可引出交叉 (对侧) 与不交叉 (同侧) 两种反射。镫骨肌声反射的用途较广。目前主要有：评估听敏度；声反射阈的响度重振用于鉴别传导性与感音性聋；声反射衰减试验确定音衰用以鉴别蜗性和蜗后性聋 (参见阈上听功能测定和音衰变试验)；识别非器质性聋；对周围性面瘫做定位诊断和预后预测；对重症肌无力做辅助诊断及疗效评估等。

(六) 电反应测听法

电反应测听法 (electric response audiometry，ERA)，是用于检测声波经耳蜗毛细胞换能、听神经和听觉通路到听觉皮层传递过程中产生的各种生物电位 (听觉诱发电位 au-ditory evoked potentials) 的客观测听法。

临床测听的耳蜗电位和听觉脑干反应、中潜伏期反应及皮层电位等仅微伏级 (mV)，被人体的许多自发电位如脑电 (毫伏级 mV)、本底噪声与交流电场等所掩盖。通过多次重复声刺激后记录的微伏级电位采用电子计算机叠加技术后变大，而原无极性规律的脑电等则因多次叠加的效应正负电位相抵消。在隔音和电屏蔽室内，受检者安静状态或睡眠下，方能保证检测和记录效果。

1. 耳蜗电图描记法

是指声刺激后记录源自耳蜗及听神经的近场电位的方法。耳蜗电图的成分有：耳蜗微音电位 (CM) 来自耳蜗外毛细胞的交流电位，几乎没有潜伏期，波形与刺激声的波形相同，持续的时间相同或略比声刺激为长，振幅随声强增加。总和电位 (SP) 来源于耳蜗毛细胞的负直流电位，同样无潜伏期和不应期。以及来源于耳蜗神经的复合动作电位 (AP)，AP 主要由一组负波 (N1 ～ N3) 组成，潜伏期与刺激强度呈反比，振幅与刺激强度呈正比。临床上用能引起最佳神经同步排放的短声 (click) 做刺激声，以每秒 10 次的重复率刺激。引导电极用经鼓膜刺激到鼓岬部，以近场方式记录；或用极小的银球电极放在鼓膜后下缘近鼓环处，以远场方式记录。耳蜗电图主要指标是观察 AP 波。

采用相位交替的声刺激消除 CM，得到 SP 与 AP 的综合波。内淋巴积水时，-SP/AP 振幅的比值变大。AP 潜伏期、振幅和宽度 (时程)、强度与振幅函数曲线及强度与潜伏期函数曲线可用于鉴别耳聋性质、评定治疗效果。耳蜗电图具有客观性、单侧性、可重复性和精确性，是评价外周听觉与听神经功能的理想方法。

2. 听性脑干反应测听

听性脑干反应 (ABR) 是利用声刺激诱发潜伏期在 10 ms 以内的脑干电反应，检测听觉系统与脑干功能的客观检查。用每秒 20 ～ 30 次短声刺激，记录电极放置在前额发际皮肤上，参考电极置于同侧耳垂，以远场方式记录并叠加、放大 1 000 次。脑干听性反应由潜伏期 1 ～ 10 ms 的 7 个正波组成。各波的主要来源与正常人的平均潜伏期。

临床上采用最稳定的 I、III、V 波潜伏期，I ～ III、III ～ V、I ～ V 波的峰间期，以及两耳 V 波峰潜伏期和 I ～ V 波峰间期差，来判断听觉和脑干功能，并用 V 波阈值判断中高频听阈。在规范的测听条件下，ABR 的 V 波反应阈在一定程度上反映了 1000 ～ 4000 Hz 范围行为听阈，但并不能准确反映和代替行为听阈，而且一般比行为听阈高 15 ～ 20 dB。可用于新生儿和婴幼儿听力筛选，鉴别器质性与功能性聋。ABR 对诊断桥小脑角占位性病变，评估脑干功能，术中监测脑干功能以及判定脑死亡，提供了有价值的客观资料。

3. 40 Hz 听觉相关电位 (40 Hz auditory event related potential，40 Hz AERP)

40 Hz 听觉相关电位是以 40 次 / 秒刺激率的短声或短音，诱发类似 40 Hz 的正弦波电反应，每 25 毫秒出现 1 次，属于中潜伏期反应的一种衍生的诱发电位测试法。

40 Hz AERP 主要用于对听阈阈值的客观评定，当用短音 (toneburst) 做刺激声时，具有频率特性，尤其是对 1000 Hz 以下频率的阈值确定更有价值。500 Hz、1000 Hz、2000 Hz 的平均反应阈为 10 dBnHL 左右。如与 ABR 阈值测试 (反应中高频的听阈) 相结合，可作为客观听阈评估的较理想的方法。

4. 多频稳态诱发电位 (Audio Steady-State Response，ASSR)

多频稳态诱发反应是近年来应用于临床的一种新的听力检测技术。采用经过调制的多频调幅音诱发的大脑稳态电反应，可以分频率测试 200 ～ 8000 Hz 的听觉反应。

多频稳态诱发反应优于 ABR 的特点是：①反应不同频率的听力阈值；②最大声输出强度可达 120 dBnHL；③对于中、重度耳聋，检测的准确率高。

多频稳态诱发反应的主要缺点是对于正常听力或轻度耳聋，阈值的准确率有一定误差。

临床上采用多频稳态诱发反应评估重度耳聋儿童的听力阈值，并作为助听器选配的重要参考指标。由于多频稳态诱发反应的准确性存在一定误差，其检测结果应该结合 ABR、行为测听、40 Hz 相关电位综合考虑。

四、前庭功能检查

外周前庭功能在保持平衡方面起主导地位。前庭神经系统和小脑、脊髓、眼、自主神经系统等具有广泛的联系，前庭功能检查不仅与耳科疾病有关，而且涉及神经内、外科，眼科，内科，创伤科等。前庭功能检查有两大类，前庭脊髓反射系统的平衡功能和前庭眼动反射弧的眼震反应。

(一) 平衡功能检查

分为静平衡和动平衡功能检查两大类。

1. 一般性检查

(1) 闭目直立法：是门诊最常用于静平衡功能检查的方法。请试者直立，两脚并拢，两手手指扣于胸前，观察受试者睁眼及闭目时躯干有无倾倒。迷路病变者偏倒向眼震慢相 (前庭功能低) 侧，小脑病变者偏倒向患侧或向后倒。

(2) 过指试验 (past-pointing)：受试者睁眼、闭目用两手的示指轮流碰触置于前下方的检查者示指各数次。迷路病变双臂偏向眼震慢相侧，小脑病变时仅有一侧手臂偏移。

(3) 行走试验：是一种动平衡功能检查法。受试者闭眼，向正前方行走 5 步，之后退 5 步，前后行走 5 次。观察其步态，并计算起点与终点之间的偏差角。偏差角大于 90° 者，示两侧前庭功能有显著差异。或受试者闭目向前直线行走，迷路病变者偏向前庭功能弱的一侧，此法对平衡功能障碍和平衡功能恢复程度的判定有较大的临床意义。中枢性病变患者常有特殊的蹒跚步。

(4) 瘘管试验：将鼓气耳镜紧贴于受试者外耳道内并交替加、减压力，观察眼球运动情况和有无眩晕。若出现眼球偏斜或眼震并伴有眩晕感，为瘘管试验阳性；仅感眩晕而无眼球偏斜或眼震者为弱阳性，亦有可疑瘘管；无任何反应为阴性。当迷路瘘管位于外半规管中段 (壶腹之后)，压力使内淋巴液流向前庭，壶腹毛细胞兴奋，出现快相向同侧的眼震；反之，当瘘管位于外半规管近前庭处，压力使内淋巴从前庭向外半规管流动，外半规管功能受抑制，出现快相向对侧的眼震。瘘管被肉芽、胆脂瘤、机化物等堵塞，瘘管试验阴性，但不能排除迷路瘘管。膜迷路积水时，膜迷路与镫骨足板间有粘连带形成,瘘管试验亦呈阳性,称安纳贝尔征(Hennebert sign) 阳性。外淋巴瘘时，强声刺激可引起头晕或眩晕，称 Tullio 现象。

2. 姿势描记法 (posturography)

目前一般所用的静平衡功能检查法均属主观判断，无定量指标，姿势描记法则可取得客观而精确的检查结果。

(1) 静态姿势描记法 (static posturography)：将人体睁眼和闭眼站立时姿势摆动产生的重心移位信息，通过脚底的压力平板中的压力传感器传递到计算机进行分析。通过重心移位的轨迹定量 Romberg 试验。由于该法不能去除体感信息，提取的前庭功能信息有一定限制，临床价值有限。

(2) 动态姿势描记法 (dynamic posturography)

1) 运动协调试验 (movement coordination test，MCT)：当平板移动和转动时，检测肢体重力拮抗肌肌电振幅和潜伏期。

2) 感觉组织试验 (sensory organization test，SOT)：检查时平衡台前竖一块可调节倾角的视野板，测试睁眼闭眼、平台倾角改变和视野板倾角改变六种条件下的 SOT，用以消除踝、膝、髋关节的本体感觉的影响，以睁眼和闭眼方式消除视觉的影响，所提取的信息比较准确地反映了前庭对平衡功能的影响。

(3) 步态试验：用于分析主动行走时的平衡功能，受试者脚套两个踏板，板上有两个触压开关，并与重力拮抗肌肌电图结合分析。

(二) 眼震检查

眼球震颤 (nystagmus) 是眼球的一种不随意的节律性运动，简称眼震。常见的有前庭性眼震、中枢性眼震、眼性眼震和分离性眼震等。按眼震方向可分为水平性、垂直性、旋转性以及对角性眼震等。眼震方向经常以联合形式出现，如水平 - 旋转性，垂直 - 旋转性的庭性眼震由交替出现的慢相 (slow component) 和快相 (quick component) 运动组成。慢相为眼球转向前庭兴奋性较低一侧的缓慢运动，通常是前庭病变或前庭功能障碍侧，但急性期前庭激惹，病变侧兴奋性一过性增加，眼震的慢相朝向健侧，随前庭功能减弱，眼震慢相方向改变。快相是朝向前庭兴奋性较高侧的快速回位运动，为中脑快相中枢的矫正性运动。因快相便于观察，故通常将快相所指方向作为眼震方向。

1. 眼震一般检查法

(1) 自发性眼震 (spontaneous nystagmus)：检查者在受试者前方 40 ～ 60 cm 用手指引导其向左、右、上、下及正前方注视，观察其眼球运动。眼球移动偏离中线的角度不得超过 30°，以免引起生理性终极性眼震。观察有无眼震及眼震的方向、强度等。眼震强度可分为 3 度：Ⅰ°，眼震仅出现于向快相侧注视时；Ⅱ°，向快相侧及向前正视时均有眼震；Ⅲ°，向前及向快、慢相侧方向注视时皆出现眼震。

(2)Frenzel 眼镜检查法：Frenzel 眼镜为一屈光度为 +15 ～ +20 D 的凸透镜，镜旁装有小灯泡，受试者戴此镜检查时，可避免裸眼检查时因受到固视的影响而使眼震减弱或消失的缺点。此外，由于凸透镜的放大作用及灯泡的照明，还可使眼震更容易被察觉。

(3) 位置性眼震 (positionalnystagmus)：当头部处于某一特定位置时方才出现的眼震称为位置性眼震。检查一般在暗室内，首先坐位时扭转头向左、右、前俯、后仰各 45°～ 60°；其次为仰卧位时头向左、右扭转；最后仰卧悬头位时头向左、右扭转。变换位置时均应缓慢进行，每一头位观察记录 30 s。

(4) 变位性眼震 (positioning nystagmus)：是在迅速改变头位和体位时诱发的眼震。受试者先坐于检查台上，头平直。检查者立于受试者右侧，双手扶其头，按以下步骤进行：坐位—仰卧悬头位—坐位—头向右转、仰卧悬头—坐位—头向左转、仰卧悬头—坐位。每次变位应在 3 s 内完成，每次变位后观察、记录 20 ～ 30 s，注意潜伏期、眼震性质、方向、振幅、慢相角速度及持续时间等，记录有无眩晕感、恶心、呕吐等。如有眼震，应连续观察、记录 1 min，眼震消失后方可变换至下一体位。病因是椭圆囊斑耳石脱落后刺激半规管壶腹嵴。变位性眼震见于良性阵发性位置性眩晕。

2. 眼震电图描记法 (electro nystagmo graphy，ENG)

将眼球视为一电偶，角膜具正电荷，视网膜具负电荷，角膜和视网膜间电位差形成电场。眼球运动时，电场相位的改变，引起眶周眼球电位差变化，描记形成眼震电图。眼震电图可以对振幅、频率及慢相角速度等各种参数进行定量分析。在暗室检查可消除固视的影响。水平方向和垂直方同时都出现眼震曲线常常提示为旋转性眼震。

前庭和眼球运动的关系有两种：一种是前庭眼动反射，是前庭受刺激后诱发的眼球运动，目的是产生与头转动方向相反的眼动，以维持视网膜成像的稳定。二种是视眼动反射，通过视觉的刺激引起眼动反应，目的是通过视觉调整前庭的活动。前庭眼动性眼震异常一般提示外周前庭功能障碍，而视眼动性眼震异常主要为中枢性前庭通路的功能障碍。

(1) 前庭眼动反射检查

1) 温度试验：此试验是通过将冷、温水或空气注入外耳道内诱发前庭反应，研究前庭重振与减振、固视抑制等，以区别周围性和中枢性前庭系病变。

①微量冰水试验：受试者正坐，头后仰 60°，使外半规管呈垂直位，向外耳道注入 4℃融化冰水 0.2 mL，记录眼震。若无眼震，则每次递增 0.2 mL，2 mL 冰水刺激无反应，示该侧前庭无反应。5 min 再试对侧耳。前庭功能正常者 0.4 mL 可引出水平性眼震，方向向对侧。②冷热试验：又称 Hallpike caloric test。受试者仰卧，头前倾 30° 后向外耳道内分别注入 44℃ 和 30℃水（或空气），每次注水（空气）持续 40 s，记录眼震。一般先注温水（空气），后注冷水（空气），先检测右耳，后检测左耳，每次检测间隔 5 min。有自发性眼震者先刺激眼震慢相侧之耳。

2) 旋转试验：旋转试验基于以下原理：半规管在其平面上沿一定方向旋转，开始时，管内的淋巴液由于惰性作用而产生和旋转方向相反的壶腹终顶偏曲；旋转骤停时，淋巴液又因惯性作用产生方向和开始时相反的壶腹终顶偏曲。旋转试验包括脉冲式旋转试验、正旋摆动旋转试验和慢谐波加速度试验等。

温度试验和旋转试验是判断外周前庭功能状况的主要方法。

(2) 视眼动反射检查

1) 视动性眼震 (optokinetic nystagmus，OKN)：视动性眼震是指当注视不断向同一方向移动的物体时出现的眼震。检查时以等速运动或等加、减速度运动的黑白条纹相间的转鼓坐视刺激，记录当转鼓正转和逆转时出现的眼震。正常人水平性视动性眼震的方向与转鼓运动方向相反，两侧对称，速度随转鼓运动速度而改变。如诱发的眼震不对称、眼震减弱或消失或方向逆反，示中枢病变。

2) 扫视试验 (saccade test)：又称视辨距不良试验 (oculardysmetria test)，定标试验。受试者的视线由视标迅速转向设定的另一视标，检测其跟随的准确度。脑干或小脑病变时结果常异常。

3) 平稳跟踪试验 (smooth pursuit test)：受试者头部正中位，半视 50 ～ 100 cm 处的视标，视线跟随水平向匀速正弦波摆动的视标而移动。正常追踪曲线光滑，脑干或小脑病变时曲线异常。

4) 注视试验 (gaze test)：正视前方正中、左、右、上、下标点，当眼球向一侧偏移时出现的眼震称注视性眼震（又称凝视性眼震，gaze nystagmus)。注视性眼震的快相与眼球偏转的方向一致，强度随偏转角度增大而加强，眼球向前直视时眼震消失，多示中枢性病变。

第二节 鼻部常规检查

鼻部检查的目的是研究症状出现的原因进而为鼻病的诊断提供依据。因此鼻部检查既要重视局部，也要注意临近部位及全身状况。根据诊断需要，采用相应方法，由外及里、循序渐进，进行详细检查。

一、常规鼻部检查

(一) 外鼻

观察外鼻形态及临近部位有否畸形、缺损、肿胀或异常隆起。鼻梁歪斜、单侧鼻背塌陷可见于鼻骨骨折。鼻梁低凹 (鞍形鼻) 可由于鼻中隔软骨受损所致，如萎缩性鼻炎、鼻中隔手术不当等。鼻翼平直、外鼻孔细长，见于长期鼻塞、经口呼吸者。鼻尖或鼻翼有显著触痛，提示有鼻疖或急性鼻前庭炎。鼻梁触痛可见于鼻中隔脓肿，鼻背触诊可知两侧鼻骨位置是否对称，骨折时一侧下榻并有触痛。

(二) 鼻腔

一般检查需使用前鼻镜 (anterior rhinoscope)，以便从前鼻孔观察鼻内变化。检查者左手执前鼻镜，右手扶持受检者的额部，调节受检者的头位，或手持枪状镊做必要的检查操作，如向鼻腔填入麻黄素棉片收缩鼻甲。

1. 鼻前庭检查

观察鼻前庭皮肤有无红肿、糜烂、皲裂、结痂，以及鼻毛脱落情况。皮肤皲裂、结痂、鼻毛减少，轻度充血见于鼻前庭炎。局限性隆起，触痛明显或隆起顶端有脓点是为鼻前庭疖肿，隆起位于鼻前庭外下壁，无触痛见于鼻前庭囊肿。此外还应注意鼻前庭有无赘生物、乳头状瘤等。

2. 鼻腔检查

检查者持大小合适的鼻镜，镜唇前端勿超过鼻内孔以防损伤鼻黏膜。轻轻张开鼻镜镜唇，观察鼻内孔形态。鼻内孔狭细如缝，见于鼻翼塌陷或先天性梨状孔狭窄。右手扶持受检者额部，随检查需要变换如下体位。受检者头稍向前倾 (第一位置)，可看到下鼻甲、下鼻道、总鼻道下部、鼻中隔前下区和鼻腔底部，有时可看到鼻咽部及软腭的运动。头后仰约 30°（第二位置），可看到中鼻甲、部分中鼻道、鼻中隔和总鼻道中部及嗅裂一部分。头再后仰 30°（第三位置），可看到中鼻甲前端、鼻丘、嗅裂后部和鼻中隔上部。前鼻镜检查不能窥见上鼻甲及上鼻道。如鼻腔分泌物较多，可嘱患者擤出或用吸引器吸出。若下鼻甲黏膜肿胀妨碍观察，可先将 1% 麻黄素生理盐水棉片置于下鼻甲与鼻中隔之间，3 min 后取出。或用 1% 麻黄素生理盐水鼻内喷雾 1 ~ 2 次，待黏膜收缩后再行检查。

正常的鼻腔，其黏膜呈淡红色，光滑、湿润，探针触之柔软、有弹性。各鼻道无分泌物积聚。下鼻甲与鼻底、鼻中隔并不相贴，有 2 ~ 3 mm 宽的缝隙。判断下鼻甲大小时应注意和患者的主诉及症状结合。鼻甲肿大时以 1% 麻黄素收缩鼻黏膜，如下鼻甲体积无明显变化，提示为慢性肥厚性鼻炎或药物性鼻炎。正常中鼻甲比下鼻甲小，黏膜颜色略淡。中鼻甲黏膜肿胀、肥大或息肉样改变可使中鼻道缝隙消失。

正常的鼻中隔完全垂直者少见，只有引起临床症状者方为病理性鼻中隔偏曲。鼻腔内新生物较易发现。应仔细观察肿物位置、表面形状，探查其硬度、活动度及表面是否易出血。

（三）鼻窦

1. 望诊和触诊

与鼻窦相应的面部皮肤不同程度的红肿、压痛多见于炎性病变。急性上颌窦炎红肿部位在同侧面颊部，急性筛窦炎的红肿部位在鼻根两侧内眦部，急性额窦炎的红肿部位在眼眶内上角近眉根部。鼻窦感染若向眼眶扩散，可引起眼睑肿胀、结膜充血、眼球突出或移位等。鼻窦肿瘤若累及面部可有鼻窦的面部相应部位隆起，或向皮肤表面破溃，触诊质地硬韧感。上颌窦的后外壁为颞下窝和翼腭窝的前壁，上颌窦癌破坏此壁，可引起患侧颞下窝和翼腭窝饱满，并有张口困难。鼻窦囊肿引起窦腔扩大，窦壁变薄，也可使面部相应部位膨隆，触诊有乒乓球感。肿瘤或囊肿若侵入眼眶可引起眼球突出或移位。

2. 前鼻镜检查

主要观察有否阻塞中鼻道引流的病变如鼻中隔高位偏曲和黏膜结节，以及中鼻甲肿大或息肉样变。若嗅裂和中鼻道有脓液则表明鼻窦有化脓性感染。脓液在鼻腔不同位置有诊断意义，中鼻道前端出现脓性分泌物，多为额窦炎症；中部有脓，多为前组筛窦感染；中部稍后有脓，多为上颌窦炎。嗅裂部出现脓液则考虑后组筛窦或蝶窦的炎症。鼻窦肿物或使鼻腔外侧壁内移，或破坏窦壁突入鼻腔，后者表面触之极易出血。

临床上疑有鼻窦炎的存在，但鼻镜检查未发现中鼻道有脓液，可行体位引流。

方法：首先用 1% 麻黄素生理盐水棉片置入鼻腔，收缩肿大的下鼻甲。然后再将棉片置入中鼻道，收缩中鼻道黏膜，促使窦口开放。疑为上颌窦积脓时，侧卧头低位，患侧在上；如疑为额窦或筛窦积脓，则取正坐位，10～15 min 后取出棉片，再行鼻镜检查，观察鼻道内有否脓液。

3. 口腔检查

上颌窦底壁为上颌骨牙槽突，第二前磨牙和第一、第二磨牙牙根感染常引起厌氧菌性上颌窦炎。故行鼻窦检查时应同时检查口腔，注意观察上列磨牙牙龈有否充血，是否有病牙，必要时请口腔科医师会诊。不明原因的牙痛、牙齿松动甚至脱落，是上颌窦癌侵犯牙槽的表现。此时可见上列牙槽突宽、粗，后期可有硬腭破溃。

4. 上颌窦穿刺冲洗

上颌窦穿刺冲洗是诊断和治疗上颌窦病变的常用方法之一。通过上颌窦穿刺，可将冲洗液或抽吸物进行实验室和病理检查，以明确窦内病变性质和确定治疗方针。

二、鼻内镜检查法

鼻内镜可直接进入鼻腔的深部，在近于直视下观察鼻腔和鼻窦口，甚至窦腔的情况，同时还可将图像通过显示器显示和放大，极大提高了检查的质量。

（一）硬质鼻内镜检查法

一套完整的鼻内镜包括 0°、30°、70°、90° 及 120° 等多种视角镜，并配有图像显示和视频处理系统，可显示和记录检查的结果及内容。受检者可取座位或仰卧位，使用 1% 可卡因加少量肾上腺素棉片鼻腔黏膜表面麻醉后，按顺序进行检查，使用 0° 镜可观察鼻腔大部分解剖部位，如下鼻甲、下鼻道、鼻中隔、中鼻甲、中鼻道、钩突、筛泡、后鼻孔、咽鼓管咽口等。使用30°镜或70°镜，可更好地观察中鼻道、额窦、前组筛窦、上颌窦的开口以及蝶筛隐窝和后组筛窦的开口。使用90°镜有利于观察嗅裂、上鼻甲及上鼻道。检查时要特别注意中鼻道和影响中鼻道通气引流的相关解剖因素，以及有无诸如脓性分泌物、息肉、囊肿及肿瘤等病变。硬质鼻内镜还可完成对鼻窦的检查，如可经下鼻道钻孔检查上颌窦。硬质鼻内镜还是目前被广泛使用的鼻腔鼻窦手术设备。

（二）软管鼻内镜检查法

也可参照硬质鼻内镜的方法对鼻腔的各解剖部位进行检查。

三、鼻功能检查法

（一）鼻通气功能检查法

主要是判定鼻通气程度、鼻气道阻力大小、鼻气道狭窄部位、鼻气道有效横截面积等，依此判定病情和决定治疗方案。主要的检查方法有鼻测压计法、声反射鼻量计法。

（二）鼻自洁功能检查法

常用方法是糖精试验，通过观察糖精从鼻腔排到咽部的时间，了解鼻黏膜纤毛传输系统对鼻的自洁功能状况。

（三）嗅觉功能检查法

检查患者有无嗅觉功能。将不同嗅剂，比如香精、醋、樟脑丸、煤油等，分别装在同一颜色(外表看起来相同)的小瓶子中，嘱受检者选取其中一个，手指堵住一侧鼻孔，以另一侧鼻孔闻之，并说明气味的性质，依次检查完毕。该检查法是目前一些常规嗅觉检查方法，比如升学检查、入职检查等。

第三节　咽部常规检查

咽部的检查首先应对患者的面容和表情进行观察，因为在有些咽部的疾病可出现特殊的表现。然后可应用压舌板、间接鼻咽镜、间接喉镜等做口咽、鼻咽及喉咽部的仔细检查。某些疾病需要做鼻咽或口咽部的触诊以及颈部淋巴结检查。对某些患者需要进一步行鼻咽内镜、纤维喉镜、硬性喉镜、CT以及磁共振等检查。

一、一般望诊

（一）面容与表情

检查患者时，要求患者摆正头位，处于松弛状态。然后观察患者的面容、表情。某些咽部疾病有其特征性的面容与表情，认识这些表现，有助于尽快准确地做出诊断。

1.面部表情痛苦，颈项僵直，头部倾向病侧，口微张而流涎，张口受阻，常用手托住患侧脸部，语音含糊不清，似口中含物，多为扁桃体周脓肿。

2.患儿重病面容，头颈僵直，头偏向一侧，说话及哭声含糊不清，烦躁，拒食或吸奶时吐奶或奶汁反流入鼻腔，多为咽后脓肿。

3.儿童张口呼吸，缺乏表情，上颌骨变长，腭骨高拱，牙列不齐，上切牙突出，说话带闭塞性鼻音，伴阵发性干咳，咽扁桃体肥大 (腺样体肥大)。

4. 进行性消瘦，面色苍白，虚弱，口内有恶臭，呈恶病质，多为咽部或口腔恶性肿瘤。

5. 面色苍白而发青，一般情况衰弱，双侧下颌或颈部淋巴结肿大，声音嘶哑甚至伴有吸气性呼吸困难的儿童，应怀疑咽喉白喉。目前较少见。

6. 口角有瘢痕，切牙呈锯齿状，或有间质性角膜炎者，多为先天性梅毒，极少见。

(二) 口咽部检查

检查者应按顺序检查口腔及口咽部：先观察牙、牙龈、硬腭、舌及口底有无出血，溃疡及肿块。然后用压舌板轻压患者舌前 2/3 处，使舌背低下，观察咽部的形态变化和黏膜色泽。注意有无充血，肿胀，隆起，干燥，脓痂，溃疡，假膜或异物等病变，并观察以下部位。

1. 软腭 (soft palate)

观察软腭有无瘫痪，可嘱患者发"啊"声，一侧瘫痪者，健侧向上运动正常，患侧不能运动或下垂。另外应观察软腭上有无充血、溃疡、缺损、膨隆及新生物等。

2. 悬雍垂 (uvula)

观察有无水肿，过长。前者多为急性咽炎的表现，后者可见于慢性咽炎。

3. 腭扁桃体 (palatine tonsil)

观察腭舌弓及腭咽弓有无充血，其间有无瘢痕和粘连，扁桃体是否肿大或萎缩，隐窝口处有无脓液或豆渣样物栓塞，有无溃疡，刺状角化物或新生物。对隐藏在腭舌弓后的扁桃体，需将腭舌弓拉开，检查有无病变，或将压舌板深压舌根部，使其恶心，趁扁桃体被挤出扁桃体窝时进行查看。

4. 后壁 (posterior wall of pharynx)

正常咽后壁黏膜呈淡红色，较光滑，湿润，有散在的小淋巴滤泡，若见多个较大淋巴滤泡，或较多淋巴滤泡融合成片状，则为慢性咽炎之体征。若一侧咽后壁肿胀、隆起，应考虑咽后脓肿或咽后间隙肿瘤的可能。体位不正，可使一侧颈椎横突向前突起，造成一侧咽后壁隆起，应注意排除此种假象。若黏膜表面干燥、菲薄，多为干燥性咽炎的表现。咽后壁黏膜上有较多脓液或黏液，多为鼻腔或鼻窦处流下所致。

二、间接鼻咽镜检查法

受检者正坐，头微前倾，用鼻轻轻呼吸。检查者左手持压舌板，压舌前 2/3，右手持加温而不烫的间接鼻咽镜，镜面向上，由张口之一角送入，置于软腭与咽后壁之间。应避免接触咽后壁或舌根，引起恶心而影响检查，检查时应通过转动镜面，按顺序观察软腭背面、鼻中隔后缘、后鼻孔、各鼻道及鼻甲后端、右侧咽鼓管咽口、圆枕、咽隐窝、鼻咽顶部及腺样体、左侧咽鼓管咽口、圆枕、咽隐窝等结构。观察有无黏膜充血、粗糙、出血、溃疡、新生物等。咽隐窝是鼻咽癌好发部位，检查时应注意两侧对比，咽隐窝饱满常是鼻咽癌早期特征之一。

咽反射敏感、检查不能合作者，可先行表面麻醉，待数分钟后再检查。如仍不成功，可用软腭拉钩拉开软腭；或用细导尿管插入前鼻孔 (两侧或一侧均可)，其前端由口拉出，后端留于前鼻孔之外，将两端系紧、固定，则软腭被拉向前，可充分显露鼻咽，并可进行活检。

三、咽部触诊检查法

(一) 鼻咽指诊

受检者正坐，头稍前倾 (如为儿童，应由助手帮忙固定)。检查者位于小孩的右后方，左手示指紧压小儿颊部，以防止小儿咬伤检查者右手指，并用右手示指经口腔伸入鼻咽，触诊鼻中隔后缘、后鼻孔、下鼻甲后端及鼻咽后壁，注意后鼻孔有无闭锁，腺样体大小，有无肿块及其大小、硬度如何，以及病变与周围的关系。当撤出手指时，注意指端有无脓液或血迹。此项检查对受检者有一定的痛苦，事先应向其家长解释清楚，操作时宜轻柔，迅速而准确。

(二) 口咽部触诊

口咽部触诊是临床上常用的检查方法，尤其对咽部肿块的触诊较视诊更为重要，通过触诊可对肿块的范围、大小、硬度、活动度获得认识，有利于做出诊断。方法是受检者端坐，检查者立于受检者右侧，右手戴手套或指套，用示指沿右侧口角伸入咽部。对扁桃体窝、舌根及咽侧壁的触诊有助于这些部位肿瘤的诊断。此外咽部触诊对茎突过长证、咽异常感觉的定位均有诊断意义。

四、颈部扪诊

由于咽部与颈部的关系密切，颈部淋巴结肿大常提示某些咽部疾病的存在，故应仔细检查颈部。

检查时患者正坐，两臂下垂，头略低。检查者立于患者身后，用两手指间按顺序进行触诊，应两侧同时进行，以便对照。先从颏下及颌下区淋巴结开始，然后沿胸锁乳突肌前缘至胸骨处，分别检查颈深淋巴结上群、中群和颈前淋巴结，最后检查颈后三角及锁骨上淋巴结。检查的内容包括有无肿胀和肿块，肿块的大小、硬度、活动度、有否压痛、肿块与深部有否粘连固定、与皮肤有否粘连、是否呈搏动性等。

五、咽部内镜检查法

鼻咽部内镜检查包括硬性内镜检查和纤维内镜检查两种方法。

(一) 硬性内镜检查法

分经鼻和经口两种。经鼻腔的内镜镜杆较细，一般用 70° 或 90° 镜。鼻腔黏膜经收敛和麻醉后，将内镜管经鼻底放入鼻咽部，边看边转动内镜以观察鼻咽各部。经口的内镜又称咽镜，镜杆较粗，光线亮度高。将镜杆经口腔越过软腭置于口咽部，当镜杆末端窗口向上时，可观察鼻咽部，镜杆末端窗口向下时，可观察喉部和喉咽部。

(二) 纤维内镜检查法

纤维内镜 (fiberscope) 为一细、软、可弯曲的内镜。检查前先清理鼻腔内分泌物，以 1% 可卡因行鼻腔和鼻咽部黏膜表面麻醉。患者取坐位或平卧位。将纤维内镜接于冷光源上。检查者左手握镜体的操纵体，右手将镜体的远端经前鼻孔送入鼻腔底部，缓缓送入鼻咽部。拨动操纵杆，以使镜体远端弯曲，观察鼻咽的各壁，对有可疑的病变部位，可用活检钳取活检，做病理组织学检查。

第四节　喉部常规检查

喉部检查包括喉的外部检查、间接喉镜检查、纤维及电子喉镜检查、直接喉镜检查、动态喉镜检查及喉影像学检查等多种检查方法。进行各项检查同样首先需采集病史，据病情采用不同的检查方法。

一、喉的外部检查法

包括视诊及触诊，观察局部皮肤有无损伤、瘀血，喉结的大小、位置是否居中等。外喉的触诊注意甲状软骨、环状软骨、舌骨、环甲膜等标志，有无皮下气肿、触痛、畸形，正常的喉软骨摩擦音等。考虑喉恶性肿瘤时，尚需注意颈部淋巴结的肿大情况。

二、间接喉镜检查法

间接喉镜检查法是喉部最常用和最简单的方法。受检者张口伸舌，全身放松，检查者以消毒纱布包裹受检者舌前部，左手拇、中指挟持并向前牵拉舌体，右手持间接喉镜，镜面稍加热，在检查者手背试温后，将间接喉镜经左侧口角放入口咽部。镜面朝前下方，镜背将腭垂和软腭推向后上方，嘱患者发"依"音，使会厌上举，依次检查舌面、舌根、会厌、会厌谷、双侧室带和声带、梨状窝、环后区等部位，也可大致观察声门下区及上段的气管软骨环，注意这些部位的黏膜有无充血、水肿、增厚、溃疡、瘢痕、异物、新生物等。嘱受检者发"依"音和吸气时观察双声带内收和外展以及杓状软骨活动的情况。对咽反射敏感者，可使用 1% 可卡因黏膜表面麻醉后再进行检查。

三、直接喉镜检查法

直接喉镜检查除了可进行喉腔和喉咽的直视检查外，还可施行手术或其他治疗。采用支撑喉镜可以增加操作的稳定性和减轻检查者的体力，显微喉镜可以更为精确地观察和处理病变。

1. 适应证

(1) 喉腔检查：一般用于间接喉镜检查不能明确的局部病变。或因会厌短而后倾呈婴儿型，不易上举；或小儿间接喉镜检查不合作；也有声门下区，梨状窝，环后隙等处病变，间接喉镜不易查清者。

(2) 喉腔手术：如喉部活检，摘除息肉，根除小肿瘤，取出异物，切除瘢痕组织，扩张喉腔等。

(3) 导入支气管镜：做小儿支气管镜时，一般先用直接喉镜暴露声门后，再插入支气管镜。

(4) 气管内插管：主要用于抢救喉阻塞患者和做麻醉插管用。

(5) 做气管内吸引：用于窒息的新生儿，通过直接喉镜清除呼吸道积液并给氧。

2. 禁忌证

有严重的全身性疾病而体质十分虚弱的患者，可考虑推迟手术。遇有血压过高或有严重的心脏病而必须做检查时，应和内科医生共同做好术前的准备工作。对喉阻塞的病例，不论其原因是炎症、水肿、异物，还是肿瘤，都应做好气管切开术的准备。有严重颈椎病变者，不宜施行硬管直接喉镜检查。

3. 检查前准备

做直接喉镜检查时，易引起恶心、呕吐，故手术须在空腹时进行，即在检查前 4～6 h 时停进饮食。检查前，应详细询问病史，做好口腔、牙齿、咽部、间接喉镜检查和全身检查。术前还需将检查过程向受检者详细说明，以解除顾虑，做好思想准备。检查时受检者需全身放松，平静呼吸，并与检查者密切合作。

检查室应稍暗，备有适当大小的喉镜、灯光、吸引器、气管切开术设备，以及支气管镜和适用于各种手术的喉钳和气管钳等。对成人，术前可根据需要使用巴比妥类镇静剂和阿托品，但对小儿和有呼吸困难的患者，则不宜使用。

4. 麻醉

(1) 一般用 1% 可卡因做表面麻醉。先喷少量麻药于口腔，观察数分钟，如无不适或过敏反应，即可将麻药喷于口咽、舌根及喉咽部。然后在间接喉镜窥视下，挑起会厌，在发"依"声时用弯头注射器将药液滴入喉腔及声带表面。如此反复 2～3 次后，可达到良好麻醉效果。

(2) 对少数颈部短粗的成人或年幼不合作儿童，不能暴露声门时，可使用全麻。

(3) 对婴儿，一般在无麻下进行直接喉镜检查。

5. 检查方法

(1) 仰卧法：受检者仰卧，头颈部置于手术台外，肩部靠近手术台边缘。助手坐于手术台的右侧前端，右足踏在梯形木箱上，左手固定受检者的头顶，并使头部后仰，右手托住受检者枕部，并使头部高于手术台 10～15 cm。检查者立于受检者头前方。在小儿，应再由一助手按住肩部，固定四肢，以防挣扎乱动。

(2) 呼吸法：受检者全身放松，张口平静呼吸；检查者以纱布保护受检者上列牙齿及上唇后，左手持直接喉镜沿舌背正中或右侧导入咽部，看见会厌后，即将喉镜稍向咽后壁方向倾斜；再深入 1 cm 左右，使喉镜尖端置于会厌喉面之下，挑起会厌，用力向上抬起喉镜，即可暴露喉腔。但不可以上切牙为支点将喉镜向上翘起，以免牙齿受压脱落。

(3) 声带法：检查的范围包括舌根、会厌谷、会厌、杓状会厌襞、杓状软骨、声带、声门下区、气管上段、两侧梨状窝、喉咽后壁和环后隙等处。检查时应注意黏膜色泽、形态、声带运动以及有无新生物等。

直接喉镜检查时，因受检者所处的方位与检查者一致，因此声带左右侧位置和间接喉镜下所见者方位相反。

四、纤维喉镜检查法

纤维喉镜 (fibrolaryngoscope) 系利用导光玻璃纤维的可曲性、纤维光束亮度强和可向任何方向导光的特点，制成的镜体细而软的喉镜，其外径 3.2～6 mm，长度 300 mm 以上，远端可向上弯曲 90°～130°，向下弯曲 60°～90°，视角为 50°。光源用卤素灯的冷光源。

于表麻下进行操作。取座位，检查者左手握镜柄的操纵体，右手指持镜干远端，轻轻送入鼻腔，沿鼻底经鼻咽部进入口咽，在调整远端、伸至喉部时，可观察会厌、杓会厌臂、室带、声带、前连合、后连合和声门下区，并能窥清直接喉镜下不能检查的部位，如会厌喉面、喉室等处。对颈部有畸形和张口困难者，也能顺利检查。亦可用于年老体弱者。

五、动态喉镜检查法

动态喉镜又称频闪喉镜，借助发出不同频率的闪头，照在声带上，观察声带黏膜的运动情况，当频闪头的频率与声带振动频率有差别时，可观察到声带振动引起的黏膜波。病理情况下，声带的黏膜波可中断或消失，有利于发现常规内镜下不易发现的声带早期病变，如上皮增生、小囊肿、白斑或癌变等情况。

六、喉的影像学检查法

常规 X 线检查有喉正位片、侧位片及正位体层片，有助于发现喉肿瘤的部位、范围及喉狭窄的程度。计算机断层扫描 (CT) 检查是临床最为常用的影像学检查，对喉部外伤、肿瘤的诊断有指导意义，可显示肿瘤的范围、颈部淋巴结的转移等。磁共振成像 (MRI) 能更好显示喉部软组织的病变，如肿瘤有无侵及会厌前间隙、声门旁间隙及舌根、梨状窝等有帮助。

七、声谱仪和声图仪

声谱仪和声图仪是计算机技术支持下用于嗓音的定量分析系统。声谱仪将人在发音时的声学资料记录后绘成声谱图，并分析每一个元音的波形，用以诊断嗓音疾病及评价临床疗效。声图仪能将人的言语声音进行频率、响度和强度的声学分析，并获得语图。

第五节 气管、支气管及食管的内镜常规检查

一、支气管镜检查法

(一) 支气管镜及其进展

自 1868 年 Kussmaul 首次用一根自制的简单的镜管放入声门检查喉和气管以来，支气管镜应用于临床已有 100 多年历史。随着科学技术的发展，支气管镜的结构与功能也得到不断的改进与完善，在临床上使用范围亦愈来愈广泛。1964 年，日本池田首次试制成功纤维支气管镜，取得了该领域的重大突破，无论是可窥视范围的扩大，还是对病变识别能力的提高，以及患者病苦的减轻等方面都有了明显的进步。1983 年，美国 WELCH ALLYN 公司又发明了电子内镜并用于临床，其图像的显示比纤维支气管镜更加清晰，最大限度地减少了在传输过程中的失真，使支气管镜初始为取出气道内异物的单一用途，发展成为耳鼻咽喉各领域诊断治疗必不可少的手段。

支气管镜是光线与视线均能进入气管、支气管内进行的检查和治疗的一种内镜，常用者有三类。

1. 硬管支气管镜

硬管支气管镜 (bronchoscope) 是由金属制成的细长管镜，光源置于镜管的远端。检查时，中空的管腔可进行呼吸，镜管远端为一斜面，通过声门时可减少对组织的损伤。经口腔通过声门导入支气管镜后，可对下呼吸道病变进行诊断和治疗。

硬管支气管镜常见以下几种。

(1) 杰克逊 (Jackson) 式：镜管粗细一致，照明由灯杆及灯泡组成。因管径较小，手术时视

野受限，目前已很少应用。

(2) 尼格司 (Negus) 式：与 Jackson 式相仿，镜管近端内径较远端粗，手术视野较广。近年来由于冷光源的普遍应用，通过光纤传导增加了照明的亮度和稳定性，使用效果良好。

(3) 附有 Hopkins 潜窥镜的支气管镜：该支气管镜与以杆状棱镜光学系统制成的0°、30°、70°、90°及120°的内镜配合使用，有视角可选、亮度可调、视野清晰、便于操作等优点，临床应用效果良好，但价格昂贵。

2. 纤维支气管镜 (fiberoptic bronchoscope)

是一种由导光影像纤维束制成。可弯曲的软性细长型内镜，可经鼻、口腔、气管切开口或气管插管等途径对气管、支气管进行检查。检查时导光性能强，外界干扰小，装置灵活易操作，患者痛苦少，能充分利用镜管的弯曲性能，对有颈椎病、张口困难或全身情况较差的患者进行检查。20 世纪 70 年代经研制在目镜上配制小型彩色摄像机，由彩色监视器显示图像，可供多人共同观察及会诊。

3. 电子支气管镜 (bronchovideoscope)

系在纤维内镜的前端将光纤导像束换上微型摄像电荷耦合器件CCD，经过光电信号转换，于监视器屏幕上显示彩色图像。由于 CCD 的像素数超过 30 000，配套高分辨率监视器，故图像清晰，色泽逼真，又可同步照相和录像。因价格昂贵，目前国内仍以纤维内镜为主，虽然有人配置了电视摄像录像系统，但分辨率仍逊于电子内镜。

4. 支气管异物钳

适合于硬管支气管镜检查用的异物钳，有各种不同式样，常用的有：

(1)Jackson 式异物钳：能通过内径3.5～4 mm 的细支气管镜，在钳杆上配有不同的钳芯后，可以钳取瓜子、花生等异物，临床使用较多，但在钳取异物时，有钳口后退的缺点。

(2) 鳄口式异物钳：结构与直接喉镜的喉钳类似，但钳杆细长。以此类钳子夹持异物时，无钳口向后退缩的弊端。钳杆由粗到细有不同的规格，钳杆较粗者，结实有力，适用于钳取较大的异物，但多只能通过内径较大的支气管镜，可用于年龄较大的儿童及成人。以小管径支气管镜施术时，可选用钳杆细者，但异物较大，嵌顿较紧时，夹持不够有力。

(3) 带 Hopkins 潜窥镜的异物钳：潜窥镜接上光源后，可以在直视下钳取异物，为其突出之优点。

(4) 软管支气管镜检查时，也有与其配套的异物钳及活检钳。由于纤维支气管镜中留作插入钳子的通道较窄，因此，钳子既细又长，钳取较大异物有一定困难。

(二) 支气管镜检查法

支气管镜检查 (bronchoscopy) 应用支气管镜查看或显示气管、支气管内情况的检查法，以明确气管、支气管病变的部位、范围和性质，有助于进一步的诊断和治疗。

1. 硬管支气管镜检查法

(1) 适应证

1) 诊断时使用：①原因不明的长期咯血、咳嗽，久治不愈的肺炎，支气管扩张，肺不张，肺脓肿，气管食管瘘，下呼吸道阻塞性呼吸困难等病变；②喉以上部位无特殊发现的新生儿呼吸困难；③气管切开术后呼吸困难未改善或拔管困难；④支气管阻塞体征、临床及 X 线检查均证实肺部病变痊愈、长期咯血或痰中带菌的双侧肺结核；⑤需要正确导入药液的支气管造影术；⑥采集下呼吸道内分泌物做细菌培养或细胞学等检查；⑦明确气管、支气管或肺部病变范围，并取组织做病理检查。

2) 治疗或抢救时使用：①取出气管、支气管异物；②下呼吸道内分泌物稠厚，难以排出或干痂形成，引起呼吸困难；③急性喉阻塞或气管受压迫时的紧急措施；④为防止气管切开术中发生窒息可先插入支气管镜，以缓解呼吸困难，保证气道通畅；⑤气管、支气管病变的局部治疗。

(2) 禁忌证

1) 严重的心脏病和高血压。

2) 主动脉动脉瘤。

3) 近期严重的咯血。

4) 喉结核，活动性肺结核。

5) 上呼吸道急性炎症。

6) 颈椎疾病及张口困难。

7) 过于衰弱的患者。

在紧急情况下，除颈椎疾病以外，其他无肯定的禁忌证，只要术前做好充分的准备，术中做好抢救措施，小心谨慎地操作，基本上能避免并发症的发生。

(3) 术前准备

1) 术前禁食 4 h，以防手术时呕吐，引起误吸。

2) 酌情应用阿托品及镇静剂。

3) 常规体检，颈胸部 X 线检查，必要时行 CT 扫描。

4) 有无牙齿松动及义齿。

5) 对于呼吸道异物的患者，术前应了解异物的种类、性质、形状、大小等，以便选择合适的手术器械。

6) 手术器械的准备：①支气管镜：应按年龄大小，选用合适的支气管镜；②直接喉镜；③根据病情选用异物钳或活检钳；④吸引器、氧气、光源、张口棒、阻咬器等。

(4) 麻醉

1) 局麻：适用于成年人或年龄较大能合能做的儿童。分为表面麻醉法和喉上神经麻醉法。表面麻醉法有喷雾法、声门区涂布法、气管内滴入法和气管内注射法等。先以 1% 可卡因做咽喉部表面麻醉后，再选用上述方法，其用药总量不超过 60 mg。

2) 全麻：适用于儿童，或因病情较复杂，局麻下施术未成功者。呼吸道内活动性异物与呼吸困难严重者，全麻宜慎用。

(5) 检查方法

1) 体位：取仰卧位，肩部与手术台前缘平齐。助手固定受检者头部，将头后仰并高出于手术台面 15 cm，使口、咽、喉基本保持在一直线上，以利检查。

2) 支气管镜的导入，有 2 种方法

①直接法：适用于成人。左手持支气管镜柄，右手扶住镜管的前段，沿舌面中部导入支气

管镜，经悬雍垂至舌根部，向下暴露会厌，然后以支气管镜之远端挑起会厌，见杓状软骨后，沿会厌喉面继续深入，窥见室带、声带时，顺势将支气管镜通过声门，进入气管。②间接法：适用于儿童。

检查时先以直接喉镜暴露声门，再插入支气管镜。由于小儿支气管镜的内径较细、视野较小，不易窥见声门；因此，先以直接喉镜暴露声门，然后经声门将支气管镜插入气管内。支气管镜通过声门时，为了减少阻力和组织损伤，宜将支气管镜向右转90°，使其前端镜口之斜面朝向左侧声带，然后导入支气管镜。

3) 支气管内镜检查所见：于气管之末端，可见一自前向后的纵行间隔，称隆嵴，为左右主支气管的分界。检查右侧支气管时，将受检查之头略转向左侧，以便支气管镜可经隆嵴右边进入右侧主支气管。在其外上方、于隆嵴稍下水平，有右肺上叶支气管开口；由于角度关系，于硬管支气管镜检查时，此开口暴露较差。若继续插入支气管镜 1 ~ 1.5 cm，在近前壁处，相当于时钟 11 至 1 点部位有一横嵴 (横隔)，其前上与后下分别为右肺中叶与右下肺下叶支气管开口。

右侧支气管检查完毕后，将支气管镜前端退至隆嵴处，并使受检者之头转向右侧，然后将支气管镜进入左侧主支气管。约于隆嵴下方 5 cm 处，相当于时钟 8 至 2 点部位可见一斜嵴 (斜隔)，其前上方为左肺上叶支气管开口，后下方则为左肺下叶气管开口。由于左主支气管较细，与气管纵轴间所形成的夹角较大，因而进入左侧主支气管时，不如右侧方便。

(6) 注意事项

1) 为了使手术顺利进行，首先应注意保持呼吸道通畅，术前须对手术器械、光源、吸引器、抢救物品等做充分准备，以防手术过程中发生意外。

2) 硬管支气管镜检查时若用力不当，可使上切牙受损或脱落，应尽量设法避免。

3) 手术时动作应轻巧，以异物钳夹持异物或以活检钳取组织后，如退出钳子受阻时，应避免用力牵拉，以免损伤管壁，产生并发症。

4) 术后需注意呼吸，为了避免并发喉水肿，应选用粗细合适的支气管镜。支气管镜过粗或手术时间过长，均易诱发喉水肿。

2. 纤维支气管镜检查法

(1) 适应证

1) 原因不明的长期咳嗽、咯血或痰中带血，怀疑喉以下部位病变应常规行纤维支气管镜检查。

2) 明确气管、支气管或肺部肿瘤的病变部位和范围，取可疑组织或分泌物行病理检查。

3) 了解气管、支气管狭窄或推移的程度和原因。

4) 用于气管、支气管或肺部手术后的复查。

5) 明视下吸除或钳取阻塞支气管的分泌物及痂皮。

6) 摘除气管、支气管内小的良性肿瘤或肉芽组织等。

7) 取出硬管支气管镜取出困难的支气管内的小异物。

8) 有颈椎病变或下颌关节病变等的患者，硬管支气管镜检查困难或视为禁忌者，则可行纤维支气管镜检查。

9) 替代纤维鼻咽喉镜。

(2) 禁忌证

1) 婴幼儿。

2) 呼吸道急性炎症期或近期有大咯血史者。

3) 严重的心脏病、高血压或身体极度虚弱者。

4) 严重呼吸困难及支气管哮喘的发作期。

(3) 术前准备

1) 详细询问病史及体检，认真阅读 X 线片、CT 片，熟悉气管、支气管的解剖。

2) 术前禁食 4 ~ 6 h，术前半小时皮下注射阿托品 0.5 mg，必要时肌内注射地西泮 10 mg。

(4) 麻醉：通常选用黏膜表面麻醉。视插入以不同途径 (鼻腔、口咽、气管切口)，采用不同部位的麻醉，当纤维支气管镜进入气管或深入到支气管引起剧烈咳嗽时，可分次通过喉钳插入口再滴入 1% 可卡因或 2% 利多卡因，但应严格控制其总剂量，防止麻醉药中毒。

(5) 操作方法

1) 体位：可根据病情及全身状况等，取卧位或坐位。

2) 检查时通过口腔或鼻腔，然后经喉进入气管、支气管。由于其镜管较细，管镜之末端可向上下左右各方弯曲，能对较细的支气管腔和硬管支气管镜下不易窥视之部位的检查提供方便，如上叶支气管开口等处进行检查。

3) 取卧位检查时，镜中所见与硬管支气管镜检查时方位相同。坐位时，因受检者与术者相对而坐，所见的方位与卧位时相反。

(6) 注意事项

1) 术中应密切注意患者的全身情况，对年老体弱者应配有心电监护。

2) 注意随时吸除气管、支气管内的分泌物和血液。

3) 麻醉必须完善，呛咳时应分次、少量滴入低浓度的表麻药液，严格控制总剂量，以防麻药中毒。

4) 保持镜体末端清洁，发现血液或分泌物附着妨碍观察时，可用少量生理盐水冲洗，或将镜体后撤，吸净分泌物，看清管腔后再重新插入进行检查。

5) 检查室内应悬挂气管、支气管解剖图，配备观片灯，以便术中随时参考对照。

6) 镜体内导光纤维易折断损坏，使用时应细致轻巧，术后要注意保养。一般情况下，夹取较大异物时，宜用硬管支气管镜。

3. 电子支气管镜检查法

电子支气管镜检查，参照纤维支气管镜检查法。由于价格昂贵，宜配备专人管理，充分利用图像高度清晰之优点，提高诊断水平。

二、食管镜检查法

(一) 食管镜及其进展

1826 年, 法国 Segales 首先制成硬管食管镜，采用烛光照明，由于光线幽暗，其实用价值不大，经过以 Jackson 为代表的各个时期内腔镜学家们的努力，硬式食管镜从结构到光源等方面均取得较大的发展，使食管镜检查发展成为当今耳鼻咽喉科、胸外科、消化科等临床上一个不可缺少的诊断治疗手段。1965 年日本人竹本研制成功了纤维食管镜。由于纤维食管镜具有镜体软、能弯曲、患者易于耐受、镜的光亮度强、显像清楚等优点，现已广泛地应用于临床。正当纤维内镜不断改进并向治疗内镜迅速发展的过程中，1983 年，美国 Welch Allyn 公司又发明了电子内镜，并用于临床，其中上消化道电子内镜的应用范围已包括了食管的检查及治疗。

1. 硬管食管镜

硬管食管镜 (esophagoscope) 常用的为扁圆形金属硬管，光源在镜管的前端，管腔的左右径略大于上下径。因其内径较支气管镜大，故视野较大，有利于病变的观察。食管镜根据其长度及镜管之内径，有不同的规格，应按年龄、病变部位或异物种类等选用合适的食管镜。

2. 纤维食管镜

纤维食管镜是由导光玻璃纤维束构成的软食管镜。由于镜体较细，并可弯曲，故检查时患者痛苦较少。有张口困难、脊椎疾病或全身情况较差者，也可进行手术多于 1% 可卡因表面麻醉后进行。常取平卧位，经口腔插入镜管，随吞咽动作经喉咽梨状窝至环后区，待食管入口张开时，进入食管；然后自上而下逐步深入检查。镜下所见的解剖标记与硬管食管镜相同。

3. 上消化道电子内镜

上消化道电子内镜对食管和胃均可施行检查、治疗。目前市场上没有销售单纯针对食管检查、治疗的电子食管镜。由于纤维食管镜和上消化道电子内镜之前端可以弯曲并改变检查方向，加之照明强、视野广，必要时还可利用充气、冲洗等设备，故能窥见较早期的病变。需要时还可以插入钳子，钳取组织送病理检查，或作摄影、录像等记录，是一种较好的检查方法。但由于器械较为纤细，使食管异物钳的应用受到一定限制；此外，价格昂贵，较易破损，也为其不足之处。

4. 食管镜钳

有异物钳和活检钳两类。常用的异物钳有鳄口式异物钳、转钳等。活检钳则多呈杯状，有平头或翘头两种。

5. 其他

如吸引器、光源等。

(二) 食管镜检查法

食管镜检查是将食管镜插入食管内对病变进行检查和治疗的一种方法。常见有三种类型。

1. 硬管食管镜检查法

(1) 适应证

1) 诊断时使用：①明确食管异物的诊断；②了解食管狭窄的部位、范围及程度；③查明食管肿瘤之病变范围，并取组织送病理检查；④查找吞咽困难和吞咽疼痛的原因。

2) 治疗时使用：①取出食管异物；②施行食管瘢痕性狭窄扩张术或放置金属支架；③食管静脉曲张的出血填塞或硬化剂注射治疗；④食管憩室切除术前的灌洗；⑤食管溃疡药物涂布或出血面上次碳酸铋粉的喷撒；⑥激光、微波、射频、电灼辅助下食管各种良性肿瘤的切除或病变的治疗。

(2) 禁忌证

1) 食管腐蚀伤急性期、重度食管静脉曲张者。

2) 有严重的全身疾病者，尤以心脏病、主动脉动脉瘤、失水、全身衰竭或兼有呼吸困难等，如非绝对必要，不宜施行食管镜检查。

3) 颈椎病变或脊椎显著前突者。

4) 除急诊外，吞钡 X 线透视检查后不足 24 h 者不宜立即施行食管镜检查。

(3) 术前准备

1) 对于食管异物患者，除常规体检、食管 X 线钡剂检查外，应详细询问异物的种类、性质和形状，以便选择合适的手术器械。

2) 了解全身情况，明确有无并发症，因食管异物或合并感染而影响进食者，术前需补液并应用抗生素治疗。

3) 术前禁食 4 h，以免术时发生呕吐，并酌情给予适量的阿托品和镇静剂。

(4) 麻醉

1) 局麻：成年人多采用黏膜表面麻醉。先以 1% 可卡因喷布口咽及喉咽部，再以喉咽部麻醉交叉钳将蘸有 1% 可卡因之棉花置于双侧梨状窝处，以麻醉喉上神经喉内支。

2) 全麻：用于儿童和局麻检查不成功的成人。取出义齿托等大型、不规则等尖锐食管异物时，为使食管壁松弛和减少手术损伤，宜采用全麻。

3) 对于婴幼儿，可考虑在不用麻醉情况下进行手术。

(5) 检查方法

1) 体位：术时需调整受检者头位，使食管镜与食管之纵轴走向一致。检查食管上段时，患者体位与支气管镜检查时相同。当食管镜进入中段后应将头位逐渐放低。检查下段时，患者头位常低于手术台 2 ～ 5 cm。

2) 操作步骤

①经梨状窝导入法：左手持食管镜柄，右手扶住镜管之前段沿右侧舌根进入喉咽部。看见会厌及右侧杓状软骨后，则转向右侧梨状窝，然后将食管镜之远端逐渐移向中线，此时如向上提起食管镜，可见呈放射状收缩的食管入口。吞咽或恶心时，环咽肌松弛，食管入口张开并清晰可见时，顺势导入食管镜。②中线导入法：操作时，将食管镜从口腔正中置入，从镜中看清悬雍垂和咽后壁，压服舌背、会厌，看清两侧小角结节后，注意保持食管镜与鼻尖、喉结中点与胸骨上切迹中点的连线同在一直线上，不经梨状窝而直接从杓状软骨后方送下，并以左手拇指向前抬起镜管，将环状软骨板推压向前，稍稍送下食管镜，远端即可到达食管入口。

3) 检查时应注意将食管镜置于食管之中央，使食管各壁充分暴露。仔细观察黏膜有无充血、肿胀、溃疡、狭窄、新生物等情况。一般成人的食管入口约位于距上切牙 16 cm 处。于食管中段距上切牙约 23 cm 处，可见主动脉搏动。呈放射状的贲门腔隙可于距上切牙约 40 cm 处窥见。

(6) 注意事项

1) 食管入口处由于环咽肌的收缩，将环状软骨拉向颈椎，并在后壁形成一隆起使食管入口经常呈闭合状，使食管镜不易进入食管入口，检查时必须待看到食管入口张开后，方可插入食管镜，以减少组织损伤，避免并发食管穿孔。

2) 体位不当、麻醉不充分、患者过分紧张，局部组织肿胀、食管镜过粗等，均可使食管镜不易进入食管入口，术中应认真分析原因，予以纠正。

3) 小儿或选用较粗的食管镜时，由于压迫气管后壁，有时可致呼吸困难，因此，于全麻检查时，宜采用气管插管。局麻时如发生呼吸困难，应及时退出食管镜，以保持呼吸道通畅。

2. 纤维食管镜检查法

(1) 适应证：纤维食管镜检查 (fiberoptic esophagoscopy) 的适应证有以下几种。

1) 诊断不明的吞咽困难或吞咽梗阻感。

2) 久治不愈的胸骨后疼痛。

3) 反复少量的上消化道出血。

4) 长期存在的咽、喉部异物感，不能排除器质性病变者。

5) 食管 X 线钡剂造影疑有占位性病变，须进一步排除或确定病变的性质、部位及范围者。

6) 食管癌术后的复查。

7) 颈椎畸形或张口受限等情况，硬管食管镜检查视为禁忌者。

(2) 禁忌证

1) 食管尖锐异物或嵌顿性异物。

2) 严重的心脏病、高血压及体质过度虚弱者。

3) 食管静脉曲张，近两周内有大出血者。

4) 主动脉瘤压迫食管，有破裂危险者。

(3) 术前准备

同纤维支气管镜检查。

(4) 麻醉：一般采用黏膜表面麻醉即可。用 1% 可卡因喷入口咽及下咽部 3 ～ 4 次，每次间隔 3 ～ 5 min。

(5) 检查方法：患者取左侧卧位，头部垫枕，双腿弯曲，上肢放在胸前，全身肌肉放松，口含牙垫，下面放置一空弯盘。经口腔插入镜管，随吞咽动作调节镜管前端，利用可以弯曲的特点经咽喉梨状窝至环后区，待食管入口张开时进入食管，逐渐向下深入检查，镜下所见同硬管食管镜。

(6) 注意事项

1) 操作轻柔，密切注意患者的全身情况。

2) 注意观察食管黏膜皱襞及管腔的形态，发现病变后应记录其距上切牙的距离，病变的方位及范围。

3) 疑为食管静脉曲张或血管瘤，切勿进行活检。

3. 上消化道电子内镜检查法

上消化道电子内镜检查参照纤维食管镜检查法。

第四章 耳鼻咽喉头颈外科临床用药

第一节 耳鼻咽喉头颈外科临床用药特点

本科属外科范畴，手术治疗为主，药物治疗为辅。但是药物疗法仍然是耳鼻咽喉头颈外科疾病治疗不可缺少的重要内容，对某些疾病或疾病的某些阶段，可能以药物疗法为主。掌握本科用药原则与特点十分必要。

一、耳鼻咽喉头颈外科局部用药的原则与特点

局部用药包括全身用药改用制剂和专用局部外用药，各部位用药的原则与特点分别是以下内容。

1. 鼻部疾病用药

主要包括滴鼻液、鼻喷雾剂和鼻科专用中成药等。

2. 咽喉疾病用药

主要包括含漱液、喉症片、液体喷雾剂和中成药等。

3. 耳部疾病用药

主要包括滴耳液、洗耳液、粉剂和中成药等。

4. 黏膜表面麻醉剂

是耳鼻咽喉、气管及食管等部位进行检查或手术操作前的必要的局部黏膜麻醉剂。

5. 黏膜表面麻醉剂使用注意事项

(1) 年老体弱者、婴幼儿或过敏体质者慎用。

(2) 严格区分注射用麻醉药或黏膜表面麻醉剂。

(3) 必须使用有效期内药物。

(4) 先用微量药物局部喷雾观察 5min。

(5) 用药前可皮下注射阿托品 0.5 mg 或口服巴比妥类药物。

(6) 鼻腔用药中应加入少量肾上腺素。

(7) 用药时应观察患者的面色、表情脉搏、呼吸等黏膜表面麻醉剂药物过敏和中毒症状：患者感头昏气闷、眩晕眼花、面色苍白、口腔干燥，或出现惊恐、兴奋、多语、幻想和精神错乱，重症者可能有瞳孔散大、脉搏微弱、血压下降、呼吸浅而不规则等。

6. 抢救措施

一经发现，应立即停药，并予紧急处理或抢救。

(1) 静脉注射地塞米松 5 mg，以迅速脱敏和抑制药物中毒反应。

(2) 对兴奋和抽搐患者，可给予静脉注射镇静剂（如地西泮 0.1 ～ 0.2 mg/kg 体重）或硫喷妥钠（用于控制抽搐，2% ～ 2.5% 硫喷妥钠，缓慢静脉注射，抽搐一经控制，立即停注，针头暂不拔出，以备抽搐再发时继续用药，但用药总量一般不超过 5 mg/kg 体重）。

(3) 设法使患者平卧休息，密切观察脉搏、心跳、呼吸、血压、神志等，直至患者恢复正常。

(4) 必要时采取人工呼吸、气管内插管及吸氧等措施。

二、耳鼻咽喉头颈外科常见疾病全身用药的原则与特点

涉及最多的全身用药是抗生素类、肾上腺皮质激素类、抗组胺类、免疫增强剂和中成药等五大类，其用药原则与特点分别是以下内容。

（一）抗生素类

主要包括青霉素类、头孢菌素类、大环内酯类和氨基糖苷类等。使用时应注意以下几点。

1. 尽可能明确致病菌类别，最好根据细菌学检查和药敏试验结果，有的放矢地选择抗生素。

2. 警惕药物可能引起的过敏反应。

3. 警惕药物的耳毒性，尽量避免使用或慎重使用氨基糖苷类等可能损伤听觉的抗生素。

4. 严格控制预防用药。

5. 掌握联合用药适应证和配伍禁忌。

（二）肾上腺皮质激素类

常用药物为地塞米松、泼尼松龙和氢化可的松等。使用时应注意以下几点。

1. 大剂量突击疗法原则上限于抢救使用，用药时间一般不超过 3 日。

2. 中剂量短程疗法应在产生临床疗效后及时减量或停药。

3. 小剂量替代疗法应注意掌握用药适应证。

4. 警惕药物可能诱发的不良反应。

（三）抗组胺类

常用药物为氯苯那敏（扑尔敏）、异丙嗪（非那根）、西替利嗪和氯雷他定片（开瑞坦）等。使用时应注意以下几点。

1. 避免与中枢神经系统抑制药合用。

2. 婴幼儿和老年人慎用。

3. 孕期或哺乳期妇女禁用。

4. 用药期间应避免机动车驾驶、操控机器或高空作业。

（四）免疫增强剂

常用药物为卡介菌多糖核酸、多抗甲素和乌体林斯等。使用时应注意以下内容。

1. 高热患者、急性传染病禁用。

2. 限于恶性肿瘤的辅助治疗、慢性感染性疾病以及某些变态反应性疾病。

3. 按照不同药物制剂、治疗对象和病情严格掌握适应证。

（五）中成药类

主要包括用于耳鼻咽喉 - 头颈外科疾病治疗的各类口服液、胶囊、片剂和丸剂等。使用时应注意以下几点。

1. 根据不同治疗对象和病情选用最佳剂量。

2. 慢性疾病需较长时间坚持用药，否则难以达到预期疗效。

3. 严格掌握孕期妇女用药适应证。

第二节 耳鼻喉科专科用药

一、呋麻滴鼻液

（一）药理作用

本品中呋喃西林对革兰阳性、阴性菌均有抑制作用；盐酸麻黄碱为拟肾上腺素药，可直接激动血管平滑肌的 α、β 受体，使皮肤、黏膜以及内脏血管收缩。用于鼻部则可收缩鼻黏膜血管，因此可作为鼻用减充血剂，缓解鼻黏膜充血、水肿、鼻塞。

（二）临床作用

用于急慢性鼻炎和副鼻窦炎，解除鼻黏膜充血、水肿。滴鼻：每侧鼻孔数滴每次，3 次 / 日。

（三）护理注意事项

1. 禁忌证

对呋喃西林过敏者禁用，麻黄素具交叉过敏反应。

2. 不良反应

偶见一过性轻微烧灼感、干燥感、头痛、头晕、心率加快，长期使用可致心悸、焦虑不安、失眠。

3. 注意事项

(1) 小儿、孕妇慎用。

(2) 频繁使用可产生"反跳"现象，出现更为严重的鼻塞，长期使用可造成鼻黏膜损伤。

(3) 冠心病、高血压、甲状腺功能亢进、糖尿病、闭角型青光眼患者慎用。

(4) 使用后拧紧瓶盖，以防污染。

(5) 运动员慎用。

(6) 对本品过敏者禁用，过敏体质者慎用。

(7) 本品性状发生改变时禁止使用。

(8) 请将本品放在儿童不能接触的地方。

(9) 儿童必须在成人监护下使用。

(10) 如正在使用其他药品，使用本品前请咨询医师或药师。

二、丁卡因

（一）药理

局麻作用比普鲁卡因强，比普鲁卡因大 10 倍。毒性亦较大，比普鲁卡因大 10 ～ 12 倍。能透过黏膜，主要用于黏膜麻醉。作用迅速，1 ～ 3min 即生效。维持 2 ～ 3h。眼科用 0.5% ～ 1% 溶液，无角膜损伤等严重不良反应。鼻喉科用 1% ～ 2% 溶液，总量不得超过 20 mL。应用时应于每 3 mL 中加入 0.1% 盐酸肾上腺素溶液 1 滴。浸润麻醉用 0.025% ～ 0.03% 溶液，神经传导阻滞用 0.1% ～ 0.3% 溶液。腰麻时用 10 ～ 15 mg 与脑脊液混合后注入。硬膜外麻醉用 0.15% ～ 0.3% 溶液，与利多卡因合用时最高浓度为 0.3%。因毒性较大，一般不做浸润麻醉。

（二）临床应用

1. 用于眼科和耳鼻喉黏膜表面麻醉。

2. 可用于硬膜外阻滞、蛛网膜下隙阻滞及神经传导阻滞。

(三) 注意事项

1. 交叉过敏对其他酯类局麻药过敏者，也可能对本药过敏。

2. 用药前后及用药时应当检查或监测

(1) 呼吸与循环系统功能，包括心血管状态。

(2) 中枢神经活动。

(3) 胎儿心率。

3. 慎用

(1) 血浆假性胆碱酯酶浓度下降者 (国外资料)。

(2) 严重心脏疾病、休克或心脏有传导阻滞患者行蛛网膜下隙阻滞时应谨慎 (国外资料)。

(3)5 岁以下儿童。

4. 禁忌证

(1) 对本药或其他酯类局麻药过敏者。

(2) 对对氨基苯甲酸及其衍生物过敏者。

(3) 严重过敏性体质者。

(4) 心、肾功能不全者。

(5) 重症肌无力患者。

(6) 全身败血症、注射部位感染、脑脊髓病患以及未控制的低血压患者禁用本药做蛛网膜下隙阻滞 (国外资料)。

(7) 皮肤有剥脱或有炎症部位禁止外用本药 (国外资料)。

(四) 不良反应

由于本药吸收迅速，即使外用也会引起全身性毒性，特别是当眼球有穿通伤、较大面积(或较深) 的眼外伤时，更易吸收中毒，严重时可致死。喷雾给药也可发生严重的不良反应。

1. 过敏反应

本药引起的高敏反应、特异性反应和变态反应少见。

2. 呼吸系统

本药引起惊厥时则产生一系列呼吸改变，惊厥一旦停止，呼吸功能即可恢复。

3. 循环系统

本药对心脏有奎尼丁样作用，达毒性浓度时可直接抑制心肌，使心肌收缩力降低、舒张期容积增加、心室内压下降、心排出量降低，严重时可引起心力衰竭、室颤或心脏停搏。对血管平滑肌有直接松弛作用。

4. 中枢神经系统

本药毒性大，对中枢神经可产生先兴奋后抑制的作用，作用强度与血药浓度有关，属中毒反应的先兆，可表现为震颤、精神错乱、眩晕、嗜睡、意识障碍、视物不清等。

5. 眼

滴眼后可引起烧灼感，若滴眼后闭上眼，则不适感可减轻。常见一过性角膜上皮浅表性损害，可致角膜干燥、水肿。长期滴眼可引起局部过敏反应，如眼睑水肿、湿疹、睑缘炎等。

第三节 耳鼻喉科常用药

一、丙酸倍氯米松鼻气雾剂

(一)药理作用

本品为糖皮质激素类药物,具有强效的局部抗感染与抗过敏作用。

(二)临床作用

预防和治疗常年性和季节性过敏性鼻炎,也可用于血管舒缩性鼻炎。鼻腔喷入给药。成人一次每鼻孔 2 掀,一日 2 次,也可一次每鼻孔 1 掀,一日 3 ～ 4 次。一日总量不可超过 8 掀。

(三)护理注意事项

1. 禁忌证

严重高血压、糖尿病、胃十二指肠溃疡、骨质疏松症、有精神病史、癫痫病史以及青光眼患者禁用。

2. 不良反应

(1) 少数患者可出现鼻、咽部干燥或烧灼感、打喷嚏、味觉及嗅觉改变以及鼻出血等。

(2) 偶见过敏反应如皮疹、荨麻疹、瘙痒、皮肤红斑、眼、面、唇以及咽喉部水肿。

(3) 罕见眼压升高、鼻中隔穿孔。

3. 注意事项

(1) 本品仅限鼻腔喷雾使用。

(2) 注意避免以下诱因:花粉、尘螨、动物毛屑、真菌、气味烟雾、温湿变化、情绪变化、饮食刺激。

(3) 儿童(尤其 6 岁以下小儿)、孕妇及哺乳期妇女应用时应咨询医师或药师。

(4) 本品连续使用超过 3 个月,请咨询医师或药师。

(5) 如鼻腔伴有细菌感染,应同时给予抗菌治疗。

(6) 当本品性状发生改变时禁用。

(7) 本品不可过量使用,如使用过量或发生严重不良反应时应立即就医。

(8) 儿童必须在成人监护下使用。

(9) 请将此药品放在儿童不能接触的地方。

二、布地奈德

(一)药理

该品是一具有高效局部抗感染作用的糖皮质激素。它能增强内皮细胞、平滑肌细胞和溶酶体膜的稳定性,抑制免疫反应和降低抗体合成,从而使组胺等过敏活性介质的释放减少和活性降低,并能减轻抗原抗体结合时激发的酶促过程,抑制支气管收缩物质的合成和释放而减轻平滑肌的收缩反应。急性、亚急性和长期毒性研究发现,本品的全身作用,如体重下降、淋巴组织及肾上腺皮质萎缩,比其他糖皮质激素弱或相当。

（二）临床应用

应用于持续性哮喘的长期治疗。具有轻度持续哮喘以上程度即可使用。

（三）注意事项

1. 对于本品任一成分过敏者禁用。怀孕期间及哺乳期应慎用；与口服糖皮质激素相比，在达到抗哮喘的等效剂量时，吸入型糖皮质激素的全身性作用较低；2 岁以下小儿应慎用或不用。

2. 不应试图靠吸入本品快速缓解哮喘急性发作，仍需吸入短效支气管扩张药。如发现患者使用短效支气管扩张药无效，或他们所需的吸入剂量较平时增加，则应就诊，并考虑增强抗结核治疗。

3. 以吸入治疗替代全身糖皮质激素用药，有时不能控制需全身用药才能控制的变态反应性疾病，如鼻炎、湿疹，这些变态反应性疾病需以全身的抗组胺药及（或）局部剂型控制症状。

4. 长期使用本品气雾剂的局部和全身作用尚不完全清楚。一旦哮喘被控制，就应该确定用药剂量至最小有效剂量。

5. 肝功能下降可轻度影响本品的清除。肺结核患者使用本品可能需慎重考虑。

6. 在多数情况下，偶尔的过量不会产生任何明显症状，但会降低血浆皮质醇水平，增加血液循环中中性粒细胞的数量和百分比。淋巴细胞和嗜酸性粒细胞数量和百分比会同肘降低。习惯性的过量会引起肾上腺皮质功能亢进和下丘脑 - 垂体 - 肾上腺抑制。

（四）不良反应

本品可产生局部不良反应和全身不良反应，但由于本品体内灭活代谢快，清除率高，因而其全身不良反应比二丙酸倍氯米松轻。

（五）禁忌证

对本品过敏者禁用。

三、盐酸羟甲唑啉

（一）药理

本药是一种唑啉类衍生物，是具有收缩血管作用的拟交感神经药物，其作用是直接刺激血管平滑肌上的 α_1 受体（突触后受体），具有作用迅速、疗效相对持久以及较低的反跳性倾向的特点。用于缓解过敏性结膜炎、非感染性结膜炎的眼部症状以及解除由过敏、干眼、游泳、烟雾、隐形眼镜、疲劳等因素所引起的眼部充血。

（二）临床应用

(1) 急慢性上呼吸道感染，如急性鼻炎（伤风、感冒）、慢性单纯性鼻炎、慢性肥厚性鼻炎、急慢性鼻窦炎等。

(2) 变态反应性鼻炎（过敏性鼻炎）、鼻息肉。

(3) 气压损伤性病变，如航空性鼻窦炎、航空性中耳炎。

(4) 其他疾病：如鼻出血、鼻阻塞打鼾和其他鼻阻塞疾病。

（三）注意事项

不能散瞳的患者（如闭角型青光眼及重度窄角的患者）及对该药成分过敏的患者禁用。未经控制的高血压、心律失常、糖尿病、甲亢以及正在全身应用单胺氧化酶抑制剂的患者慎用。

（四）不良反应

(1) 喷雾过频易致反跳性鼻充血，久用可致药物性鼻炎。

(2) 少数人有轻微烧灼感，针刺感、鼻黏膜干燥以及头痛、头晕、心率加快等反应。

(3) 罕见过敏反应。

（五）禁忌证

(1) 对本品过敏者禁用。

(2) 接受单胺氧化酶 (MAO) 抑制剂治疗的患者禁用。

(3) 孕妇、哺乳期妇女及 3 岁以下小儿禁用。

四、地氯雷他定

（一）药理

地氯雷他定为非镇静性的长效三环类抗组胺药，是氯雷他定的活性代谢物，可通过选择性地拮抗外周 H_1 受体，缓解过敏性鼻炎或慢性特发性荨麻疹的相关症状。另外，体外研究结果，本品可抑制组胺从人肥大细胞释放。动物研究提示，本品不易通过血脑屏障。

（二）临床应用

1. 季节性和常年性过敏性鼻炎。

2. 过敏性结膜炎。

3. 荨麻疹。

（三）不良反应

1. 最常见不良反应为疲倦，口干和头痛。

2. 迄今罕有过敏性反应及心悸、转氨酶升高及胆红素增加的报道。

（四）禁忌证

对本品及辅料过敏者、对氯雷他定过敏者禁用。

（五）注意事项

1. 由于抗组胺药能清除或减轻皮肤对所有变应原的阳性反应，因而在进行任何皮肤过敏性试验前 48 h，应停止使用本品。

2. 肝损伤、膀胱颈阻塞、尿道张力过强、前列腺肥大、青光眼患者应遵医嘱用药。

3. 孕妇及哺乳期妇女用药

给予 34 倍人体临床推荐剂量的地氯雷他定，未发现对大鼠总体生育能力有影响。

(1) 在动物试验中未发现地氯雷他定有致畸变和致突变作用。由于尚无孕妇使用地氯雷他定的临床资料，怀孕期内使用地氯雷他定的安全性尚未确定，除非潜在的益处超过可能的风险，怀孕期内不应使用地氯雷他定。

(2) 地氯雷他定可经乳汁排泌，因此不建议哺乳期妇女服用地氯雷他定。

4. 儿童用药

地氯雷他定对 12 岁以下的儿童患者的疗效和安全性尚未确定。

5. 药物过量

服药过量刊，应考虑采取标准治疗措施去除未吸收的活性成分。建议进行对症及支持治疗。

(1) 在一项对成人和青少年进行的多剂量临床试验中，受试者接受高达 45 mg 的地氯雷他

定 (临床实际用量的 9 倍)，临床上未观察到不良反应的发生，但有使心电图 Q-Tc 间期延长的可能。

(2) 地氯雷他定不能通过血液透析排除；是否可以通过腹膜透析排除尚不可知。

五、盐酸洛美沙星

(一) 药理

诺酮类抗菌药。本品通过抑制细菌的 DNA 旋转酶而起杀菌作用，对肠杆菌科细菌如大肠杆菌、志贺菌属、克雷伯菌属、变形杆菌属、肠杆菌属等具有高度的抗菌活性；流感杆菌、淋球菌等对本品亦呈现高度敏感；对不动杆菌、绿脓杆菌等假单胞菌属、葡萄球菌属和肺炎球菌、溶血性链球菌等亦具有一定的抗菌作用。

(二) 临床应用

可用于敏感菌所致的下列感染。

1. 泌尿生殖系统感染

包括尿路感染、急慢性前列腺炎、淋球菌尿道炎或宫颈炎 (包括产酶株所致者)、急性膀胱炎、急性肾盂肾炎等。

2. 呼吸系统感染

包括咽喉炎、扁桃腺炎、鼻窦炎、中耳炎、慢性支气管炎急性发作、支气管扩张伴感染、急性支气管炎、肺炎等。

3. 消化系统感染

包括肠炎、胆囊炎、肛周脓肿等。

4. 手术感染的预防。

5. 本药滴眼液可用于外眼部感染，如结膜炎、角膜炎、角膜溃疡、泪囊炎等。

6. 本药滴耳液适用于敏感细菌所致的中耳炎、外耳道炎、鼓膜炎。

7. 其他

伤寒、骨和关节感染、皮肤软组织感染以及败血症等全身感染。

(三) 注意事项

1. 交叉过敏

本药与其他喹诺酮类药之间存在交叉过敏。

2. 禁忌证

(1) 对本药或其他喹诺酮类药过敏者。

(2) 孕妇。

(3) 哺乳妇女。

3. 慎用

(1) 中枢神经系统疾病患者 (包括脑动脉硬化或癫痫病史者)。

(2) 肾功能减退者。

(3) 肝功能不全者。

4. 药物对儿童的影响

本药可使犬的承重关节软骨永久性损害而致跛行，在其他几种未成年动物中也可致关节病发生，故婴幼儿及 18 岁以下患者应避免使用；只有在由多重耐药菌引起的感染，细菌仅对喹诺酮类呈现敏感时，在权衡利弊后才可应用本药。

5. 药物对老人的影响

老年患者肾功能有所减退，用药量应酌减。

6. 药物对妊娠的影响

本药可透过胎盘屏障，国内资料建议孕妇禁用。

7. 药物对哺乳的影响

本药可分泌至乳汁中，其浓度可接近血药浓度，应用本药时应停止哺乳。

（四）不良反应

1. 消化系统

常见恶心 (3.5%)、呕吐、腹泻 (1.4%)、腹痛 (1.2%)；发生率低于 1% 的有口干、味觉异常、消化不良、腹胀、便秘、吞咽困难、消化道出血、畏食或食欲增加、肝功能异常；本药也可引起轻至重度的假膜性肠炎。

2. 精神神经系统

常见头痛 (3.6%)、眩晕 (2.1%)；发生率低于 1% 的有嗜睡、失眠、神经质、精神错乱、焦虑、抑郁、激动、噩梦、惊厥、昏迷、过动病、震颤等。

3. 心血管系统

血压波动、水肿、心动过速或过缓、心律失常（期外收缩）、发绀、心力衰竭、心绞痛、心肌梗死发作、肺栓塞、脑血管异常、心肌病、脉管炎等，发生率低于 1%。

4. 呼吸系统

胸痛、呼吸困难、呼吸道感染、支气管痉挛、咳嗽、痰液增加、喘鸣等，发生率低于 1%。

5. 肌肉骨骼系统

腿痉挛、关节痛、肌痛等，发生率低于 1%。

6. 泌尿生殖系统

发生率低于 1% 的有少尿、血尿、尿淋漓、无尿、阴道炎、白带、会阴痛、阴道白色念珠菌病、睾丸炎、附睾炎等；此外，有尿比重异常 (≤ 0.1%)、尿素氮 (BUN) 值升高 (0.1%)，大剂量使用可出现结晶尿。

7. 血液

发生率低于 1% 的有单核细胞增多 (0.3%)、纤维蛋白溶解增多（引起止血障碍）、淋巴结病、血小板减少或增多；发生率不高于 0.1% 的有红细胞沉降率加快 (0.1%)，血红蛋白、白细胞、白蛋白或总蛋白减少，嗜酸粒细胞增多。

8. 代谢 / 内分泌系统

痛风（< 1%），发生率不高于 0.1% 的有低血糖及血电解质异常（如血钾降低）等。

9. 皮肤

常见光敏反应 (2.3%)，其发生率较其他喹诺酮类药物高，且随用药的时间延长而增高；此外，可见皮疹、瘙痒、潮红等，发生率低于 1%；严重者可发生渗出性多形性红斑及血管神经性水肿。

10. 眼

视觉异常、结膜炎、眼痛，发生率低于 1%；使用本药滴眼液可有一过性刺激症状。

11. 耳

耳痛、耳鸣，发生率低于 1%；使用本药滴耳液偶见中耳痛及瘙痒感。

12. 其他

多汗、疲乏、面部水肿、背痛、不适、无力、畏寒、鼻出血，发生率低于 1%。

六、复方薄荷油

（一）药理

薄荷脑有抑菌作用，并抑制痛觉神经。薄荷与樟脑等配成液状石蜡溶液，用于发炎黏膜，可刺激腺体分泌，减轻鼻腔干燥结痂。

（二）临床应用

适用于干燥性鼻炎，萎缩性鼻炎。

（三）注意事项

破损皮肤或开放性创口处禁用。孕妇及哺乳期妇女慎用。避免接触眼睛和其他黏膜，如口腔、鼻腔等。在使用过程中，如出现红斑或皮肤过敏，应立即停用。儿童必须在成人监护下使用。当本品性状发生改变时禁用。请将此药品放在儿童不能接触的地方。

第四节 耳鼻咽喉头颈外科特殊治疗法

一、耳鼻咽喉头颈外科疾病的低温冷冻与微波治疗

低温冷冻具有降低某些物质或生物体内分子运动速率、杀伤生物细胞的作用。冷冻手术 (Cryosurgery) 在耳鼻咽喉头颈外科疾病治疗中的成功应用约有 40 年历史，逐步发展成为重要学科分支。

（一）鼻部疾病的冷冻治疗

主要用于鼻出血、慢性鼻炎、鼻前庭疣、鼻部血管瘤以及外鼻癌的治疗。

（二）耳部疾病的冷冻治疗

对某些外耳、中耳及内耳疾病的治疗或辅助手术治疗有较好效果。主要适应证是耳郭血管瘤、假性囊肿、乳头状瘤、原位癌、寻常疣、耳郭瘢痕、皮角、中耳颈静脉球体瘤、梅尼埃病等。

（三）咽喉疾病的冷冻治疗

目前试用于扁桃体摘除、喉血管瘤以及乳头状瘤手术等。由于咽喉部冷冻后的组织水肿反应显著，特别是喉部疾病冷冻手术后易并发喉水肿与喉阻塞，需常规施行术前气管切开术，术后恢复过程长，护理要求高，实用性与临床价值有待评价。

（四）耳鼻咽喉头颈疾病的微波治疗

微波 (Microwave) 的治疗作用主要取决于内生热和热外效应。内生热可增强局部血液循环与淋巴循环，增强受照组织的代谢，改善营养状态，加速组织修复与再生过程，提高组织的免

疫反应能力。热外效应机制还不明确，但对急性炎症及内分泌腺疾病进行治疗性辐射有较好效果。耳鼻咽喉头颈疾病的治疗多采用微波凝固或微波辐射方式。

1. 肥厚性鼻炎、变应性鼻炎的微波凝固治疗

通过组织的内生热效应，使局部组织出现瞬间高温凝固、组织变性、血管闭塞，从而有效缩小鼻甲体积，改善鼻腔通气。

2. 头颈部复发性恶性肿瘤的微波辐射治疗

恶性肿瘤与正常组织的含水量有显著差异，前者高于后者，对微波辐射的吸收也高于后者。微波辐射的这一特性为有效杀伤肿瘤细胞，最大限度地保护正常细胞提供了可能。应用间歇性微波辐射，配合放疗和化疗，对头颈部复发癌的治疗有较好效果。

二、温控射频减容技术在耳鼻咽喉疾病治疗中的应用

近年来，随着新型射频治疗系统的出现，温控射频减容 (temperature-controlled radiofrequency volumetric tissue reduction，RFVTR) 技术在耳鼻咽喉疾病治疗中的应用逐渐增多，在肥厚性鼻炎和阻塞性睡眠呼吸暂停低通气综合征 (OSAHS) 治疗领域已发展成为临床上比较成熟的特殊治疗法。

RFVTR 的基本工作原理：射频治疗设备以交流电方式形成电场，经电极作用于组织，电极周围组织中的带电离子发生震荡，与液体介质生成摩擦热能，致使蛋白质变性或凝固。Coblation 射频治疗系统是以双极射频所产生的能量将射频刀头与组织间的电解液转换成等离子体的离子蒸汽层，组织中的带电离子被电场加速，目标组织中的细胞以分子为单位逐渐解体，此效应局限在目标组织的表层，是在 40～70℃的相对低温下实现的，对周围组织的热损伤有限。

1. 肥厚性鼻炎的 RFVTR 治疗

应用 Coblation 射频治疗系统时，参数设置一般为能级 5～6 级，作用时间 10～15s。在黏膜表面麻醉或局部麻醉后，将电极插入鼻甲黏膜下，电极周围组织中的带电离子发生震荡，致使蛋白质变性或凝固。治疗后的修复过程中，变性或凝固的组织逐渐纤维化和瘢痕化，瘢痕组织收缩而使鼻甲缩小，达到解除或改善鼻腔通气功能的目的。

2.OSAHS 的 RFVTR 治疗

可根据患者的具体情况对软腭、舌根和 (或) 扁桃体进行治疗。Coblation 射频治疗系统参数设置与治疗肥厚性鼻炎基本相同，全身麻醉或局部麻醉下进行。

三、耳鼻咽喉头颈外科激光治疗

激光在耳鼻咽喉头颈外科领域的应用已有约 40 年的历史。耳鼻咽喉头颈外科激光治疗学主要包括激光治疗、激光手术和激光辅助手术基础理论与临床应用研究。常用激光器主要有固体、气体和半导体激光器 3 类。

1.CO_2 激光器

气体激光器，属非接触式激光。激光波长 10.6mm，属中红外不可见光，穿透组织深度约 0.23mm，光束类型分为脉冲、超脉冲和连续波，通过导光关节臂传输，可经适配器与手术显微镜或各类内镜连接。常用输出功率 2～30W，可完成烧灼、凝固、切割、汽化等。

2. 砷铝镓半导体激光

为较新型激光器。激光波长 810±25nm，组织曝光方式可有连续、单脉冲、重复脉冲等，

通过可弯曲的光导纤维传输，输出功率 0.5 ～ 20W，可进行精确地无血切割、汽化、凝固。

3. 氩离子激光器

气体激光器。激光介质是强电离的低压氩气，在可见光蓝光谱内，波长 488 ～ 515nm，由石英光导纤维传输。光束类型为连续波，激光效率 0.1%，输出功率 1 ～ 10W，穿透组织深度 0.84mm，和血红蛋白有特殊亲和力，适用于出血性疾病和血管瘤的治疗。

4.Nd：YAG 激光器

固体激光器。激光波长 1.06mm，为近红外不可见光，光束类型脉冲或连续波，输出功率 1 ～ 100W，穿透组织深度约 4mm，可完成凝固、切剖、汽化等，由直径 300 ～ 700mm 的石英光导纤维传输。通过各种形状硬管或内镜进行深腔部位手术或治疗。

（一）激光在鼻部疾病的应用

治疗方式为局部照射和激光手术，主要适应证如下。

1. 激先手术

用于外鼻部、鼻前庭皮肤痣、疣、血管瘤、前鼻孔闭锁、鼻腔粘连、鼻中隔毛细血管瘤、乳头状瘤、中鼻甲息肉样变与下鼻甲肥大、鼻息肉等。

2. 局部照射

用于变应性鼻炎、鼻前庭炎、鼻前庭疖、鼻中隔血管扩张、黏膜糜烂，以及顽固性鼻出血、嗅觉失常等。

（二）激光在咽喉部疾病的应用

治疗方式为 CO_2 激光或 Nd：YAG 激光手术和局部照射。主要适应证如下。

1. 激光手术

用于慢性肥厚性咽炎引起的咽后壁淋巴滤泡增生、舌根部淋巴组织增生、慢性咽侧索炎、慢性扁桃体炎、咽部乳头状瘤、息肉、肉芽或囊肿、咽喉部恶性肿瘤手术以及腭咽成形术等。

2. 局部照射

用于急、慢性咽炎，急、慢性喉炎，咽喉部黏膜溃疡、喉血管瘤、声带息肉、声带小结等。

（三）激光在侧颅底手术及气管支气管手术中的应用

主要用于鼻咽癌原发或复发病灶、咽旁间隙肿瘤、颈静脉球体瘤、侵犯侧颅底的颈动脉体瘤、气管瘢痕狭窄、颈段气管癌、气管乳头状瘤、气管内毛细血管扩张、支气管内恶性肿瘤阻塞等病症的激光手术或激光辅助性手术。

第五节　立体定向放射技术在耳鼻咽喉头颈外科的应用

随着第三代伽马刀 (Gamma knife) 的诞生，立体定向放射 (Stereotactic radiation) 技术开始应用于耳鼻咽喉头颈外科疾病的治疗，迄今已有 20 多年的历史。

一、伽马刀的基本原理

伽马刀治疗原理与凸透镜的聚光原理类似，将钴 60 释放的 201 条高能伽马射线聚集靶点即病灶上，利用靶点产生的高能量，使病灶产生放射性毁损。由于靶点周围正常组织接受剂量极小，不会产生损伤。

二、临床应用

目前主要用于放疗后复发或手术后局部复发的实体性鼻咽癌、鼻腔及鼻窦癌、喉癌等恶性肿瘤，也试用于治疗不适合手术的听神经瘤、鼻咽血管纤维瘤、颈静脉球体瘤等良性肿瘤。

伽马刀在耳鼻咽喉头颈外科的应用仍处于探索阶段，疗效评价主要依据影像学改变：①肿瘤迅速坏死、吸收；②瘤体无变化，但肿瘤中心强化减弱；③治疗后肿瘤在短期内仍有增大，但进展缓慢或 1～2 年生长停滞；④治疗后肿瘤在短期内缩小或不变，但 1～2 年内瘤体义增大；⑤肿瘤体积仍以治疗前生长速度继续增大。一般认为，前 3 种改变属于有效，后两种属无效。另外，治疗后的临床和病理随访也很重要，如治疗无效，应尽快改变治疗方案。

伽马刀治疗的主要优点是无手术创伤、对病灶周围正常组织损伤较小、治疗疗程较短；其主要缺点是可能发生放射性脑损伤、可能使良性肿瘤发生恶变、对病灶＞3 cm 者无效。

近些年来，X 刀（头部直线加速器立体定向放射外科治疗系统）、质子刀（质子肿瘤治疗系统）以及适形放疗 peacock 系统等立体定向放射技术亦先后试用于临床，其应用范围和疗效评价有待于进一步的观察与研究。

第五章 耳鼻咽喉
头颈外科常见症状诊断思路

第一节 耳部症状

一、耳聋

一般将听力损失统称为耳聋 (Deafness)。耳聋的病因与临床特征极其复杂，耳聋可能是一种独特的疾病，也可能是许多外耳、中耳、内耳疾病，以及邻近器官或全身疾病在听觉系统的表现、反应或症状。

耳聋可按病变的性质分为器质性聋、功能性聋及伪聋 3 类。按发病的时间特点可分为突发性聋、进行性聋和波动性聋。通常多按病变部位分为传导性聋、感音神经性聋与混合性聋 3 类。

（一）传导性聋

传导性聋的病变主要在外耳与中耳，系外耳道或中耳传音装置发生障碍影响声波传导所致。传导性聋的骨导听力基本属正常范围，可出现自听过响等症状。

1. 耳郭病变如单纯耳郭畸形。

2. 外耳道病变如堵塞、狭窄或闭锁。

3. 鼓膜病变如鼓膜炎症、瘢痕狭窄、粘连或穿孔。

4. 听骨链病变如炎症、外伤、肿瘤所导致的粘连、缺如、中断、固定等，或先天性缺如、粘连及穿孔。

5. 咽鼓管病变如外伤、炎症、肿瘤导致的咽鼓管阻塞。

6. 内耳淋巴液波传导障碍如迷路积水、浆液性迷路炎等。

（二）感音神经性聋

病变位于 Corti 器的毛细胞、听神经或各级听中枢，则对声音感受及神经冲动传导等发生障碍，因而引起感音神经性聋，并常有重振现象。病变位于听神经及其传导路径者称神经性聋（蜗后性聋），病变发生于大脑皮质听中枢者称中枢性聋。

1. 先天性如遗传性聋、内耳发育不全等，妊娠期药物中毒、风疹等，分娩过程中缺氧，胆红素脑病。

2. 病毒或细菌性感染如流行性腮腺炎、麻疹、水痘、流行性感冒、化脓性中耳炎、脑膜炎、脑炎、梅毒等。

3. 创伤性耳聋各种损伤，如噪声、头外伤、颞骨骨折、镫骨手术创伤、长期使用强音助听器、前庭窗或圆窗膜破裂等。

4. 全身系统性疾病血管系统病变，如高血压、糖尿病、动脉硬化、高血脂。多发性硬化症。内分泌紊乱，如甲状腺功能低下、克汀病等。

5. 老年性聋。

6. 突发性耳聋。

7. 耳毒性药物中毒如奎宁、链霉素、新霉素、庆大霉素等。

8. 自身免疫性聋。

(三)混合性聋

混合性聋是由于传音系统和感音神经系统均受损害,根据病变部位不同及侵犯程度不同,可以表现以传音为主或以感音为主的混合性聋。混合性聋发生于既有外耳和(或)中耳病变,又有 Corti 器毛细胞或听神经病变而引起的同时具有传导性聋,与感音神经性聋者,例如长期患慢性化脓性中耳炎者,既有因鼓膜穿孔、听小骨破坏所致的传导性聋又可因长期毒素吸收、损伤耳蜗毛细胞而引起感音性聋。

(四)功能性聋

又称精神性聋或癔症性聋,属非器质性聋。患者常有精神心理创伤史,表现为单侧或双侧听力突然严重丧失,无耳鸣或眩晕,可突然治愈或经暗示治疗而快速恢复。

(五)伪聋

又称诈聋。指的是听觉系统无病而自称失去听觉,对声音不作应答的表现。或者是听力仅有轻微损害,有意思夸大其听力损失程度者。装聋的动机很复杂,表现多样。客观听力检查法如声导抗、听性诱发电位及耳声发射等能准确识别,但确诊前有必要与功能性聋鉴别。

二、耳鸣

耳鸣是累及听觉系统的许多疾病不同病理变化的结果,病因复杂,机制不清,主要表现为无相应的外界声源或电刺激,而主观上在耳内或颅内有声音感觉。在临床上它既是许多疾病的伴发症状,也是一些严重疾病的首发症状(如听神经瘤)。

耳鸣需与听幻觉相鉴别,耳鸣为一单调噪声,如蒸汽机、蒸汽锅的声音、雨声或震动声。听幻觉则为语言式或声音的复合感觉,如钟声或海鸥叫,交响乐在头颅内响。

耳鸣是一常见症状,许多疾病可以有耳鸣症状,不少疾病又是以耳鸣为主要首发症状,下面根据不同病因,分别叙述。

(一)耳部疾病

外耳道堵塞,不论是耵聍、异物、肿瘤、真菌病及炎症肿胀等均可导致耳鸣。因从骨导传至中耳的体内声音不能经外耳道消散所致。耳鸣轻重与外耳道堵塞程度一致。中耳炎症患者仅有少数人出现程度轻微的耳鸣,鼓室负压、听骨链粘连或固定可导致耳鸣。咽鼓管异常开放,可出现客观性耳鸣,呼吸时气流通过咽鼓管摩擦声并有自听增强现象。内耳疾病所致耳鸣多属高音调,耳硬化症的耳鸣特别明显,但多呈低音调,某些患者的耳鸣反较耳聋明显,突发性耳聋常伴有耳鸣。老年人的感音系统退行性变化中,耳鸣亦是耳聋开始的先兆症状,梅尼埃病的单侧低频吹风样耳鸣常在眩晕发作前出现,但亦可和眩晕、耳聋同时出现,经过多次发作或一次严重的发作后耳鸣常呈永久性并属高频。噪声性聋的耳鸣多属高音调,病程较久者多为持续性。听力呈感音神经性聋,4000Hz 处常有凹陷。

(二)心血管疾病

耳鸣呈搏动性,常与心跳或脉搏同步,强度往往较大,其中约有 10% 为高血压。贫血者因心排出量增加亦呈搏动性耳鸣，有时可为持续性嗡嗡声。头颈部或颅底血管异常可产生搏动性客观性耳鸣，在头颈部如颞部、外耳道、颈部等可闻及血管杂音，压迫颈部血管可使耳鸣减轻或消失，活动时杂音增强，多为单侧。除耳鸣外可伴有眩晕、听力下降、头脑胀满等症状。这些疾病有颅内或颅外动脉的动-静脉畸形、颈内动脉狭窄或动脉瘤、颈外动脉狭窄、颈内动脉发育不良、异位的鼓室内颈内动脉、镫骨动脉未闭、颈静脉球膨大或高位颈静脉球、乳突导血管异常等。颈静脉球体瘤为单侧搏动性耳鸣，用鼓气耳镜在外耳道加压，耳鸣可暂时减轻或消失。

(三) 肌源性疾病

耳鸣调低，与脉搏不同步，节律不规则，间断的"咔嗒，咔嗒"声，多数为每秒钟 1～2 次，强度相对较低，为客观性耳鸣，但压迫颈部血管或颈部运动对耳鸣无影响。与咽腭肌、鼓膜张肌、镫骨肌的痉挛性收缩有关。以腭肌阵挛最常见。不仅患者自己感觉到，而且旁人于外耳道口处亦可闻及。

(四) 代谢性疾病

甲状腺功能亢进，由于增加心排出量而引起搏动性耳鸣；甲状腺功能低下，因细胞外液增加，或内淋巴压力增加亦可引起耳鸣。糖尿病引起耳鸣的发生率甚高。高血脂伴血管阻塞及感音神经性聋者其耳鸣发病率高于常人。维生素缺乏亦可引起耳鸣。

(五) 神经科疾病

头颅创伤后耳鸣发生率甚高，常伴有高音或全频率下降的感音神经性聋，脑膜炎、多发性硬、化症亦可发生耳鸣。

(六) 药物毒性反应

阿司匹林、阿司匹林复合物、奎宁、氨基糖苷类抗生素等药物均可引起耳中毒，耳鸣比耳聋更早出现。重金属如汞、铅、砷等应用时，若出现耳鸣常是中毒的主要症状。苯胺可引起严重耳鸣。咖啡可增加耳鸣的严重程度，停用咖啡、可可、茶、香烟后耳鸣可能明显减轻，大麻叶常使耳鸣加重。

(七) 其他

如自身免疫性耳聋病、颞颌关节综合征、梅毒、过敏等均可导致耳鸣。情绪波动、焦虑不安、精神紧张亦可激发耳鸣。高热心跳加快，常可出现搏动性耳鸣。

三、眩晕

眩晕 (Vertigo) 是一种运动性或位置性错觉，感自身或外界景物发生运动。前庭系统、本体感觉系统和视觉系统与中枢神经系统之平衡信息整合中枢一起，共同参与维持机体平衡，上述系统疾病皆可引起广义的眩晕，或称头晕 (Dizziness)，故眩晕为一常见症状。按病变部位和病因可将眩晕分为前庭性眩晕和非前庭性眩晕两大类，前者又可分为前庭中枢性和前庭外周性眩晕两亚类。

其临床表现特点如下：①前庭外周性眩晕：又称真性眩晕，常突然发病，患者感自身或四周景物旋转或摇摆，可因头位变动而加重；持续时期较短，常伴耳鸣、听力减退，可出现规律性 (多为水平性) 眼震，伴有恶心、呕吐等自主神经症状，神志清楚，有自行缓解和反复发作倾向。常见疾病如梅尼埃病、迷路炎、窗膜破裂、耳毒性药物中毒等。②前庭中枢性眩晕：发病较慢，多为左右摇晃、上下浮动，而非真正旋转性眩晕；可为进行性，持续较长，发病与头位变动无关，一般无耳鸣及听力减退，常伴各种不同类型的眼震和其他中枢神经系统病损的表现。常见病变如脑干或小脑肿瘤、脑部血管病变等。有些疾病可同时累及前庭外周及前庭中枢，而出现相应症状。③非前庭性眩晕：表现不一，可为平面漂浮感或感倾斜及直线晃动等。常见疾病有高血压、严重贫血、心脏病、脑外伤后遗症、低血糖、神经官能症以及颈性眩晕和眼性眩晕等，须予以鉴别。

常见病因鉴别如下。

(1) 前庭神经元炎：有病毒病灶感染史，突然发病，一般无耳聋耳鸣。

(2) 迷路炎：包括浆液性和化脓性迷路炎，有化脓性中耳炎史，尤其胆脂瘤型，瘘管试验多阳性。

(3) 外伤：有颅脑外伤史，可合并有中耳听骨链和迷路前庭损害，亦可累及脑干和中脑。

(4) 梅尼埃病：为突然发作性眩晕，伴有耳鸣、耳聋和耳胀满感，可复发。

(5)lermoyez 综合征：先有耳鸣和听力减退，继而发生眩晕。

(6)Paget 病：属变形性骨炎，累及颞骨多能引起耳聋、眩晕，头痛和颅骨改变。

(7)Cohan 综合征：属结缔组织病，表现为反复发作性耳鸣、眩晕和耳聋。

(8) 多发性硬化症：反复发作性进行性眩晕，累及前庭小脑通路，可伴其他脑神经症状。

(9) 血管性眩晕：可由于锁骨下动脉、椎动脉，椎基底动脉供血不全等。

(10) 小脑后下动脉栓塞：出现 Wallenberg 综合征、突发眩晕，伴有同侧面部和对侧躯体感觉异常和触觉减退。

(11) 颈性眩晕：包括颈椎病、骨质增生、关节强直、外伤、椎间关节障碍、颈肌病变等引起眩晕，亦可能由于颈椎椎间孔压迫椎动脉影响供血，或由于血管神经作用异常。

(12) 小脑脑桥角肿瘤：该处肿瘤以听神经瘤多见，引起眩晕伴有耳鸣、耳聋和同侧角膜反射减退，可以出现小脑损害体征。

(13) 中毒性反应感染性疾病：如流行性脑膜炎、乙型脑炎、麻疹、猩红热、腮腺炎、带状疱疹等，药物性如链霉素、新霉素、卡那霉素、庆大霉素、奎宁、水杨酸等中毒。

(14) 位置性眩晕：指头位改变引起的眩晕，属于前庭系统的功能性紊乱，病变可能在迷路、前庭神经或前庭小脑通路。

(15) 晕动病：发生在乘车、船、飞机等。

(16) 循环系统疾病：常见于血液病、心脏病、动脉硬化、血栓形成等，引起脑缺氧、直立性低血压、贫血、白血病、内耳出血等亦可导致眩晕。

(17) 颅内疾病：凡颅内占位性病变、炎症、外伤、脑室系统病变和阻塞性病变以及偏头痛、癫痫等，均可出现眩晕。

(18) 内分泌及代谢障碍：见于月经不调、妊娠、绝经期、甲状腺功能减退、糖尿病低血糖等。

四、耳痛

耳痛是一种常见病，耳痛为常见症状，常因耳部疾病引起 (原发性或耳源性耳痛)，也可因耳部邻近器官或其他器官疾病所致 (继发性或反射性耳痛)。耳痛的严重程度与病变的严重性不一定都一致，但也可能是某些严重疾病的信号 (如耳部的恶性肿瘤)。耳咽管 (从喉咙背后通到中耳的管道）阻塞是儿童及成人最常见的耳痛原因，通常感冒、鼻窦感染或过敏都会加重耳痛。

耳痛临床上可分为耳源性耳痛和反射性耳痛。耳源性耳痛又称原发性耳痛，为耳部本身病变压迫和刺激局部的痛觉神经末梢所致；反射性耳痛又称继发性耳痛，是由于分布在耳部的感觉神经病变，或其所支配其他部位病变引起疼痛，可通过该神经反射至耳部引起疼痛。

（一）反射性耳痛

1. 腭、舌、咽部疾病

如扁桃体疾病、扁桃体术后、咽部肿瘤、咽部溃疡、咽部脓肿、舌癌、茎突过长等，可因舌咽神经受累引起反射性耳痛。

2. 喉部疾病

如喉结核、喉癌、喉咽癌、喉软骨膜炎等，因喉上神经受累，经迷走神经耳支引起反射性耳痛。

3. 鼻、口腔疾病

如鼻窦炎、上颌窦肿瘤、龋齿、牙周炎、舌前2/3溃疡和肿瘤、口底肿瘤、唾液腺感染和结石、错咬合、阻生牙等，因三叉神经上颌支或下颌支受累，经三叉神经耳颞支引起反射性耳痛。

4. 颞颌关节及其邻近组织疾病

如颞颌关节炎、腮腺炎、腮腺肿瘤等，可通过耳颞神经引起耳痛。

5. 耳周淋巴结炎、颈部转移肿块

因耳大神经或枕小神经受累引起耳痛。

6. 肺、支气管病变

经迷走神经分支反射可引起耳痛。颈椎棘突，颈淋巴结转移性病变经第二、第三颈神经亦可引起耳痛。

临床上，若患者主诉耳痛，而耳部正常，应仔细检查鼻、咽、喉、口腔、颈部及肺部等寻找病因。

（二）耳源性耳痛

1. 外耳外伤

可以导致耳部血肿、外耳道撕裂等，均有耳痛。

2. 耳郭软骨膜炎

属非化脓性软骨膜炎者，其疼痛不明显或轻微胀痛；而化脓性软骨膜炎，则疼痛显著，局部压痛极为明显，并伴全身发热等症状。

3. 耳郭丹毒

局部红肿浸润，疼痛，并全身发热。

4. 耳郭冻伤

轻则瘙痒，重则疼痛。

5. 耳带状疱疹

耳郭及外耳道皮肤灼热刺痛感，有成片小疱，剧痛，常伴同侧周围性面瘫。

6. 外耳道耵聍

团块状耵聍栓塞外耳道，一般无症状，或轻微胀痛不适，若遇水膨胀，则有明显胀痛。

7. 外耳道异物

视异物种类。大小而定，一般无耳痛，若豆类异物遇水膨胀，或尖锐异物，或活动的昆虫刺伤可引起耳痛。

8. 外耳道炎

一般有灼热感或微痛，若为坏死性外耳道炎，多发生于糖尿病患者，病变可累及骨质，常为剧痛。

9. 外耳道疖

常有挖耳外伤或游泳后外耳道浸湿发炎病史，疼痛为搏动性，难以忍受，牵拉耳郭尤甚，耳屏压痛明显，患者在说话或咀嚼时因颞颌关节的活动而使耳痛加剧。一旦破溃流脓，耳痛可缓解。

10. 鼓膜外伤

耳痛极短暂，常伴有出血和程度不等的听力障碍，鼓膜穿孔。

11. 大疱性鼓膜炎

多为感冒后发生，持续性耳内刺痛，大疱破溃，流出少量液体，耳痛缓解。

12. 分泌性中耳炎

耳内闷胀感，听力减退，鼓膜内陷，鼓室可能有积液，一般不伴耳痛，若有耳痛，其程度与疾病本身的严重程度亦并不完全一致。气压创伤者，如飞行或潜水等气压突变，尤其对咽鼓管功能不良者，可出现程度不一的耳痛、耳鸣、鼓室积液、听力减退和眩晕等。

13. 急性化脓性中耳炎

多见于小儿，有剧烈耳痛，如针刺痛或刀割痛，可随脉搏跳痛。鼓膜充血向外膨隆，听力下降，并有全身发热等中毒症状。待鼓膜穿孔或切开排脓，鼓室压力降低后，耳痛症状迅速缓解。若耳痛持续不减，乳突部红肿、压痛，应考虑为急性乳突炎。

14. 慢性化脓性中耳炎

一般无耳痛，一旦慢性化脓性中耳炎，特别是胆脂瘤或肉芽型患者出现耳痛，耳部流脓不畅，并有全身发热等不适，应视为慢性化脓性中耳炎急性发作，亦可视为严重颅内、外并发症的先兆，应予重视。

15. 耳部恶性肿瘤

包括耵聍腺癌，中耳癌、颞骨浆细胞瘤等，病初期为间歇性隐痛，晚期呈持续性钝痛，夜间加剧，并向面部及颞颈部放散。

五、耳漏

从外耳道内流出一些非脓性的液体，医学上称为"耳漏"。这种情况见于很多疾病，流出液体的性质、气味及颜色，往往为某些疾病的特殊表现。耳漏的质、量、气味和色泽因病因不同而各异，但同一疾病的不同阶段又可相互转化，有时两种类型并存，根据耳漏的性质分别叙述如下。

1. 浆液性

为黄色微混液体，内含少量蛋白质、血细胞和脱落上皮，一般无臭味。系中耳黏膜浆液腺的分泌或血管壁炎性扩张后的血清漏出、如外耳道湿疹、结核性中耳炎初期无继发感染者及过敏性中耳炎等。

2. 黏液性

含有黏液素，可拉成细丝，一般无臭味。来自中耳黏膜的黏液腺，因炎症刺激分泌增多。如分泌性中耳炎鼓膜穿破或置通气管者。腮腺因外伤或感染有瘘管通往外耳道，亦可有黏液性分泌物外漏。

3. 脓性

含大量脓细胞，系化脓性炎症所致，可有臭味，金黄色葡萄球菌感染为黄绿色稠脓，铜绿假单胞菌（绿脓杆菌）感染为铜绿色脓液，结核杆菌感染为稀脓呈米汤样脓液，真菌感染因菌种不同而呈黑色、黑褐色，黄褐色分泌物或痂皮。胆脂瘤型慢性化脓性中耳炎，有恶臭分泌物，量少，呈白色干酪状。如外耳道真菌病、外耳道疖、弥漫性外耳道炎、化脓性中耳炎、结核性中耳炎，耳周淋巴结或囊肿化脓以及化脓性腮腺向外耳道破溃后均可引起脓性耳漏。

4. 血性

为红色，混有少量血液则为淡红色，血量多则呈鲜红色，含血细胞，易凝聚，有腥臭。常见于耳郭及其周围外伤、外耳道乳头状瘤、大疱性鼓膜炎、急性化脓性中耳炎鼓膜穿孔初期、蓝鼓膜症及颈静脉体瘤糜烂溃破、中耳癌、颞骨骨折伴脑脊液耳漏混有血液等。

5. 水样

一般为脑脊液耳漏，或来自内耳外淋巴液。鼓膜完整时，液体从咽鼓管流出。亦可发生于蜗窗或前庭窗膜破裂者，颅骨骨折或耳部手术所致硬脑膜损伤后。

6. 脂性

俗称"油耳"，淡黄色油状黏附于外耳道，见于外耳道皮脂分泌过多症，为正常生理现象。

六、共济失调

共济失调系指在肌张力正常情况下出现的运动协调障碍，即随意运动幅度及协调发生紊乱，以致不能维持躯体姿势与平衡。检查时，首先要排除肌肉瘫痪和视觉调节障碍所导致的共济失调。试验包括昂白试验、轮替试验、指鼻试验、踏步试验、闭目行走试验等。临床上有以下几种。

1. 感觉性共济失调

感觉性共济失调是指躯体、四肢有深部感觉障碍，不能向中枢传入信息反映躯体位置。其特征是睁眼时症状不明显，闭眼或在黑暗中加重，下肢症状明显。发生的病因有周围神经变性、后根病变、后束病变、脑干病变、脑血管病变、顶叶损害等。

2. 小脑性共济失调

小脑性共济失调是指小脑各传出、传入神经遭受破坏，出现平衡障碍，站立、步态不稳，肢体共济失调，出现辨距不良、轮替试验障碍、运动起止延迟和连续运动障碍，有小脑性眼震。

3. 前庭性共济失调

前庭性障碍引起共济失调，患者出现站立不稳、眩晕、眼震、失去平衡，但无肢体运动障碍。

其损害可能在内耳迷路、前庭核或中枢。

4. 混合性共济失调

几种原因引起的共济失调并存。

七、耳痒

真菌性耳道炎主要病症表现为耳痒、耳内不适、流水样分泌物，分泌物阻塞耳道时影响听力。真菌性耳道炎，在耳道疾病中占有相当的比率，其发病多在耳内感染的基础上诱发真菌属感染引起。

耳部疾患引起耳痒有下列几种。

1. 外耳湿疹

可发生于耳郭或外耳道，除奇痒外，并有浆液性分泌物，如有继发感染则分泌物呈脓性，局部皮肤出现红斑、丘疹、水泡、渗液、结痂、鳞屑、皲裂等。婴幼儿症状明显，奇痒难忍，烦躁不安，甚至影响饮食和睡眠。

2. 外耳道真菌病

如毛霉菌病、曲霉菌病和念珠菌病等，均有耳痒。若病变侵犯皮肤深层，可引起弥漫性炎症，耳部灼热痒感。渗出物多堵塞外耳道则影响听力，干燥时可结痂，可为黑色、黑褐色、黄褐色。干痂表面有一层粉末状物，显微镜下可见到真菌。

3. 局部药物过敏或药物接触性皮炎

有滴耳药史。外耳道水肿渗出较多，耳痒，停药后即好转。

4. 外耳道异物

如小昆虫或耵聍等异物，可引起耳痒。

5. 耳部被昆虫刺伤或咬伤

可引起耳痒。

6. 耳郭冻伤

发生在寒冷气候耳郭暴露，初期为麻木感，继而红肿有灼热和痒感，严重者局部可呈坏死现象。

7. 慢性化脓性中耳炎长期流脓

刺激外耳道皮肤，引起湿疹样皮炎、结痂等可引起耳痒。

8. 脂溢性皮炎、弥漫性外耳道炎

均可引起耳痒。

9. 银屑病、老年性瘙痒症

耳内皮肤干燥脱屑并耳痒。

八、耳出血

耳出血常发生于耳鼓膜穿孔或颅底骨折时。鼓膜是一片具有一定韧性的薄膜，位于外耳道深部，是人体声音传导系统的重要组成部分。鼓膜易受直接损伤或间接冲击而破裂。直接损伤多见于掏耳朵或取异物时将镊子、发卡或火柴梗等伸入外耳道过深，以致刺破了鼓膜。间接冲击多见于爆破时的声波击破鼓膜所致；亦可因跳水、拳击耳部或滑冰时突然跌倒而使鼓膜被震破。

1. 耳出血

多发生于外伤之后，如机械性损伤外耳道、鼓膜和鼓室，气压伤或爆炸时鼓膜破裂。颅底骨折，可损伤外耳道前壁的下颌关节，累及外耳。颞骨骨折，损伤外耳道顶壁及中耳或颞骨岩部，横断骨折后出血。比较严重的出血可能来自颈内动脉颅骨段，多合并于严重颅底骨折及鼓膜破裂，有血自外耳涌出。畸形颈静脉自下鼓室向鼓室膨隆，进行穿刺时，刺破血管壁，引起出血。中耳肿瘤，如颈静脉球体瘤和中耳癌或肉瘤，在进行活检时，可引起出血，亦可发生于肿瘤侵蚀动脉壁，继发大出血。

2. 血性分泌物

大疱性鼓膜炎，血疱破溃时，可流出血性浆液性分泌物，一般血含量不多。化脓性中耳炎，鼓膜自然穿孔或行鼓膜穿刺术时，可流出少量血性分泌物；中耳肉芽、息肉或恶性肿瘤，经常伴有血性分泌物，尤其当触动或活检时，除血管瘤等以外，血性成分不多。

3. 血性清液

指脑脊液混合有血液，多发生在颅骨骨折等外伤后，有脑脊液流出，初期多混有血色，多数血量逐渐减少。

九、聤耳

发生于中耳部的急性或慢性化脓性耳病。因有耳窍流脓，所以又叫耳脓。相当于西医的化脓性中耳炎。

其特征是急性发作者，初起耳内瘙痒，继而暴肿赤热，剧烈跳痛，耳窍流脓，伴有怕冷、发热等全身症状；慢性发作者，初起耳内胀痛，继而耳窍流脓，疼痛减轻，有全身不适，发热等症状。

临床分两型。

1. 急性者

发病前有感冒或游泳、沐浴、洗头等污水灌耳，或挖耳损伤等病史。发病急剧。初起瘙痒，或有充塞压迫的感觉；继而暴肿，疼痛剧烈，如锥刺，鸡啄，直到耳窍流脓，疼痛稍有减轻。伴有怕冷，发热，纳呆，便秘等症状。

2. 慢性者

有急性聤耳、麻疹、伤寒等病史。初起耳内肿胀、疼痛；久之则溃脓稀薄，青白或黑臭。伴有低热、眩晕、耳鸣、听力减退等症状。病程长达数年至数十年，久不收口，或愈后反复发作。

十、鼓膜充血

因为各种耳部炎症或耳部外伤所致的鼓膜充血，鼓膜破裂。

鼓膜表现为充血、外突，听力下降，鼓室积液，甚至鼓膜破裂。

几种常见疾病。

化脓性中耳炎：主要症状为耳先有充塞压迫感，继之刺痛或钻痛，并有随脉搏跳动的感觉，剧痛时常放射到头和牙齿。发热可高达38℃以上，小孩可达40℃，听力减退，耳漏脓性分泌物。检查可见鼓膜充血，因中耳脓液增加而鼓膜突起，致穿孔，脓液溢出，在鼓膜充血减退分泌物减少时，穿孔鼓膜的边缘可逐渐愈合。

支原体肺炎：体检示轻度鼻塞、流涕，咽中度充血。耳鼓膜常有充血，约15%有鼓膜炎。

颈淋巴结可肿大。少数病例有斑丘疹、红斑或唇疱疹。胸部一般无明显异常体征，约半数可闻干性或湿性啰音，10%～15% 的病例发生少量胸腔积液。

鼓膜外伤：症状轻微，鼓膜轻度充血者，休息数小时或 1～2 日多可自愈。鼓膜充血明显，鼓室内有积液者，可行咽鼓管吹张，使积液逸出，同时行超短波治疗，促进积液吸收。

航空性中耳炎：自觉症状包括耳内堵塞感、耳鸣、耳痛、听力下降、眩晕等。检查所见轻重不一，可以表现为鼓膜充血内陷、鼓室积液（稀薄的金黄色浆液性分泌物）或鼓室积血（黏膜血管破裂，鼓室内积留新鲜血液），严重时还可出现鼓膜破裂。

第二节　鼻部症状

鼻病可有各种症状，但有时发生某一鼻部症状，不一定就是鼻病。如因环境温度突变、灰尘或异味刺激，或情绪波动，可诱发暂时性鼻塞、流涕或喷嚏，属机体一种正常生理反应。只有症状每天发作、每周超过 4d 才能视为病理表现。鼻部疾病可引起临近区域和全身症状，鼻临近部位或其他系统疾病也可出现鼻部症状。应仔细询问病史，分析症状特点以获得可靠诊断依据。

一、鼻漏

鼻漏是鼻部疾病常见症状之一，可经前鼻孔流出，或向后流入鼻咽部，流向后鼻孔时称后鼻溢液。在正常鼻腔中只有少量黏液，呈湿润状态，以维持鼻黏膜纤毛运动。当有病变时分泌物的量和性质发生变化，根据其性状即可判断鼻疾病的程度。按其性状可分为水样、浆液性、黏液性、黏脓性、血性，脑脊液等，分述如下。

由于原因不同，分泌物的性质各异，可分为以下 6 种。

1. 水样鼻漏

分泌物稀薄、透明如清水样，多见于急性鼻炎早期和变态反应性鼻炎发作期。急性鼻炎分泌物含有脱落细胞、少数红细胞、细菌及黏蛋白，而变态反应性鼻炎则含有多量嗜酸性细胞。

2. 黏液性鼻漏

正常鼻黏膜腺体经常分泌黏液性分泌物，使鼻黏膜保持湿润，不致外溢，也不自觉。当感情变化时由于反射作用，腺体分泌增加则可外溢。慢性炎症、物理和化学性刺激，亦可使鼻分泌物增加，发生黏液性鼻漏。

3. 黏脓性鼻漏

急性鼻炎的恢复期、慢性鼻炎及鼻窦炎等分泌物多为黏脓性。由于炎症破坏使黏膜上皮细胞脱落，多形核白细胞浸润渗出，分泌物黏稠，混有脓性成分。

4. 脓性鼻漏

多见于较重的鼻窦炎已侵及骨部者，如额骨骨髓炎、牙源性上颌窦炎等。儿童鼻腔异物日久亦可有纯脓性分泌物。

5. 血性分泌物

指鼻分泌物中带血，血液来自鼻腔，可能是鼻涕混有血丝、血迹，若来自鼻窦，则常见血与黏液脓均匀混合后排出。鼻内分泌物带血，常见于急性鼻炎、萎缩性鼻炎、鼻腔异物、鼻腔结石、溃疡、鼻白喉及肿瘤等。如鼻涕向后流或向后吸分泌物吐出并带血者，应详查鼻腔、鼻窦及鼻咽部，查明出血来源。血性鼻涕可为鼻腔后部、鼻窦及鼻咽部恶性肿瘤的早期症状，应提高警惕。

6. 脑脊液鼻漏

系脑脊液自蛛网膜下隙经鼻窦与颅底相隔的缺损或筛板瘘孔流入鼻腔，可呈持续性或间歇性，单侧者居多，双侧少见，分泌量多少不定。鼻内镜手术损伤中鼻甲附着处的骨质（如筛顶）容易引起脑脊液鼻漏。若颅脑外伤或剧烈活动后出现鼻漏液，清亮、透明呈水样，无黏性，久置后不自行凝结应考虑脑脊液鼻漏。此时应对鼻漏液行葡萄糖定量分析，如在 1.7mmol/L 以上可定为脑脊液。

二、鼻塞

鼻塞 (Nasalobstruction) 即经鼻通气不畅，有单侧、双侧之分，可以是部分的、交替性的、体位性或持续性的。持续性鼻塞常见于鼻内结构异常。如先天性后鼻孔闭锁、鼻中隔偏曲、过度汽化的中鼻甲、增厚内移的上颌骨额突以及先天性梨状孔狭窄等。间歇性或发作性、交替性鼻塞多见于鼻黏膜炎性或血管神经性反应，如感染、变态反应、自主神经紊乱、药物作用、内分泌失调等，此类鼻塞多为双侧。单侧鼻塞进行性加重与鼻内或邻近部位新生物有关，如鼻息肉、鼻及鼻窦肿瘤、鼻咽部肿瘤等。若为双侧常由慢性炎症引起的黏膜增生性病变所致。

婴幼儿及儿童期鼻阻塞见于先天性鼻部畸形，如先天性后鼻孔闭锁、腺样体肥大、鼻腔异物等。幼儿单侧持续性鼻塞并伴有呼气臭味、脓血涕者多为鼻腔异物引起。

成人鼻塞的常见原因有各种鼻炎、鼻窦炎、肿瘤、鼻中隔偏曲等。急性鼻炎时，鼻塞为期较短，并伴有发热等全身症状。单纯性鼻炎的鼻塞为间歇性、交替性、时轻时重，侧卧时下侧鼻塞较重。

肥厚性鼻炎多为持续性鼻阻塞，不受体位影响。萎缩性鼻炎也可引起鼻塞，主要由鼻腔内干脓痂所致，有时虽无脓痂，鼻腔通畅，但因鼻腔宽大，呼吸气流压力降低和鼻黏膜感觉神经萎缩，自觉仍通气不畅，有"功能性鼻塞"之称。

"药物性鼻炎"系长期应用减充血药滴鼻造成，可出现持续性鼻塞。

鼻窦炎引起的鼻塞多为一侧性，伴脓涕。如并发鼻息肉，鼻塞更重，可为进行性或持续性。鼻及鼻窦变应性疾病的鼻塞为阵发性，发作时有鼻内发痒、喷嚏、流清涕等症状，与急性鼻炎相似，但无发热等全身症状。鼻中隔偏曲、鼻中隔黏膜肥厚、鼻中隔血肿和脓肿等均可引起鼻塞。

鼻中隔偏曲有时不仅偏曲侧鼻塞，对侧由于鼻甲代偿性肥大也可出现鼻塞现象。鼻、鼻窦和鼻咽部肿瘤所致鼻塞呈进行性，鼻塞随肿瘤生长而逐渐加重。良性肿瘤进展缓慢，恶性肿瘤进展较快，多伴有鼻出血及头痛等症状。凡鼻塞者不论轻重，若伴有鼻出血，甚至仅少许血迹或血染鼻涕，应警惕恶性肿瘤的可能，需详细检查明确诊断。

全身因素所致鼻塞也不少见，如内分泌功能紊乱（甲状腺功能减退、糖尿病、青春期鼻黏膜腺体功能旺盛）、全身血管舒缩失调以及服用降压药等都可以引起鼻塞。

对于主诉鼻塞的患者，应详细询问鼻塞是单侧还是双侧、程度、表现特点及病程时间、伴随症状、近期用药史等。长期鼻塞可引起各种不良后果，如婴幼儿的营养不良、颌面发育畸形、咽鼓管功能不良导致的听力下降，长期经口呼吸导致口咽发干、慢性咽喉炎，睡眠时导致鼻源性鼾症，严重者发生睡眠呼吸紊乱综合征，使患者产生头晕、困乏、记忆力下降等症状，久之影响心肺功能。

三、鼻出血

鼻出血 (Epistaxis) 又称鼻衄，是临床常见症状之一，多因鼻腔病变引起，也可由全身疾病所引起，偶有因鼻腔邻近病变出血经鼻腔流出者。鼻出血多为单侧，亦可为双侧；可间歇反复出血，亦可持续出血；出血量多少不一，轻者仅鼻涕中带血，重者可引起失血性休克；反复出血则可导致贫血，多数出血可自止。出血可发生在鼻腔的任何部位，但以鼻中隔前下区最为多见，有时可见喷射性或搏动性小动脉出血，鼻腔后部出血常迅速流入咽部，从口吐出，一般说来，局部疾患引起的鼻出血，多限于一侧鼻腔，而全身疾病引起者，可能两侧鼻腔内交替或同时出血。

对主诉鼻出血患者，应询问其首先出血侧，判断出血部位，寻找出血点，估计出血量。询问伴发症状、既往鼻病史、饮食习惯和全身相关疾病。偏食或不良饮食习惯是儿童鼻出血的重要原因。若成人反复单侧出血应考虑鼻、鼻咽部新生物。女性患者应注意与月经周期的关系。对中老年人鼻出血应考虑高血压、动脉硬化、肺心病等。同时应注意患者全身状态、有无贫血、休克等急症。

鼻出血可以发生在任何年龄，儿童及青年鼻出血多发生在立特区。鼻出血以单侧、鼻前部流血者多见。年龄超过 50 岁的单侧鼻出血常是因为动脉硬化。在鼻腔后部近下鼻甲后端静脉丛为鼻腔后部的常出血处，多见于老年人。经常双侧无故反复鼻出血，多因全身性疾病引起。鼻出血既可为鼻腔局部疾病所致，如外伤、黏膜炎症、糜烂、肿瘤，也可为全身疾病在鼻部的表现，如营养不良 (偏食)、血液病、高血压病等。

(一) 局部因素

1. 外伤

由于局部机械性损伤，鼻骨和鼻窦骨折等。手术损伤，如上颌窦穿刺术后、鼻内鼻甲手术、鼻窦手术、鼻中隔手术等。颅底骨折累及蝶骨、动脉瘤破裂、面部严重骨折等。

2. 鼻异物

鼻腔异物，异物继发感染、糜烂、渗血，鼻石等。

3. 炎症

鼻腔炎症如鼻前庭炎、鼻中隔黏膜糜烂、急性鼻炎、急性鼻窦炎、萎缩性鼻炎、有害化学气体刺激等。

4. 鼻腔、鼻窦肿瘤

良性瘤如鼻中隔毛细血管瘤、鼻腔鼻窦血管瘤、出血性息肉等，恶性瘤包括鼻腔、鼻窦鳞癌、腺癌、肉瘤及恶性肉芽肿等。

5. 鼻咽部病变

如鼻咽纤维血管瘤、鼻咽癌等。

(二) 全身因素

1. 心血管疾病

见于动脉压过高,如高血压、动脉硬化症;静脉压过高,如慢性气管炎、支气管肺炎、肺气肿、肺源性心脏病患者,于剧烈咳嗽气喘发作时,鼻腔静脉怒张引起出血。

2. 凝血功能不全

如贫血、血友病、白血病、再生障碍性贫血、出血性紫癜、颗粒性细胞缺乏症等。

3. 内分泌紊乱

如月经紊乱、代偿性月经、妊娠期,绝经前期、绝经期等。

4. 风湿热

患风湿热病的早期,血管脆性增高,多见于儿童。

5. 急性传染病

如上呼吸道感染、流行性感冒、麻疹、疟疾、猩红热、伤寒、斑疹伤寒、黑热病、回归热等,在高热期易发生出血。

6. 维生素缺乏

以维生素 C、K、B、P 等缺乏。

7. 细菌感染

如金黄色葡萄球菌感染,鼻黏膜糜烂出血。

8. 遗传因素

如遗传性毛细血管扩张症等。

9. 重金属及药物中毒

如汞、磷、砷、苯,或经常服用水杨酸类药物。

四、嗅觉障碍

嗅觉是具有气味的微粒(嗅素)随吸入气流进入鼻腔,接触嗅区黏膜,溶于嗅腺的分泌物中,刺激嗅细胞产生神经冲动,经嗅神经、嗅球、嗅束传至皮质中枢所产生的感觉功能。嗅觉障碍在临床上以嗅觉减退和嗅觉丧失为常见,而嗅觉过敏、嗅觉倒错和幻嗅则较为少见。

人的嗅感觉障碍一般有三种形式,一种是感受气味强度改变,表现为嗅觉敏感性降低或过强,包括嗅觉减退、嗅觉缺失和嗅觉过敏。另两种是感受气味性质改变的嗅觉畸变:其一是吸入的气味与记忆的不同,称为刺激性嗅觉畸变或嗅觉畸变 (Tro-posmia);另一种是环境里并没有气味而有气味的感受,称为嗅幻觉。嗅觉障碍分类的方法和听觉障碍的分类方法有相似之处,主要有下列方法。

1. 根据嗅觉受损部位分类

分为外周性、中枢性和混合性。

(1)外周性:鼻腔的病理改变导致嗅气味的传导障碍和嗅上皮的病变引起的嗅觉感受障碍。

(2)中枢性:嗅觉中枢通路受损所致,如 Alzheimer 病、Parkinson 病、Huntington 病、精神分裂症、先天性失嗅、颅脑外伤、颅内肿瘤等。

(3)混合性:由上述两种因素引起的嗅觉障碍。

2. 根据嗅觉受损性质分类

分为器质性嗅觉障碍和精神性嗅觉异常两类。

(1) 器质性嗅觉障碍

1) 传导性 (又称呼吸性)：病变多发生于鼻腔，由于含有嗅素的气流受阻或改变方向不能到达嗅区，致使不能感受嗅素的气味或者嗅觉敏感度下降。如鼻腔和鼻窦的炎症、新生物、创伤和发育障碍、腺样体肥大、喉切除术后等。

2) 感觉神经性：嗅上皮和嗅神经系统等感觉和中枢结构损伤引起的嗅觉障碍。虽然有气流到达嗅区，但不能感受或者敏感度降低。包括病毒感染、头外伤、颅内肿瘤、挥发性的化学或污染物质暴露、癫痫、心理障碍、神经变性性疾病、遗传性病变、神经外科手术干扰、鼻及鼻中隔整形术损伤、放射治疗、药物及血液透析等。

3) 混合性：上述两种成分都有的嗅觉障碍。

(2) 精神性嗅觉异常 (嗅神经症)：即嗅觉传导、感受系统正常，由于各种精神性因素造成的嗅觉障碍。

1) 嗅觉过敏：对嗅素刺激特别敏感。

2) 嗅觉倒错：吸入的嗅素与记忆中这种嗅素的气味不同，是主观歪曲气味的一种症状。

3) 幻嗅：指在环境中没有气味分子刺激时，能闻到气味的一种现象。

3. 根据受损程度分类

分为嗅觉缺失和嗅觉减退。

(1) 嗅觉缺失 (Anosmia)

1) 全部嗅觉缺失：不能察觉任何气味的嗅觉感。

2) 部分嗅觉缺失：可察觉部分气味的嗅觉感。

3) 特殊嗅觉缺失：部分缺失的一种，仅一种或有限的几种气味不被感觉。

(2) 嗅觉减退 (Hyposmia)

1) 全部嗅觉减退：对所有气味感觉减退。

2) 部分嗅觉减退：对一些气味感觉减退。

3) 特殊嗅觉减退：部分嗅觉减退的一种，仅对一种或很有限的几种气味感觉减退。

五、喷嚏

喷嚏本为正常的保护性反射，系鼻内三叉神经末梢受刺激时，如粉尘、异味、冷空气等，通过神经反射，产生强大而突发的气流将刺激物喷出。如果喷嚏每日发生、每次连续 3～5 个甚至更多，病程连续 3～5d，则应视为异常。可见于急性鼻炎、变态反应性鼻炎、血管运动性鼻炎，并伴有鼻塞、涕多等症状。遇有喷嚏为主诉的患者，应询问喷嚏发作的时间、频率、程度、发作诱因、伴有的其他鼻部症状以及月经前期、妊娠期的有关鼻症状。

六、鼻源性头痛

鼻源性头痛 (Rhinogenous headache)：是指鼻腔、鼻窦病变引起的头痛。以鼻窦急性炎症最为多见，约占全部头痛发病数的 5%，其他如急、慢性鼻炎、慢性鼻窦炎、萎缩性鼻炎、鼻中隔偏曲等均可引起。鼻源性头痛一般都有鼻病的症状，如鼻塞、流脓涕等，多为深部头痛，呈钝痛或隐痛，无搏动性，白天较重；卧床休息时减轻，头痛有一定的部位和时间，在低头弯腰、衣领过紧、全身用劲使静脉压增高时鼻黏膜充血，头痛加重。鼻腔黏膜用药收缩或表面麻醉后，头痛可减轻。

由鼻腔、鼻窦病变引起的头痛为鼻源性头痛，其病变可直接刺激三叉神经末梢（三叉神经分支眼神经、上颌神经）引起头痛，并可沿其分支反射到头及其他部位。一般有两类：感染性和非感染性。疼痛的性质一般为钝痛和闷痛。感染性鼻源性头痛往往伴有鼻及鼻窦的急性感染，非感染性鼻源性头痛见于变应性鼻炎、萎缩性鼻炎、鼻中隔偏曲及鼻内肿瘤等。

鼻源性头痛的特点是：一般都有鼻部症状，如鼻塞、脓涕等，多在窦内脓性物排出后缓解；鼻急性炎症时加重；多为深部头痛；鼻腔黏膜收缩或使用表面麻醉药后，头痛可以减轻；头痛有一定部位和时间。此外，各处鼻黏膜对刺激所致的疼痛有不同的部位和敏感度。最敏感的部位在上颌窦自然孔和鼻额管的黏膜，其次为鼻甲和鼻顶，再次为鼻中隔和鼻窦黏膜。

对头痛为主诉的患者，判断其头痛是否为鼻源性，主要是根据疼痛的性质、部位、发生的时间、鼻部症状以及必要的鼻科检查。以黏膜表面麻醉药分别麻醉中鼻甲后端外方和中鼻甲前端的前方，若头痛很快减轻，甚至消失，是诊断鼻源性头痛的又一依据。因上述两个麻醉点分别为支配鼻部感觉的三叉神经第二支的蝶腭神经节和第一支的鼻睫神经的所在部位。

七、共鸣障碍

上呼吸道参与发音共鸣作用，如有解剖或病理性变异，可产生共鸣障碍，表现为鼻塞性鼻音和开放性鼻音。不论肌肉运动障碍、神经肌肉麻痹、肌肉痉挛、结构异常、先天畸形、占位性病变、炎症、肿胀、肿瘤等，都能影响共鸣。

鼻和咽部的共鸣作用是否正常，取决于腭咽闭合功能。口腔、咽腔和下咽腔占位性病变，也影响发音共鸣，往往如口中含物。腭咽在发音时闭合不严，则出现开放性鼻音。

闭塞性鼻音是在正常发音时，鼻腔和鼻窦因病变失去共鸣作用，所发出的声音不能通过鼻腔仅从口腔传出。常见于软腭与咽后壁粘连、鼻咽部囊肿或肿瘤、小儿腺样体肥大、腺样体切除后瘢痕粘连、先天性双侧后鼻孔闭锁、后鼻孔息肉、双侧前鼻孔闭锁、双侧多发性鼻息肉、双侧严重肥厚性鼻炎、鼻腔和鼻窦各种良性和恶性肿瘤等，因肿物占据共鸣腔或鼻腔闭塞，丧失共鸣作用。

第三节 咽部症状

咽部司呼吸、吞咽、发声共鸣及防御等生理功能，有丰富的神经血管分布。咽部症状主要有咽痛、咽异常感觉、吞咽困难、声音异常及饮食反流等，多由咽部疾病引起，咽邻近器官疾患和一些全身性疾病也可引发某些咽部症状。

一、吞咽困难

吞咽困难是指食物从口腔至胃、贲门运送过程中受阻而产生咽部、胸骨后或食管部位的梗阻停滞感觉。对于吞咽困难患者临床医师必须重视，器质性疾病所致的吞咽困难必须与假性吞咽困难相区别，后者并无食管梗阻的基础病变，患者仅诉咽部、胸骨后有团块样堵塞感，但往往不能明确指出具体部位，且进食流质或固体食物均无困难，这类患者常伴有神经官能症的其他症状。吞咽困难是食管癌最常见症状，对任何有吞咽困难者，必须要及早明确是否为癌所致。

吞咽困难的程度，轻者感觉吞咽不畅，硬食发噎，饮食正常；中度只能进半流食；重者只能进流食，或完全阻塞滴水不入。引起吞咽困难的原因大致分为3类。

1. 功能障碍性

有剧烈咽痛如急性化脓性扁桃体炎、扁桃体周围脓肿、咽后脓肿、急性会厌炎、会厌脓肿的患者，因疼痛不敢吞咽往往伴有吞咽困难，其程度亦随疼痛的轻重而异。某些先天性畸形如后鼻孔闭锁、腭裂等，出生后即有吮奶及吞咽困难。

2. 梗阻性

咽部或食管狭窄、肿瘤或异物，妨碍食物下行，尤以固体食物难以咽下，流质饮食尚能通过。食管内梗阻如先天性食管蹼、先天性食管狭窄、食管瘢痕狭窄、食管异物、环后癌、食管癌、食管下咽憩室；食管腔外压迫如颈椎骨质增生、甲状腺瘤、巨大咽旁肿瘤、颈部广泛淋巴结转移瘤、纵隔肿瘤等。

3. 瘫痪性

因中枢性病变或周围性神经炎所致咽肌瘫痪，引起吞咽困难，进食液体时更为明显。如两侧锥体束病变、假性延髓性麻痹、锥体外系损害、脑炎、脊髓灰质炎、脊髓空洞症、脑出血、脑栓塞等。

凡中年以上患者发生吞咽困难，并逐渐加重，应先考虑食管癌；在儿童突然发生吞咽困难，应考虑食管异物；凡曾有吞服腐蚀剂病史或有食管异物创伤史，可能为瘢痕性狭窄，因情绪激动而诱发吞咽困难，并反复发作，应考虑贲门失弛缓症。出现伴发症状亦有诊断意义，如吞咽困难伴发呃逆，应考虑食管末段病变，如癌、膈疝或贲门失弛缓症；如先有嘶哑，后有吞咽困难，可能喉部病变累及喉返神经及下咽部；如有饮水呛咳，应考虑气管食管瘘；吞咽后返逆，引起咳嗽，可能由于贲门失弛缓症或下咽食管憩室食物反流。

二、咽异感症

临床上，咽异感症常泛指除疼痛以外的各种咽部异常感觉，如球塞感、蚁行感等，患者大多数为中年人，以女性较多见。因为咽喉部异物感，怀疑肿瘤就医者不在少数。在某些肿瘤的早期，如环后癌、食管上段癌，可有咽喉部异物感的症状，如对其缺乏警惕性，容易误诊。因此，诊断咽异感症应详细检查，以防漏诊、误诊。

导致咽异常感觉的常见原因有：①咽部及其周围组织的器质性病变：如慢性炎症、咽角化症、扁桃体肥大、腭垂过长、茎突过长、肿瘤、反流性食管炎等。②功能性因素：常为神经官能症的一种表现，此种感觉可以间歇性或持续性存在，多与恐惧、焦虑等精神因素有关，亦可因内分泌功能紊乱引起。

三、咽痛

咽部疾患中最为常见的症状之一是咽痛，或为咽部疾病所致，或因咽部邻近器官疾病引起，也可以是全身疾病的伴随症状。

咽部黏膜有丰富的血管与神经，任何因素一旦刺激咽部，即可引起神经末梢痛觉反应。在临床上可见到两种情况：自发性咽痛和激发性咽痛。前者在咽部平静状态无任何动作时出现，常局限于咽部某一部分，多由咽部疾病所引起，自发性疼痛多能明确指出疼痛的所在部位，咽喉部疾患者都属此类；后者由咽部各种活动如吞咽、进食或压舌板等器械的刺激所引起。

不同病因引起的咽喉痛伴随症状也不相同，例如：

1. 鼻咽部炎症

鼻咽在急性炎症期，患者会有一种干疼的感觉，同时炎症期的血管扩张，会导致患者将鼻涕回吸吐出时略带血。

2. 口咽部位炎症

口咽部位的发炎症状多是急性扁桃体发炎和急性咽炎，这两种情况多与感冒有关。扁桃体急性发炎时，患者感觉咽痛，并伴有中度发热或高热，严重时还会出现扁桃体肿胀化脓；急性咽炎的发作一般比较急。

3. 喉咽部炎症

喉咽的炎症多是急性会厌炎和急性喉炎。急性会厌炎是耳鼻喉科常见的急危重症之一，患者多感觉咽部很疼，甚至不敢吞咽食物，说话时有含水的声音，同时，咽部还有被堵住的感觉，严重会导致呼吸困难，危及生命。患者遇到这种情况，一定要尽快到医院的耳鼻喉科急诊。急性喉炎发作时患者也有咽疼、咽部有异物感，但与急性会厌炎有一个明显的区别，患者说话的声音嘶哑，不是含水说话声。

4. 非炎性疾病

咽喉痛的原因有很多，也很复杂，并非都由炎症引起。如舌咽神经痛、外界刺激、口腔溃疡等都会引起咽痛。

(1) 舌咽神经痛引起的疼痛：多是一侧疼痛，且疼痛得较剧，没有一定的原因引起，在使用消炎药以后症状没有明显改善，此时，医生多建议使用治疗三叉神经痛的止痛药消除疼痛。

(2) 茎突过长导致的疼痛：咽部一侧疼痛，吞咽时疼得更加明显，与舌咽神经痛不同的是，这种疼痛会在咽部同一侧上下放射。患者需要尽早到医院拍片确诊。

(3) 口腔溃疡：由于维生素缺乏等原因导致的口腔溃疡多是自愈性疾病，7～10d 就会愈合，在发病过程中，会引发咽部持续性疼痛。而一些恶性的、经久不愈的口腔溃疡，需要积极治疗。

5. 外界刺激

某些外界刺激也会引起咽部疼痛，如吃瓜子过多使咽喉受到刺激，引发淋巴组织非炎症性疼痛，多喝点水或服用点祛火中药就会好转。

6. 其他

(1) 肿瘤

如扁桃体肿物、喉癌、鼻咽癌等，在早期没有明显的疼痛感，患者自感疼痛就医时往往病情已经发展到了中晚期。因此这些没有疼痛感觉的咽喉疾病更需要人们重视，一旦感觉咽部不明原因出现了异物感、鼻涕中带血、面部有麻木感、耳后以下出现活动力差的肿块等症状时，要尽早就医检查。

(2) 心肌梗死

出现咽喉痛，如找不到明确原因，并伴有胸闷、出汗或恶心症状时，要警惕心肌梗死的发生。这是因为咽喉和心脏的神经受到同一节段脊神经的支配，当心肌缺血、缺氧时，产生的乳酸、丙酮酸、磷酸等酸性物质及多肽类物质，会刺激神经产生疼痛，并扩散至咽部的迷走神经，诱发咽喉疼痛症状。因此，有高血压、冠心病的老人出现咽喉疼痛时要当心，最好卧床休息，避免精神过度紧张，舌下含服硝酸甘油，并立即就医。

四、饮食反流

饮食不能顺利通过咽部进入食管而反流到口腔、鼻咽和鼻腔时，称之为饮食反流。主要是由于食管疾病和胃疾病引起，亦可能由于大脑皮质功能失调、代谢紊乱、先天性畸形等原因引起，此症状常伴随吞咽困难出现，见于以下病变。

1. 咽部病变

咽肌瘫痪、咽后脓肿、扁桃体周脓肿、腭裂畸形、喉咽部肿瘤等。

2. 食管病变

食管畸形、食管憩室、食管狭窄、食管扩张症、反流性食管炎等。

3. 胃部病变

胃肠神经官能症、胃炎、胃癌、胃扩张。

4. 其他

如内分泌失调、大脑功能失调、甲状腺功能减退、原发性慢性肾上腺皮质功能减退、营养缺乏症、酸碱平衡失调等亦可导致胃肠功能紊乱，也会引起饮食反流。

五、声音异常

咽腔是发声的共鸣腔，腭与舌又是协助发声的器官，对声音的清晰度和音质特色有极为重要的关系。如有缺陷和病变时，所发出的声音或是含糊不清（语言清晰度极差），或是音质特色和原来不一样（音色改变），称为声音异常。

（一）口齿不清

是唇齿舌腭的缺陷所致。如唇部病变，就不能发 p、b 等唇音，于是 pa（帕）、ba（爸）、与 a（啊），都成了"啊"音；缺门牙则发 s、z 等齿音有困难，那么 sao（嫂）、zao（蚤）、ao（媪）、都成了"媪"音；舌病缺舌齿音 d、t 等，使 di（弟）、ti（剃）、yi（益）不分；如此等，发音很不清楚，常称为口齿不清。

咽部病变引起的口齿不清，主要是软腭运动失调所造成。如软腭瘫痪、腭裂及腭咽闭合不良等，一方面是不能发腭音：g、h、k 等声母，一方面发韵母 a、e、i、o、u 等，均带有 n 或 ng 的鼻音。所以发阿 (a)、安 (an)、干 (gan)、嘎 (ga)、纲 (gang)、哈 (ha)、鼾 (han)、夯 (hang)、喀 (ka)、刊 (kan)、康 (kang) 等都分不清，或都称为肮 (ang)。此种情况称为"开放性鼻音"。

（二）声音异常（音色改变）

共鸣腔阻塞性病变，如鼻腔塞，便发生"闭塞性鼻音"，语言歌唱声音尚清晰，但很闷塞，声音的质量特色都改变了。鼻咽部因增生体肥大、后鼻孔息肉、鼻咽部肿瘤或瘢痕粘连等阻塞性病变，也可发生闭塞性鼻音。

口腔和咽喉部较大的隆起病变，如脓肿、肿瘤、舌根部异位甲状腺等，占据共鸣腔，可有明显的声音反常。常如口内含物说话的声音，也可像"小鸭鸣"。如小儿有此情况，同时拒食、流涎、发烧，应考虑到咽喉脓肿，不可轻易强行检查，致脓肿破裂，发生窒息，甚至死亡。

（三）打鼾

睡眠时软腭、腭垂、舌根等处软组织随呼吸气流颤动而产生节律性声音。

第四节 喉部症状

喉位于下呼吸道的上端，喉咽的前上方，为发声及呼吸的重要器官，并在吞咽过程中起重要作用，喉部疾病所表现出的症状多与其功能有关，常见者有喉痛、声嘶、喉鸣、呼吸困难、咯血、吞咽困难等。

一、喉鸣

喉鸣也称喉喘鸣，喉喘鸣是由于喉或气管发生阻塞，患者用力呼吸，气流通过喉或气管狭窄处发出的特殊声音。成人和儿童均可发生喉鸣，但在儿童多见，因其生理解剖的特点，如喉腔相对小，软骨支架软，喉部位置较成人高，易受到外界的刺激，加之在幼儿神经系统发育尚不健全等因素。

喉鸣可分为吸气性喉鸣、呼气性喉鸣及双重性喉鸣三种，病变在声带或声带以上者，为吸气性喉鸣；病变在声带以下者为双重性或呼气性喉鸣。喉鸣的患者常可在喉部触及喉鸣时的振动感，并伴有不同程度的呼吸困难。吸气性喉鸣或双重性喉鸣患者可有"三凹征"，严重时可伴有缺氧、发绀等。喉鸣的响声可轻可重，轻者仅有轻微"嘶嘶"声，重者可有极大的咆哮声。即使同一患者在不同时期其响度和性质都可有变化。轻的喉鸣有时可有间歇，间歇时间可从几分钟到几周不等，有的喉鸣在睡觉时消失。一般的规律是安静时喉鸣轻，活动时或哭闹时加重。

喉鸣的病因简述如下。

1. 喉部先天畸形

于出生后即出现，可为间歇或持续性，活动后加重，安静或睡眠时减轻。可由于喉部畸形，喉蹼，甲状软骨、环状软骨发育不良或喉组织松弛所致。

2. 喉部瘢痕性狭窄

发生在各种喉外伤、喉内手术、喉软骨感染坏死以及放射治疗后瘢痕收缩。

3. 急性炎症

急性喉气管支气管炎、急性会厌炎、急性喉水肿伴发急性喉阻塞的以儿童最为常见。发病急，喉鸣明显，可同时伴有三凹征及不同程度的呼吸困难及呼吸道感染征象。

4. 慢性炎症

如严重声门下喉炎、萎缩性喉炎干痂积聚以及特异性喉炎如喉白喉、喉硬结、喉麻风、喉结核、喉梅毒、喉真菌感染等。

5. 喉神经疾患

如双侧喉返神经损伤引起双侧声带麻痹。

6. 喉肿物

如喉息肉、乳头状瘤、喉癌阻塞喉腔可引起喉鸣，以喉内肿瘤阻塞多见。良性肿瘤发病较为缓慢，恶性肿瘤起病急伴有呼吸困难症状。

7. 喉外伤、喉异物

喉外伤、异物梗阻后均可引起明显的喉鸣并伴有呼吸困难。

8. 喉肌痉挛

多发生于体弱、发育不良的儿童，也可发生于血钙过低者，多夜间发病，起病急、睡眠中突然惊醒，有呼吸紧迫及窒息感，发作时间短。

二、喉痛

喉痛因喉部病变的进程、范围、性质及个人的耐受程度而异，为一常见症状。轻度喉痛，仅发生在说话、吞咽或咳嗽时，较重的喉痛，可以是持续性的、剧烈的疼痛，患者常可拒绝饮食，唾液自口中流出，甚至可引起营养不良及水和电解质的平衡失调等。喉痛的程度一方面取决于疾病的性质，另一方面取决于患者对疼痛的敏感性和耐受性。

喉痛的性质可以是钝痛、隐痛、牵拉痛、针刺样痛、刀割样痛、撕裂样痛或搏动样痛。喉痛可以单独发生，也可以伴有其他症状，如呛咳、吞咽障碍、呼吸困难、声音嘶哑、喉鸣等。

1. 喉部急性炎症

如急性喉炎、急性会厌炎、喉黏膜溃疡、喉软骨膜炎、喉脓肿等，均可引起喉部较剧烈的疼痛。喉急性炎症有时可伴有局部触痛，吞咽动作时喉部移动，使疼痛加重，并可放射至耳部。

2. 喉慢性炎症

喉非特异性炎症，一般无疼痛，有时仅有轻度干痛、胀痛，而且常在用嗓过多时加重。喉部特异性感染以喉结核较特殊，疼痛剧烈，合并放射性耳痛。

3. 喉的关节病变

如环杓关节炎，常伴发于全身类风湿关节炎、痛风等。

4. 喉外伤

外伤包括喉异物伤、严重挫伤、喉软骨骨折和黏膜撕裂，放射治疗后亦可引起喉痛；长期鼻饲管刺激，在环状软骨和杓状软骨后面可发生压迫性溃疡；喉内麻醉插管时间过久或插管太粗，压迫喉内黏膜，可形成溃疡，同样直接前连合喉镜和气管镜检查损伤喉内黏膜等，均可引起喉痛，吞咽时加重，并反射至耳部。

5. 喉结核

浸润溃疡期喉部疼痛剧烈，尤其当会厌、杓状软骨、杓状会厌襞受侵时可伴有吞咽疼痛、吞咽困难，从而影响进食。

6. 喉肿瘤

喉良性瘤和早期恶性瘤多无疼痛。肿瘤晚期或癌肿溃烂合并感染时可出现疼痛。随病程的进展，当肿瘤向喉咽部发展时，疼痛可放射至同侧耳部，并可引起吞咽痛。

7. 精神因素

神经官能症患者可有喉痛。

三、声嘶

声音嘶哑简称声嘶，是指发音时失去了正常圆润、清亮的音质，变得毛、沙、哑、嘶。失音是指发音时声带不能振动，或振动很差而发不出声音。《内经》中有"瘖""暴瘖""无瘖"

等名，后世医家又有称为"音瘖""失音""声不出""不能言""声哑""喉中声嘶""暴哑"者。

声带非周期性的振动在临床上表现为声音嘶哑，为最常出现的嗓音问题。喉部为一以软骨作支架，由软骨、肌肉、韧带和黏膜构成的精细器官，兼有呼吸、发声、防护等多种功能。当发生病变时，这些功能受影响而发生功能障碍。声带振动的频率、声带运动振幅的大小、气流的强弱、声带的张力以及许多与发音有关的因素分别决定音调、音强和音色的特征。

声音嘶哑的程度可有很大的不同，轻者为声音稍有变粗，音调变低，重者明显声音嘶哑，严重者可以完全失声。对声音嘶哑的研究必须注意症状发生的时间的长短、声音嘶哑的程度、是间歇性或持续性并继续加重、有无诱因等。结合患者的性别、年龄、职业以及全身检查和喉部检查进行综合分析。常见原因如下。

1. 喉部本身的病变

当喉部病变影响到声带时均可发生声嘶，常见的原因如下。

(1) 先天性畸形，如先天性喉蹼。

(2) 喉炎症性疾病 (包括非特异性炎症和特异性炎症)，如急性喉炎、慢性喉炎、喉结核、喉白喉、喉梅毒。

(3) 声带息肉、小结、囊肿。

(4) 喉良性肿瘤、喉乳头状瘤、纤维瘤、血管瘤等。

(5) 喉部恶性肿瘤如喉癌等。

(6) 喉部外伤影响到声带或环杓关节。

(7) 喉的代谢性疾病如喉淀粉样变。

2. 支配声带运动神经受损

(1) 喉返神经受损最为常见，如颈部外伤、甲状腺手术、甲状腺恶性肿瘤、颈段食管恶性肿瘤均可引起该神经损伤。

(2) 迷走神经受损，如颈外伤、迷走神经鞘膜瘤、鼻咽癌扩展到咽旁间隙侵犯迷走神经等。

(3) 喉上神经受损在临床上少见，偶有外伤等原因引起该神经受损，使声带张力减弱，引起音调变低。

3. 癔症性声嘶

喉本身正常，多突发声音嘶哑，从耳语至完全失声程度不同，但咳嗽、哭笑声正常。声嘶恢复快，可再发。

4. 其他

由于年龄、性别及激素水平的变化，在变声期、女性月经期及老年阶段可出现不同程度的声音嘶哑。

四、发音困难

发音是喉的重要功能之一，声带振动，产生基音，经过共鸣腔与咽、舌、腭、唇、齿的协同作用构成语言。凡是影响发音的主要物理特征，使音强、音频和音色发生改变，均谓之发音困难。致病原因可分为局部原因、全身疾病原因和精神神经性原因等，详见如下。

(1) 先天性喉畸形：如喉蹼、喉发育不对称、发育异常、杓状软骨出现交叉运动、双声带，在声带内缘有纵行沟裂。室带性发音困难，由于声带发育不良，发音时由室带发生颤动，出现嘶哑、声粗，出生数日哭声微弱或失声。

(2) 创伤：如喉有外伤史，轻者，有血肿，继而纤维化，引起运动障碍；重者，有骨折、环杓关节脱臼、移位、关节损伤、软骨骨折、水肿、继发感染和肉芽组织增生，引起发音困难，多伴有呼吸困难。

(3) 继发性损害：如声带小结和息肉、喉部慢性炎症、良性或恶性瘤、粉尘及化学气体的长期刺激。

(4) 嗓音滥用的后果。

(5) 内分泌功能紊乱：如生殖腺内分泌紊乱、甲状腺功能低下、肾上腺素功能紊乱、大脑垂体功能亢进，肢端肥大症患者。

(6) 全身疾病引起的肌源性发音困难：如重症肌无力。

(7) 中枢神经系统原因：如脑性麻痹、帕金森综合征、舞蹈病、多发性硬化症等。

(8) 喉返神经麻痹：主要见于肿瘤压迫、手术损伤、营养不良等原因。

(9) 痉挛性发音困难：常见为内收型，声门闭合过紧，突然呼出气流中断或是像挤紧喉咙发音，多半在情绪影响下，呼吸与声门活动配合失调引起。

(10) 精神性原因：多在精神忧虑、情绪波动时出观，可突然发生又突然停止，局部检查多正常，发音费力，面红耳赤，自然表情则正常。

五、呼吸困难

呼吸困难是呼吸功能不全的主要症状，严重时出现鼻翼扇动、发绀、辅助呼吸肌参与呼吸运动。患者主观上感到气体不足、呼吸费力；客观上表现为呼吸频率、深度及节律的异常。呼吸困难一般分为：吸气性呼吸困难、呼气性呼吸困难、混合性呼吸困难。

吸气性呼吸困难：多由于上呼吸道(喉、气管、主支气管)狭窄或阻塞引起。病变表现为吸气费力，吸气时间延长，吸气时胸腔内负压加大，严重时呼吸肌极度紧张，胸廓周围软组织出现凹陷，于胸骨上窝、锁骨上窝及剑突下发生凹陷，称为"三凹征"。当肋间隙亦发生凹陷时，称为"四凹征"。

呼气性呼吸困难：由下呼吸道病变所致。主要表现为呼气费力，呼气时间延长，呼吸频率缓慢并伴有哮鸣音，无"三凹征"。可见于肺气肿、支气管痉挛、痉挛性支气管炎等。

混合性呼吸困难：上、下呼吸道均有病变，导致吸气与呼气均感费力，呼吸频率增加，呼吸运动受限。

按呼吸困难的程度可分为4级。

Ⅰ度：患者安静时无呼吸困难，仅在活动或哭闹时出现吸气时相延长、喘鸣、鼻翼翕动及三凹征。

Ⅱ度：在安静时也出现以上现象，在活动时更加明显。

Ⅲ度：除Ⅱ度呼吸困难表现外，尚有烦躁不安等缺氧现象，患者精神紧张。

Ⅳ度：出现严重缺氧现象，面色发绀、苍白、出冷汗，窒息感，甚至昏迷，呼吸频率减慢或出现潮式呼吸以至呼吸停止。

喉源性呼吸困难即由于各种原因所致的喉腔狭窄，吸气时空气不能通畅地进入气管、支气管及肺内,从而导致吸气性呼吸困难并伴高调吸气性喉鸣,同时可伴有声音嘶哑。常见喉源性呼吸困难病因如下。

1.先天性喉畸形

喉蹼、喉囊肿、喉软骨畸形或声门下梗阻等。

2.喉感染性疾病

小儿急性喉炎、急性会厌炎、急性喉气管支气管炎、喉白喉、喉结核等。

3.喉外伤

如喉钝挫伤、创伤、烫伤、腐蚀伤和喉异物等。

4.喉神经性疾病

双侧喉返神经瘫痪、喉痉挛等。

5.喉水肿

药物过敏、血管神经性水肿及全身疾患均可引起喉水肿而引起呼吸困难。

6.喉肿瘤

良性肿瘤如喉乳头状瘤、纤维瘤、血管瘤、软骨瘤等,其中小儿乳头状瘤在出生后不久即可出现呼吸困难。恶性肿瘤在晚期可出现呼吸困难。

六、吞咽困难

某些喉部疾病可引起吞咽困难,其原因有二:①喉痛,吞咽时明显加重,使患者不敢吞咽;②喉的保护下呼吸道功能发生障碍,进食时发生呛咳。引起吞咽困难的喉部疾病如下。

1.急性炎症

急性会厌炎或会厌脓肿。由于会厌肿胀吞咽时会厌后倾困难,使食物下行受阻,同时由于吞咽时疼痛加剧可引起吞咽困难,严重时唾液亦不能下咽。喉软骨炎及喉关节炎由于疼痛及肿胀可引起吞咽困难。

2.喉水肿

会厌、杓状会厌襞、杓状软骨后水肿引起梨状窝狭窄导致吞咽困难。

3.喉结核

病变位于会厌、杓状会厌襞、杓状软骨等处,特别是发生溃疡时常常伴有吞咽痛及吞咽困难。

4.喉神经病变

喉神经麻痹分中枢性和周围性。中枢性疾病如椎基底动脉硬化症、小脑后下动脉血栓、多发性硬化等造成位于延髓的疑核等受损。引起喉神经麻痹的周围性疾病如鼻咽癌、迷走神经鞘瘤、颈静脉球体瘤等损伤了迷走神经可造成喉神经麻痹,颈部手术、外伤等损伤了喉返神经或喉上神经均会引起喉神经麻痹,引起吞咽时食物唾液进入气管,使患者呛咳,造成吞咽困难。

5.喉肿瘤

较大的喉良性肿瘤或恶性肿瘤晚期常发生吞咽困难。

七、喉晕厥

喉晕厥又称喉性眩晕为一罕见症状,几乎都发生在 30 ~ 70 岁的男性。其病因不明,发病诱因有吸烟、饮酒、气候变化、过劳、情绪变化或焦虑等。发病急,患者先感觉咽喉部发痒、刺激感,随即发生剧烈的痉挛性咳嗽,出现持续性喉痉挛,患者面色发红乃至发绀,感到眩晕、意识丧失、摔倒，虽然很快苏醒，但意识模糊可持续短暂时间。有的患者发作时类似癫痫，有面部或四肢的抽搐，咬破舌尖，但极少有尿失禁。有的患者发作轻微，仅有剧咳和面色苍白、眩晕，无意识丧失或晕倒。当发病时无法检查喉部，但发作后喉部无异常发现。

八、咯血

咯血是指喉部及以下的呼吸器官出血，经咳嗽动作从口腔排出。常先有喉部刺痒，咳出为鲜血或随痰咳出混有血迹，咯血量多时，呈泡沫状血自口或口和鼻喷出，若遇较大血块阻塞，可发生窒息。咳出物呈碱性，往往在数日后痰内仍有血迹。临床上应注意和呕血鉴别。

第五节　气管、食管症状

一、气管、支气管的症状

气管、支气管疾病的症状，除急性感染性症状与一般感染性疾病相同，有畏寒、发热、乏力等全身症状外，主要症状有咳嗽、咳痰、咯血、气促、哮喘、胸痛与呼吸困难等。

（一）咳痰

咳嗽之后常有痰，咳痰（Coughphlegm）后咳嗽常能减轻。咳痰是支气管及肺部病变的一个典型表现，是支气管黏膜上皮细胞的纤毛运动以及咳嗽反射将呼吸道内分泌物咳至口腔而排出的过程。在支气管黏膜炎性病变的过程可产生大量的黏液或黏脓液。痰量及黏度因病种不同而异，同一种疾病的不同过程中也不一样。痰量多少与支气管引流状况相关，也与病变的活动程度、发病季节和患者体位有关。

痰液的量、性质、颜色与臭味对诊断有重要临床意义。

1. 痰量

大量排黏痰以上午为重者，支气管扩张症多见。如大量臭脓痰，要考虑肺脓肿。肺上叶有空洞病变者，每日痰量很少有变化，因上叶引流较畅。下中叶的病变则痰量早晚不一致，而且与体位有关。直立位引流不畅，痰量减少，在躺平或侧卧时，则痰量增加。

2. 性质痰

可以呈黏液性、黏脓性、脓性、浆液性或血浆性。气管支气管的黏膜卡他性炎症有稀黏痰，比较深层的炎症则有稠脓性痰，支气管哮喘、百日咳多见。脓痰产生于气管、支气管及比较深层的炎症或肺部感染如支气管扩张、急性支气管炎或肺脓肿等疾病。泡沫状痰或泡沫状血性痰见于支气管哮喘或肺水肿。

3. 颜色

黄脓痰多见于急性呼吸道感染。铁锈色痰见于肺炎球菌性肺炎。红或棕红色表示痰内含血及血红蛋白，可见于支气管扩张、肺结核等。泡状粉红色血性痰见于肺水肿。铜绿假单胞菌感染的肺炎，痰液可呈蓝绿色；痰中带血，可能是气管、支气管结核或支气管肺癌。长期咳黏脓性痰，尤其是痰中带血，应做胸X线片检查与纤维支气管镜检查。

4. 臭味

臭味的痰见于肺化脓性疾病如肺脓肿等。

（二）咳嗽

咳嗽是气管、支气管疾病最早出现而又最晚消失的特征性症状。咳嗽是呼吸道的重要保护机制，其作用为排出误吸入气道内的食物、微粒或异物；以及排出呼吸道内过多的分泌物或渗出液。气道黏膜上皮的纤毛运动有效保持呼吸道的清洁，气道的黏液痰持续将分泌物或异物扫向声门，排至下咽，经吞咽或咳出。若纤毛因炎症或其他病变而受到损害或破坏，气道内分泌物将被潴积。

咳嗽的性质有时可以说明病变的部位，一般来说，比较响而粗糙的咳嗽，常见于气管与支气管的疾病；带有金属声的咳嗽，常为气管被纵隔肿瘤等压迫所致；比较短而深，并有疼痛的咳嗽，常见于肺实质部与胸膜的疾病；阵发性咳嗽，常见于支气管哮喘、百日咳、支气管堵塞与支气管扩张等；突发剧烈阵咳，常因气管、支气管异物所致；高音调的阻塞性咳嗽，常因气管、支气管狭窄或异物阻塞所致；持久性和晨起或平卧时加重的咳嗽，多因慢性气管、支气管疾病所致。若同时伴有一侧性哮鸣，应怀疑有支气管肿瘤、异物以及支气管内其他原因所致管腔狭窄或气管外压迫。

（三）咯血

咯血（Coughblood）是喉及下呼吸道出血经口腔咳出，急性与慢性气管炎、支气管及肺的肿瘤、寄生虫病、外伤、结核、肺脓肿、异物、结石、支气管扩张、肺真菌病、支气管镜手术的损伤、心血管疾病、肝脏病、血液病等皆可引起咯血。咯血先有喉瘙痒感，然后咳出血或夹杂有血的痰液。咯血量多少不等，量少则痰中带血，量不多时血中常有泡沫或痰液，血为鲜红色，量大时可致呼吸道急性梗阻，若不及时救治可发生窒息。

咯血为多种疾病的症状之一，故鉴别诊断尤为重要。鼻腔、鼻窦、鼻咽部、口腔以下咽部等的出血可沿咽后壁流下，而呛入气管又咯出。气管、支气管疾病引起咯血的特征常是先有咳嗽而后咯血。食管及胃的出血为呕血。其他一些疾病如心血管疾病、血液病等也可引起咯血。应详细询问病史如咯血的动作及仔细检查，多能发现出血的部位，胸部 X 线片、CT、支气管镜检查等可进行鉴别诊断。

（四）胸痛

胸痛（Chestpain）并非是一个重要症状，肺与脏层胸膜无痛觉，但壁层胸膜对疼痛却极为敏感，临床上很多严重的肺部疾病常无疼痛，当病变累及壁层胸膜时，才出现胸痛症状，可以说胸痛是肺支气管疾病的后期症状。而急性气管、支气管炎常有胸骨后烧灼感或刺痛，咳嗽时加重，结核性胸膜炎时也可引起胸痛，气管、支气管晚期病变，如恶性肿瘤侵入软骨或胸膜，可出现严重持续性胸痛。长时间剧烈咳嗽，肋间肌强制性收缩也可致胸痛。胸痛鉴别要点。

(1) 胸膜痛：急性胸膜炎症有特殊明显的症状，胸痛有一定部位，弥散性较少，多为一侧，且沿肋间神经分布。最大特点为疼痛与胸部运动关系密切，以致病者不敢呼吸和咳嗽。

(2) 肋间神经痛：与胸膜炎疼痛近似。比如在带状疱疹肋间神经炎时，在疱疹出现前，很难与胸膜炎鉴别，通常其疼痛较浅表为刺痛。

(3) 肋软骨痛：由肋软骨炎引起，疼痛部累及 1 个或多个肋骨，局部有压痛。可扪及肿大的软骨，常见的肋软骨为第 2、第 3、第 4 肋软骨，左侧多于右侧。

4.心源性胸痛、肌肉痛等：在鉴别诊断时应对痛的性质、部位和呼吸的关系加以分析，才能鉴别出胸痛的各种原因。

（五）呼吸困难

呼吸困难是气管、支气管疾病的重要症状，也是呼吸衰竭的重要体征。呼吸困难是机体对缺氧的一种努力表现，系由于血液中氧浓度降低、CO_2 浓度升高，引起神经 - 体液调节功能失常所致。气管、支气管因炎症、肿瘤、异物、分泌物潴留等原因使其管腔变窄或阻塞时，呼吸道的阻力增加，患者常用力呼吸以克服阻力，增加气体交换，而表现为呼吸困难，轻者感呼吸不畅，重者可窒息。

呼吸困难是由各种原因引起呼吸频率、强度和节律的改变，并伴以代偿性有辅助呼吸肌参加的呼吸运动。后者表现为吸气时锁骨上窝、胸骨上下窝及肋间隙软组织凹陷，伴鼻翼扇动、张口呼吸、点头呼吸等，严重时有发绀、烦躁不安、昏迷等。

根据气管、支气管病变部位及程度不同，临床上可分吸气性呼吸困难、呼气性呼吸困难与混合型呼吸困难 3 型。呼吸困难在小儿较成人为多见，因为小儿喉腔尚在发育中，其面积较小，由炎症引起局部肿胀，极易引起喉阻塞；同时小儿喉软骨支架柔弱易塌陷，且喉黏膜及黏膜下组织疏松，淋巴组织丰富，局部易水肿、肿胀，使喉腔阻塞；小儿会厌卷曲形如"Q"，气流通过时有阻挡，易产生喉阻塞；小儿神经类型不稳定，易受激惹，动辄哭闹，易出现喉痉挛，引起呼吸困难。

（六）喘鸣与哮喘

气管、支气管炎性水肿、异物或肿瘤均可使管腔变窄，呼吸时空气通过狭窄的气道可发生喘鸣音。支气管痉挛可产生哮鸣音，出现在呼气期，常见于支气管哮喘、哮喘性支气管炎或气管、支气管异物等疾病。弥漫性小支气管痉挛可引起呼气延长与哮喘。

二、食管疾病症状

食管疾病可引起消化系统、呼吸系统及心血管系统症状，而以消化系统症状为主。

（一）反呕

反呕指食物由食管或胃反流至口腔，但不成为呕吐，也无恶心感，可以是自觉或不自觉的。贲门麻痹、脑部肿瘤、胆结石、肾结石、妊娠、食物过敏、反流性食管炎及某些精神因素等，都可引起反呕。餐后较久才有反流者，多系食管梗阻上段扩张处，或食管憩室内食物潴留所致。食管贲门失弛缓症者，反流最为多见，量也较多，并有臭味，可在夜间平卧时出现，并引起呛咳。晚期食管癌反流也较常见，多为血性黏液或食物，常见于早晨。

（二）吞咽困难

吞咽困难是指吞咽食物时费力，有阻塞感，吞咽过程延长。吞咽困难为食管疾病中最主要表现，轻重程度不一。轻者表现为食物下行缓慢感或哽噎感，常由于食管炎症、水肿或痉挛等病因所致，但也可能是食管癌的早期症状；严重的咽下困难，初为咽干硬食物困难，继而半流质，甚至流质也不易通过，常为较大食管异物、食管狭窄或晚期食管癌所致。吞咽困难可以单独发生，或合并疼痛、呛咳及反呕等症状。

根据症状特点可分为 3 种。

1. 进行性吞咽困难

多为机械性梗阻的狭窄病变，如食管良性狭窄、肿瘤。

2. 完全性吞咽困难 (吞咽固体和流体食物时均有障碍)

提示有食管神经肌肉性病变，如食管痉挛、括约肌失弛缓症、食管闭锁等。

3. 固定性吞咽困难

指吞咽障碍仅发生于固定大小的食物或丸剂，多因食管瘢痕所致。

除食管本身疾病与食管周的器质性疾病引起吞咽困难外，延髓病变累及第 IX、X、XII 脑神经，发生咽缩肌、环咽肌、食管蠕动肌及贲门肌瘫痪，也可引起吞咽困难。

疼痛发生于咽部或食管，常提示有炎症或溃疡存在；摄入酸性食物后立即引起疼痛与咽下困难者，多为食管炎或溃疡；咽下困难伴有呛咳常是食管上端阻塞或环咽肌失弛缓所造成，也可因中段食管癌阻塞或伴有食管气管瘘所致；咽下困难有餐后反胃者，多系食管下端有梗阻；咽下困难伴声嘶者，常是环后癌向喉内发展或食管癌侵入纵隔或压迫喉返神经所致；咽下困难前已有声嘶则提示癌肿位于喉内已发展到喉外梨状窝喉咽部，咽下困难伴呼吸困难及哮鸣时多为纵隔占位性病变压迫支气管所致。

(三) 呕血

呕血系指上消化道出血，是上消化道出血引起的主要表现。呕血前常有上腹部不适、疼痛、恶心。呕吐的血呈暗红色或咖啡样，多混有食物残渣。常见原因有食管炎、表层脱落性食管炎、食管损伤与穿孔、食管癌、腐蚀性食管炎、食管异物、食管静脉曲张、食管结核、胃炎、手术创伤引起的应激性溃疡、小肠疾病、肝硬化、门静脉梗阻等。每日或一次出血量在 50 mL 以上，即可出现黑粪。血中的铁质在肠道内经硫化作用变为硫化铁，呈黑色黏稠发亮似柏油状，俗称"柏油样便"。

呕血的血量多少不等，少量呕吐血性液体，可见于强酸、强碱或其他化学制剂引起急性腐蚀性食管炎，严重消化道烧伤坏死时有大量出血；反流性食管炎常有少量慢性呕血；食管异物如尖锐异物刺入主动脉，穿破时可有致死性呕血；食管癌晚期溃疡型可有小量出血，表现为黑粪，食管静脉曲张破裂多为大量呕血或呈喷涌状呕血。

(四) 胸骨后灼热感及疼痛

急慢性食管炎、食管溃疡、食管憩室、食管外伤或化学刺激作用于食管黏膜皆可有胸骨后灼热感及疼痛，灼热感可为持续性，但多为间歇性，饮食后尤以因刺激性或酸性食物而加重。疼痛的性质可为灼痛、钝痛、针刺样或牵扯样痛，尤以吞咽粗糙、灼热或有刺激性食物时疼痛加剧。疼痛可累及颈部、肩胛区或肩臂处。与饮食有关之疼痛一般表示是食管疾病所引起。应注意食管癌也可有上述疼痛症状，初期呈间歇性，晚期侵及邻近组织时疼痛剧烈而持续。原因不明胸骨后与剑突后疼痛，一般治疗无效时，应进行钡餐或食管镜检查。

第六节 头颈部症状

一、颈僵硬

常伴局部疼痛和在某方向的运动受限，因病因不明可以是暂时性或永久性的。常由下列原因引起。

1. 肌肉痉挛

其原因包括急、慢性肌肉劳损，肌肉过度牵拉，对脊柱其他某部位过度屈曲的一种代偿，视力差或职业关系使头部处于一种异常位置，脑膜炎、脊髓灰质炎、蛛网膜下隙出血、颅后窝肿瘤等所致脑膜刺激，帕金森综合征、破伤风、先天性斜颈、软组织炎症、脓肿（如 Bezold 脓肿）等。

2. 颈椎疾病或颈部外伤

如颈椎椎体或椎间盘的半脱位或骨折，肿瘤、结核或其他传染性或破坏性疾病，关节炎。使颈向各方向运动，看局部疼痛有无改变，如有改变，提示病变部位在颈椎的关节部分，须用 X 线检查以做鉴别。

3. 颅脑疾病

如脑膜炎、脑外伤等。

二、颈痛

引起颈痛的常见原因如下。

1. 发生于颈部的炎症、脓肿

包括软组织、筋膜间隙的感染，尤其是急性炎症、颈动脉炎等。

2. 颈部恶性肿瘤

压迫颈部或侵犯颅内、外神经引起，如鼻咽癌或鼻咽部脊素瘤，肿瘤在黏膜下向颅底及上部颈椎广泛浸润。颈神经丛的原发性或继发性恶性肿瘤。

3. 颈椎疾病

颈椎关节炎或外伤，将颈旋至左侧或右侧，并前倾或后仰，如出现某些运动受限或疼痛加剧，提示为颈椎关节炎或外伤，可通过 X 线检查以证实。臂丛神经受颈椎关节钙化灶或脱位的颈椎椎间盘压迫，头颈急伸屈伤（挥鞭伤）使其过度牵拉而发生水肿，或因颈神经根炎而出现疼痛。

4. 甲状腺疾病

甲状腺炎等。

5. 其他

如颈肋、前斜角肌综合征、肋锁综合征等。

三、颈部肿块

颈部肿块应注意其发展的快慢、发生的位置、原因、大小、硬度、移动度、有无压痛、对生理功能的影响以及有无全身症状。详细做颈部、口腔、鼻、鼻咽、咽和喉咽部检查。根据颈部解剖，除中央部分的颈椎、食管、喉和气管外，尚有皮肤、颈深筋膜、颈前诸肌、甲状腺、涎腺、颈动脉鞘及其临近的淋巴结群与穿过的神经。疾病的种类除先天性畸形外，尚有急性炎症、慢性炎症和肿瘤。关于病程 Skandalakis 总结了 3 个 7 规律，即 7 天者多为炎症，7 个月者多为肿瘤，7 年者多为先天性疾病。

常见病因如下。

1. 先天性肿物

(1) 先天性血管瘤：较常见的血管瘤有毛细血管瘤、海绵状血管瘤和混合性血管瘤等。

(2) 淋巴管瘤：淋巴管瘤有单纯性、海绵状或淋巴管扩张呈水囊状又称囊性水瘤。淋巴管瘤 80% 发生在头颈部，可累及唇、舌和口底，肿瘤增大可影响吞咽和呼吸。

(3) 鳃裂囊肿：鳃裂囊肿系胚胎鳃裂和鳃囊之间的残余组织形成，好发于颈部耳与锁骨之间。

(4) 甲状舌囊肿或瘘：胚胎时甲状腺发生自舌根盲孔，腺体逐渐下降，形成甲状舌导管，正常导管消失，若导管残留上皮，即可形成囊肿称为甲状舌囊肿。常发在颈前正中环甲膜前，呈囊性，随吞咽动作上下移动，瘘管向上经舌骨前或后，达舌根，受感染化脓后破溃，形成瘘管。

(5) 畸胎瘤：起源于胚胎三层胚叶，囊内可含有神经、毛发、皮脂腺、牙齿、柱状上皮、腺体和中胚叶的脂肪、软骨或肌肉等。若囊肿发源于外胚叶表皮上皮，则称为皮样囊肿。

(6) 喉气囊肿：胚胎时，喉室顶有囊向外膨出，后渐消失。若残存并扩大，则形成含气囊肿，可限于喉内或穿过甲状舌骨膜至喉外、颈部皮下。啼哭或吹奏乐器时喉内加压，使膨胀，颈部形成柔软肿块。

(7) 舌骨下黏液囊肿：位于舌骨与甲状舌骨膜之间，扩大形成囊肿，在甲状舌骨膜之中央。

2. 炎性肿物

(1) 咽旁脓肿：属颈深部感染，累及咽旁间隙颈动脉鞘，有咽部感染史，颈侧深部疼痛、肿胀、发热。

(2) 口底蜂窝织炎：感染多来自口底、牙齿，侵及口底下颌间隙，有全身中毒症状，局部肿胀如板状硬，有张口困难和吞咽困难。

(3) 耳源性颈部脓肿：有中耳炎乳突炎史，感染在乳突尖端于二腹肌下扩散，形成颈深部脓肿。

(4) 急性淋巴结炎：感染原发灶多来自扁桃体、咽、牙齿等，引起颈淋巴结发炎、化脓，常发生在下颌角颈深淋巴结，局部红肿、疼痛，有压痛，白细胞增多。

(5) 传染性单核细胞增多症：多发生在小儿，有咽痛、一侧扁桃体有灰白色渗出、发热、肝脾大、颈淋巴结肿大，血白细胞单核增多高达 40% ～ 80%。

(6) 慢性淋巴结炎：结核性淋巴结炎多发生在青年，淋巴结肿大，有淋巴结周围炎，多个淋巴结粘连，有波动感，破溃后成脓瘘及瘢痕形成。

(7) 梅毒：患者有梅毒史，全身淋巴结肿大，可累及颈部，血清反应阳性。

(8) 甲状腺炎：急性化脓性甲状腺炎，亚急性甲状腺炎等。

3. 良性肿物

(1) 皮脂腺囊肿：多发生在耳垂后下方。

(2) 神经源肿瘤：颈部神经源肿瘤以神经鞘瘤常见，可能来自交感神经、舌下神经、迷走神经或颈丛膈神经的鞘膜细胞，发生在咽旁颈侧，呈单发、无痛肿块，较硬。

(3) 颈动脉体瘤：发生自颈总动脉分叉处后面的颈动脉体，肿瘤可压迫神经，如迷走神经、交感神经等。肿瘤质较软，血管丰富，可听到杂音。

(4) 涎腺肿瘤：涎腺肿瘤以混合瘤最多见，来自腮腺或颌下腺，质地较硬，呈结节状无痛肿块。亦可为乳头状囊性腺瘤、嗜酸性细胞瘤或淋巴乳头状囊性腺瘤。

(5) 甲状腺肥大或肿瘤：地方性甲状腺肿、妇女青春期和妊娠期甲状腺肿等。

(6) 甲状旁腺肿瘤：甲状旁腺肿瘤多属腺瘤，甲状旁腺内分泌素增多，人体钙磷代谢紊乱，引起高血钙、骨病和尿系结石症。

(7) 其他：如脂肪瘤、纤维瘤、喉软骨瘤等。

4. 恶性肿瘤

(1) 鳃裂癌：原发自胚胎鳃裂囊肿上皮。

(2) 涎腺恶性瘤：如囊性腺癌、恶性混合瘤、黏液表皮样腺癌、乳头状囊性腺癌和腺泡细胞癌等。

(3) 甲状腺癌：患者女性多于男性，分乳头状、滤泡型和髓样癌。肿瘤较硬、不规则、境界不清、活动性差，可累及喉返神经引起喉麻痹。

(4) 口底恶性肿瘤：口底恶性肿瘤可原发自口底、舌、舌下腺、颌下腺及其导管，肿瘤以鳞癌为主。

(5) 下咽癌及喉癌颈淋巴结转移。

(6) 恶性淋巴瘤：主要累及淋巴结、扁桃体、肝及消化道黏膜下淋巴组织。常见有 3 种类型：淋巴肉瘤、网状细胞肉瘤、霍奇金病。

(7) 其他：如纤维肉瘤、横纹肌肉瘤、脂肪肉瘤等，均可累及颈部，患者多为儿童或青年，肿瘤生长迅速，易发生远隔转移。

5. 转移肿瘤

颈部淋巴结丰富，接受来自头颈诸器官的淋巴引流，应详查原发病灶，可以是炎症，但更重要的是肿瘤。转移瘤可来源于鼻咽癌，口及咽肿瘤，下咽、舌根和会厌肿瘤，喉癌，胸腹肿瘤等。

四、颈部瘘管

颈部瘘管可分为先天性瘘管和后天性瘘管。

(一) 先天性瘘管

1. 甲状舌管瘘

位于颈正中瘘管，随吞咽上下运动，应检查舌根部有无未闭的舌盲孔、有无舌根甲状腺。

2. 鳃裂瘘

位于从耳上至锁骨的颈部前外侧，可分为 3 组：上组从耳上至下颌角；中组位于下颌角及甲状软骨之间；下组从甲状软骨至锁骨。大多开口于胸锁乳突肌前缘，偶开口于其后缘。

(二) 后天性瘘

1. 腮腺瘘管

有外伤或手术史。

2. 胸导管瘘

位于锁骨上胸锁交界处,有外伤、手术史(特别是颈廓清术),分泌物呈淘米水样或牛奶状,用显微镜检查可看出脂肪细胞。

3. 颈淋巴结结核所致瘘

在相应部位伴肿大的淋巴结。

4. 气管颈瘘

有外伤或手术史。擤鼻闭嘴鼓气时,瘘口可见气泡或可闻空气的溢出声。

5. 颌下区瘘管

(1)牙源性囊肿、肿瘤或牙根脓肿所致窦道,可通过颌骨X线检查进行诊断。

(2)口内唾液瘘,病史有穿透性外伤或伸入口腔手术的瘢痕。

6. 下咽或食管颈瘘

有异物梗死、外伤或手术史。也可能是憩室穿破合并感染所致。

7. 放线菌病

有多发性窦道,脓内有硫黄颗粒。局部呈腌肉样硬结,应检查口腔,并进行颌骨的X线检查。

五、斜颈

正常人头颈部处于中立位,当头颈部处于不正常位置时,如头颈部向一侧倾斜,面部及下颌旋向健侧时即称为斜颈。

斜颈按其发病原因可分为先天性斜颈与后天性斜颈两类。先天性斜颈系因胎儿颈部病变而引起的,如一侧胸锁乳突肌发生肌挛缩或颈椎先天性畸形等。后天性斜颈系生后因各种不同的原因而引起的斜颈。一般说来,小儿及儿童期出现的斜颈多为先天性疾病,如在少年或成人出现斜颈则系后天性斜颈。

(一)先天性斜颈

包括先天性肌性斜颈和先天性骨性斜颈。

1. 先天性肌性斜颈

较多见于胸锁乳突肌挛缩性疾病。婴儿出生时并无畸形,10～14d胸锁乳突肌内出现肿块,肿块消退后局部纤维化,使胸锁乳突肌挛缩出现斜颈。X线检查,颈椎正、侧位片未见器质性病变。

2. 先天性骨性斜颈

先天性骨性斜颈为颈椎先天性畸形所致。包括颈椎半椎体、颈椎不对称融合、棘突间融合和颈椎关节不对称等。其中最常见者为颈椎半椎体。半椎体可为单个或多个,多为一侧性,以致颈椎两侧不对称,造成颈椎侧弯,逐渐形成倾斜。

本病患者多数生后即有,外观颈部粗而短,活动度减少,无疼痛,无肿块,胸锁乳突肌无挛缩。颈部X线片可以明确诊断。

(二)后天性斜颈

1. 麻痹性斜颈

常发生在小儿麻痹症或神经损伤后。由于一侧颈肌麻痹而头被拉向健侧,头颈偏于前位。本病两侧颈肌张力不相等,患侧颈肌松弛乏力,患者无疼痛。小儿麻痹性斜颈患者,还可同时有躯干或四肢肌肉的瘫痪。

2. 反射性斜颈

当颈部淋巴结发生结核性炎症或化脓性炎症时，可因疼痛或胸锁乳突肌受炎症刺激而发生反射性痉挛，因而头颈向患侧倾斜。本病多见于较大的儿童，患儿常有发热，颈部活动受限，可触到肿大的淋巴结并有压痛，经抗感染治疗后斜颈逐渐消失。

3. 眼病性斜颈

最常见的原因为后天性眼外肌麻痹所致的麻痹性斜视。患者可出现复视及定向、定位错误。为了克服复视，患者常出现代偿性头位，即将头倾向改变复视的位置而发生斜颈，称为眼性斜颈。

4. 痉挛性斜颈

为颈肌的阵发性不自主痉挛所致的斜颈。常为神经源性。

5. 外伤性斜颈

颈部软组织急性损伤所致斜颈（俗称落枕）。

6. 炎性斜颈

由胸锁乳突肌外伤、感染和胸锁乳突肌痉挛所引起的斜颈。

7. 代偿性斜颈

由于胸椎或腰椎侧凸所引起的斜颈。患者颈部活动正常。

8. 颈椎自发性半脱位

本病多发生在 10 岁以下的小儿，病因尚不十分清楚，但患儿多有上呼吸道感染或颈部感染的病史。外伤往往不明显，多发生在颈椎 1～2 节。发病急骤，胸锁乳突肌可有痉挛现象。颈椎正侧位 X 线片及张口正位片可明确诊断。

六、颈肌乏力

当颈部运动受到限制，其原因是由于颈部肌肉运动乏力所致称颈肌乏力。可由下列原因引起。

1. 严重消耗性疾病。

2. 舞蹈病。

3. 重症肌无力。

4. 脊髓灰质炎、进行性肌萎缩及其他神经科疾病。

第六章 耳部疾病

第一节 先天性耳畸形

一、先天性外耳道闭锁与中耳畸形

先天性外耳道闭锁 (Congenitalexternalacoustic meatus) 是第 1 鳃沟发育障碍所致，单独出现者少，常与先天性耳郭畸形 (Congenitalmalformation of aulicula) 及中耳畸形 (Congenitalmalformation of middle ear) 相伴，发病率为 0.05% ~ 0.1%，男女差别不大，单侧和双侧发病之比为 4：1。可因家族性显性遗传而发病，亦可因母体妊娠 3 ~ 7 个月期间染疾或用药不当，致耳道发育停顿而成。是第一咽囊发育障碍所致，可以与外耳畸形及内耳畸形相伴，亦可单独出现，表现为单侧或双侧传导性聋。

(一) 分型

1. 先天性外耳道闭锁

可伴发或不伴发中耳畸形，可根据病情不同，分为轻、中、重度，与耳郭畸形之 1 ~ 3 级大致对应。

(1) 轻度：耳郭有轻度畸形，耳道软骨段形态尚存，深部狭小或完全闭塞，骨段形态完全消失或有一软组织素，鼓膜为骨板代替。鼓室腔接近正常，锤、砧骨常融合，镫骨发育多数正常，砧、镫关节完整。

(2) 中度：耳郭明显畸形，耳道软骨段与骨段完全闭锁，鼓窦及乳突气房清楚，鼓室腔狭窄，锤砧骨融合并与鼓室骨壁固定。砧骨长突可以缺如与镫骨仅有软组织连接，镫骨足弓可有残缺。

(3) 重度：耳郭三级畸形，乳突汽化欠佳，鼓窦及鼓室腔窄小，锤砧骨常残缺，融合及固定，镫骨足弓畸形，足板固定或环韧带未形成。此类病例常伴有颌面畸形及面神经畸形，部分病例有内耳发育不全。

2. 单纯中耳畸形

包括咽鼓管、鼓室、乳突气房系统及面神经之鼓室部，可以合并出现，亦可以单独发生。其中，以鼓室畸形及面神经鼓室部畸形较为多见，分述如下。

(1) 鼓室畸形：表现为鼓室腔周壁形态、容积的异常及鼓室内传音结构的畸形。

1) 鼓室壁的畸形：鼓室天盖不全，可有脑膜下垂。后下壁缺损可有颈静脉球异位，突入鼓室下部，鼓室内壁发育不良，可出现前庭窗及蜗窗封锁或裂开，前者有听力障碍，后者可出现脑脊液漏。

2) 鼓室内传音结构畸形：依听骨链畸形：听骨链完全缺如者很少，常见的畸形包括融合、部分缺如与不连接。①锤骨与砧骨融合：表现为锤骨及砧骨形态异常，关节面消失，融合成一块粗大骨质，并常与上鼓室骨壁有骨性连接；②砧骨长突缺如和镫骨足弓缺如：单独发生或同时出现。有时可能被一软组织条素代替；③镫骨足弓畸形：足弓呈板状或一弓缺如，亦有足弓形态基本正常，但与足板不连接。

鼓室内肌畸形：表现为镫骨肌、鼓膜张肌腱附着点及走行方向异常，过粗大、异常骨化或缺如等。以镫骨肌腱畸形较多见。

异常骨桥及骨板：起自鼓室壁，伸向鼓室腔内与听小骨连接，致听骨链活动受制，常见发自上鼓室壁岩鳞缝骨质与锤骨头连接，形成"外固定"，亦有发自鼓室后壁与镫骨连接，致镫骨固定。

(2) 咽鼓管及气房系统畸形：表现为咽鼓管异常宽大或管口闭塞，亦可有咽鼓管憩室形成。鼓窦及乳突气房发育受咽鼓管影响，汽化程度变化较大，鼓窦的畸形主要表现在位置及体积变异两方面，深在、过小的鼓窦会造成手术困难。

(3) 面神经鼓室部的畸形：包括骨管异常、形态及走行变异等。

1) 骨管异常：骨管缺损，致面神经水平段暴露比较多见，可以局部性或整段缺如。骨管发育狭小者，出生后可有不全面瘫。

2) 面神经形态异常：以面神经分叉为多见，可在鼓室部分成两支，一支走在鼓岬部，一支在正常的位置。

3) 面神经走行异常：主要表现为面神经锥段 (水平与垂直段交接处) 的移位。向前下移位，可遮盖前庭窗或在鼓岬部经过，向后上移位，可走在水平半规管后上方的外侧。

(二) 诊断

通过局部检查，听功能和影像检查，了解骨性外耳道是否存在，乳突汽化程度，鼓窦及鼓室腔大小，听小骨畸形，面神经及内耳畸形状况，为治疗提供依据。

(三) 治疗

1. 目的

改善听力和（或）外观。

2. 方法

以手术治疗为主。单纯中耳畸形者，常可通过鼓室探查术，根据所发现畸形的特点进行适当处理，以建立正常的气房系统及传音结构。有外耳道闭锁者，需行外耳道及鼓室成形术，伴有外耳畸形者可同时或择期行耳郭整形或耳郭再造术。

3. 时机与术式

(1) 时机：单侧病例，可在成年后进行，或不做治疗；双侧病例，宜在学龄前(4 ～ 6 岁)治疗。

(2) 术式：外耳道成形与鼓室成形术可根据病情轻重及术者的习惯，选用经外耳道进路或经鼓窦进路两种术式。

经耳道术式：可用于部分闭锁或有骨性外耳道的软组织闭锁病例，在中、重度病例采用此法，容易发生面神经及鼓室结构损伤，应慎用。

经鼓窦术式：可用于中、重度病例。手术先找到鼓窦、开放上鼓室，显露听小骨的上部，然后切除鼓室外侧骨质，造就人工鼓膜的植床，并切除部分乳突气房，构成一个宽大的耳道。此法安全、稳妥，可以减少术后外耳道再次闭塞。

二、先天性耳郭畸形

先天性耳郭畸形 (Congenitalmalformation of auricula) 是第 1 ～ 2 鳃弓发育畸形所致。胚胎

第 6 周在第 1 鳃弓和第 2 鳃弓上形成的 6 个丘样结节，逐渐隆起，融合、卷曲，至胚胎第三个月，合成耳郭雏形。其中第一结节发育为耳屏及耳垂的前部，第 2～3 结节成为耳轮脚，第 4～5 结节成为对耳轮，第六结节成为对耳屏及耳垂的后部，第 1～2 鳃弓之间的鳃沟中央的上半部将形成耳甲、下半部成为屏间切迹，随胚胎发育，耳郭体积增大，至出生后九岁时可近成人状。在胚胎 3 个月内受遗传因素，药物损害或病毒感染，均可影响耳郭发育致出现畸形。畸形可表现为位置、形态及大小异常 3 类，可发生在单侧或双侧。

（一）分类

1. 移位耳

耳郭的位置向下颌角方向移位，其耳道口亦同时下移，且常伴有形态和大小变化。

2. 隐耳

为耳郭部分或全部隐藏在颞侧皮下，不是正常 45°展开，表面皮肤可与正常相同，软骨支架可以触及，形态基本正常或略有异常。

3. 招风耳 (protrudingear)

耳郭过分前倾，至颅耳角接近 90°谓之。

4. 猿耳 (macacusear)

人胚胎第 5 个月的一段时间内，在耳郭上缘与后交界处有一向后外侧尖形突起，相当于猿耳的耳尖部，一般至第 6 个月时已消失，若有明显遗留，状似猿耳，属返祖现象；若有部分遗留称为达尔文结节。

5. 环状耳 (cupear)

对耳轮及三角窝深陷，耳轮明显卷成圆形，状似酒杯而得名，其体积一般较正常为小。

6. 巨耳 (macrotia)

耳部整体成比例增大者少，多为耳郭的一部分或耳垂过大。

7. 副耳 (accessoryauricle)

除正常耳郭外，在耳屏前方或在颊部、颈部又有皮肤色泽正常之皮赘突起，大小和数目形态多样，内可触及软骨，部分形似小耳郭，系第 1～2 鳃弓发育异常所致，此类病例常伴有其他颌面畸形。

8. 小耳 (microtia)

耳郭形态、体积及位置均有不同程度的畸形，且常与耳道狭窄、闭锁及中耳畸形伴发。按畸形程度可分 3 级。

(1) 第一级：耳郭形体较小，但各部尚可分辨，位置正常，耳道正常或窄小，亦有完全闭锁者。

(2) 第二级：耳郭正常形态消失，仅呈条状隆起，可触及软骨块，但无结构特征，附着于颞颌关节后方或位置略偏下，无耳道，且常伴中耳畸形。

(3) 第三级：在原耳郭部位，只有零星不规则突起，部分可触及小块软骨，位置多前移及下移，无耳道，常伴有小颌畸形，中耳及面神经畸形，少数可伴 Branchio-oto-Renal(BOR) 腭弓发育畸形综合征，此为早期发育障碍所致，发病率较低，约为外耳畸形的 2%。

(二) 诊断

应询问患者家庭中有无类似病例及母亲妊娠时有无染病或服药史，耳郭病变，根据视、触所见即可确诊，但应作全面检查，排除其他伴发畸形，为明确是否伴有中耳、面神经及内耳畸形，按需要安排。

1. 听功能检查

(1) 音叉试验：Weber 试验：内耳正常偏患侧，内耳不正常可偏健侧。Rinne 试验：内耳正常为阴性，内耳不正常可为阳性。

(2) 电测听：纯音气骨导测试，内耳功能正常者呈传导性聋曲线，内耳功能不正常者呈感音神经性聋曲线。

2. 影像检查

耳部 X 线片和 CT 检查，可以确定骨性外耳道、乳突气房、鼓室、听骨链及内耳结构是否存在、大小及形态是否正常。

(三) 治疗

因耳郭形态奇异，影响外观要求治疗者，可根据病情于 9 岁以后 (最佳为 15 岁以后) 安排行整形手术矫治之，但双耳重度畸形伴耳道闭锁者，为改善听力，可在学龄前行耳道及鼓室成形术治疗。

三、先天性耳前瘘管

先天性耳前瘘管 (Congenital preauricular fislula) 为第 1 ～ 2 鳃弓的耳郭原基在发育过程中融合不全的遗迹，是一种临床上很常见的先天性外耳疾病。国内抽样调查，其发生率达 1.2%，单侧与双侧发病比例为 4 ∶ 1，女性略多于男性。瘘管的开口很小，多位于耳轮脚前，少数可在耳郭之三角窝或耳甲腔部，平时多无症状，不以为疾，及至感染，才引起注意并接受诊治。

(一) 病理

瘘管为一狭窄盲管，可穿过耳轮脚或耳郭部软骨，深至耳道软骨与骨部交界处或乳突骨面，部分有分枝。管壁为复层鳞状上皮，皮下结缔组织中有毛囊、汗腺及皮脂腺，管腔内常有脱落上皮等混合而成之鳞屑，有臭味。管腔可膨大成囊状，感染时有脓液潴留，形成脓肿，管周有炎性浸润。

(二) 临床表现

一般无症状，偶尔局部发痒，检查时仅见外口为皮肤上一个小凹，挤压可有少量白色皮脂样物，有微臭。感染时，局部红肿、疼痛、溢脓液，重者，周围组织肿胀，皮肤可以溃破成多个漏孔。排脓后，炎症消退，可暂时愈合，但常反复发作，形成瘢痕，多见于耳屏前上方发际附近，瘘管深长者，可影响耳道软骨部及耳郭，一般不波及耳后沟或耳道骨部。

(三) 诊断

根据病史与局部检查，容易做出诊断，按其瘘口位置与瘘管走向，要与第 1 鳃裂瘘相鉴别。急性感染及溃疡不愈时要与一般疖肿或一般淋巴结炎和淋巴结核溃疡相鉴别。

(四) 治疗

无症状者可不做处理。

局部瘙痒、有分泌物溢出者，宜行手术切除。有感染者行局部抗感染症治疗，脓肿形成应切开引流，应在炎症消退后行瘘管切除术。手术可在 1% 奴夫卡因局部浸润麻醉下进行，小儿可在基础麻醉加局部麻醉下进行。术中可用探针引导，或在术前用钝头针向瘘管内注入亚甲蓝或甲紫液作为标志，采用此法时，注药不宜过多，注射后，稍加揉压，将多余染料擦净，以免污染术创。手术时可在瘘口处做梭形切口，顺耳轮脚方向延长，沿瘘管走行方向分离，直至显露各分支之末端。若有炎症肉芽组织可一并切除，术创应以碘酒涂布，皮肤缺损过大，可在刮除肉芽之后植皮或每天换药处理，创面二期愈合。

四、先天性内耳畸形

先天性内耳畸形亦称先天性迷路畸形 (CongenitalMalformation oflabyrinth)，是胚胎发育早期 (胚胎第 3～23 周) 受遗传因素、病毒感染或药物及其他不良理化因素影响，致听泡发育障碍所致，是造成先天性聋的重要原因，约占 51.5%，其中又以遗传性聋为多。先天性内耳畸形可以单独发生，亦可伴随外耳、中耳畸形，部分病例伴有颜面器官、眼、口、齿畸形及 (或) 伴有肢体与内脏畸形，耳部畸形仅为综合征中的部分表征。

(一) 分类与分型

1. 按病因分类

(1) 先天性遗传性内耳畸形：此类病例有家族史。

(2) 先天性感染性畸形：是胚胎早期母体感染疾病所致，在胚胎 1～3 个月内，母体感染风疹者，有 22% 新生儿会出现先天性聋，其中 8% 有严重畸形，感染麻疹、腮腺炎等病毒亦可致胚胎受罹。

(3) 理化因素损伤性畸形：曾在欧洲引起轩然大波的反应停 (一种控制妊娠反应的神经安定剂)，在妊娠 45 d 内服用后可引起包括耳部畸形在内的多个器官及肢体的畸形，有报道认为甲丙氨酯、喹宁等亦有致畸形反应。X 射线及电磁波、微波的致畸作用，受到广泛关注，但目前尚无公认的发病率报道。

2. 按畸形的范围和程度分类

(1) 非综合征性 (单纯性) 耳畸形：为单纯的内耳发育障碍所致，不伴其他畸形，此类病例，在近亲婚配的后代中发生率较高。根据内耳畸形程度及残缺部位，可分为 4 型 (Paparella&Capps，1973)。

1) Alexander 型：即蜗管型，主要表现为蜗管发育不良。可以只侵及耳蜗基底回，表现为高频听力损失，亦可侵及蜗管全长，表现为全聋，而前庭功能可能尚正常。

2) Scheibe 型：即耳蜗球囊型，此型病变较轻，骨性耳蜗及椭圆囊膜性半规管发育正常，畸形局限于蜗管及球囊，内耳部分功能存在，可以单耳或双耳发病。

3) Mondini 型：为耳蜗发育畸形，骨性耳蜗扁平，蜗管只有一周半或两周，螺旋器及螺旋神经节发育不全，前庭亦有不同程度障碍。

4) Michel 型：为全内耳未发育型，常有镫骨及镫骨肌缺如，此种病例，听功能及前庭功能全无。

(2) 综合征性耳畸形：此类内耳畸形除伴发外耳、中耳畸形外，尚有头面部不同器官及肢体、内脏畸形相伴发生，组成不同综合征，种类甚多，仅列举：

1) Usher's syndrome：即视网膜色素变性、聋哑综合征，此型内耳病变可与 Alexander 型相似，但伴有视网膜色素沉着，视野进行性缩小，亦可伴发先天性白内障。

2) pendred's syndrome：即甲状腺肿耳聋综合征，此型内耳病变可与 Mondini 型相似，出生后即有耳聋，至青春期出现甲状腺肿大，成年后更加重，但甲状腺功能一般正常。

3) Klippel-Feil's syndrome：即克里波 - 费尔综合征，有颈椎畸形，颈短，呈蹼状，后发际低垂。内耳、内听道及中耳结构均可有不同程度畸形，镫骨底板缺损者，蛛网膜下隙与鼓室相通，可发生脑脊液耳漏。

4) Cerico-oculo-acoustic trias：亦称颈 - 眼 - 耳三联征，除 Klippel-Feil's syndrome 所具有的颈、内耳畸形外，尚有眼球运动障碍。

5) Weardenburgs syndrome(华登堡综合征)：内耳发育不全，表现为中度或重度感音神经性聋，高频听力缺失，低频听力可能有残存。患者伴有内眦及泪点外移，鼻根高而宽，双侧眉毛内端散乱或相连，有部分或全部虹膜异色及白色束发。

6) Ven der Hoeve's syndrome：亦称先天性成骨不全症，属于先天性骨质构造缺陷，表现为蓝色巩膜，临床性耳硬化症 (镫骨底板固定) 及容易发生多处长干状骨骨折，听力损失表现为进行性传导性聋，罹及双耳。

(二) 诊断

1. 病史及家族史

注意询问：①母体妊娠早期有无病毒感染，服用致畸药物，频繁接触放射线及电磁波等物理因素；②围生期胎位及分娩经过是否顺利；③发现患者失聪的时间、其他疾病史及接受过何种治疗。

2. 进行全身体格检查及听功能检查。

3. 耳部 X 线照片及 CT 检查，可以帮助确定内耳畸形的程度及类型。

4. 对有家族史者，可行染色体及基因检查，以确定其遗传特征。

(三) 治疗

根据耳聋的性质和程度，可分别采用下列方法。

1. 传导性聋者，Ven der Hoeve's syndroms 致聋原因为镫骨底板固定，可以通过镫骨手术或内耳开窗术治疗，获得接近正常的听力。

2. 中、重度感音神经性聋，多为高频听力损失严重，低频听力有不同程度残存，可选配合适之助听器，以补偿听力损失。

3. 重度及极重度感音神经性聋，听阈达 85 ～ 90 dB，用助听器无法补偿者，可进行鼓岬电极检查，了解螺旋神经功能状况，部分病例可建议行人工耳蜗植入治疗。

五、第一腮裂瘘

第 1 腮裂瘘 (First branchial cleft fictula) 是第 1 鳃裂发育异常所致，与外耳道关系密切，亦称先天性外耳道瘘。胚胎第四周第一鳃裂沟逐渐深陷，其背部成为原始外耳道，中部形成耳甲腔，腹侧端消失。若胚胎第 2 ～ 4 个月期间，第一鳃沟腹侧消失不全，即可形成与外耳道关系密切的外胚层组织残留。出现发育障碍的胎龄不同变异可表现为囊肿、瘘管或窦道等多种形式，可能单独存在或伴有耳郭及外耳道畸形，其病理特征与先天性耳道瘘管相同。

（一）临床表现

由胎生而来，与外耳道关系密切，是第1鳃裂瘘的共同特征，按其表现形式不同，可分为下列几个类型。

1.囊肿型

表现为耳垂下方进行性增大之囊性包块，与表面皮肤无粘连，常在腮腺浅叶深面，部分包在腮腺内，与面神经颞骨外主干段相邻。有炎症时，可明显增大并有疼痛，炎症消退后包块可以缩小，但不消失。若炎症加重，形成脓肿，在耳下区皮肤溃破排脓形成久治不愈耳后瘘管。本病应与腮腺囊肿或耳下淋巴结炎、耳部结核鉴别。

2.窦道型

表现为耳后或耳垂下方包块与囊肿型相同，区别在于有窦道与外耳道相连，在外耳道软骨段与骨段之间有瘘口残存，形成由外耳道峡部伸向耳郭后方或下方之窦道。因窦道狭小，外胚层组织排出物积存远端膨大而成囊状，若感染排脓，在耳后或耳下区溃破，可成为瘘管。

3.瘘管型

此种畸形，有内、外两个开口。外口在耳垂下方或胸锁乳突肌前与下颌角后方一线的某一部位，内口可因发育障碍胎龄不同而有区别。因开口位置不同，可分阶段两种类型。

(1)单纯瘘管型：由第一鳃裂发育异常形成，其内口在外耳道峡部（骨部与软骨部交界处）。

(2)复合瘘管型：发育障碍出现在闭锁膜形成之前，第一咽囊与第一鳃裂之间沟通，此型由外胚层组成之瘘管内口可追溯至由咽囊发育而成之鼓室腔或咽鼓管。

（二）诊断

囊性包块的性质和瘘口位置，是临床确诊与鉴别的依据，有瘘口者可以通过着色法和注入X射线显影剂检查，了解其位置、走向及内口是否存在。应注意与腮腺囊肿、耳郭淋巴结肿大及耳部结核相鉴别。

（三）治疗

宜择期行手术切除，若有感染，需先行抗感染治疗，有脓肿形成者先切开引流，经局部换药，在急性炎症消退后行切除术。

1.麻醉

局部麻醉下进行，个别不能配合者可用全身麻醉，注射麻醉药后，可能出现术侧面瘫，如术中无损伤，术后即可恢复。

2.切口

在耳后沟下部至下颌角上方一线，根据囊肿大小及瘘孔位置确定。

手术可在注射染料的指示或在探针的引导下进行，此瘘管或囊肿可在面神经周围，若有反复感染史者，常有粘连，在进行耳下区解剖时，必须注意保护面神经干段及其分支。术中，应将上皮组织全部清除，切口可以一期缝合，有感染者宜放引流，24h后拔除。

（四）预后

不经治疗者，难免反复感染，严重者可出现面神经损伤，出现周围性面瘫，手术后切口不愈或复发，为囊壁或管壁上皮组织残留所致。术后面瘫可因术中麻醉或手术牵拉引起，为暂时性，若误将面神经干或其分支（最常见为下颌缘支）损伤，可能出现永久性瘫痪，应及时探查及修复之。

第二节 耳郭外伤

耳郭易遭受各种挫伤、切伤、撕裂伤、断离伤及火器伤。处理不当，可发生软骨膜炎、软骨坏死，遗留耳郭畸形。

一、病因病理病机

耳郭挫伤可使血管破裂，血液瘀积于软骨与软骨膜之间，形成血肿，除感局部胀痛外，无其他症状。血肿多发生于耳郭上部，前外侧面，呈半圆形紫红色肿块，质软。血肿如不处理发生机化，可致耳郭增厚变形。如发生感染可发生化脓性软骨膜炎。血肿可在严密消毒下进行穿刺，抽出液体，加压包扎。反复抽血无效者，可于无菌操作下切开耳郭，排除血液或取出血块后，加压包扎。处理中加用抗生素预防感染。

耳郭切伤及撕裂伤，轻者为一裂口，重者有组织缺损，或耳郭撕裂或全部撕脱断离。伤口应严密消毒后，进行清创缝合，尽量保留软骨组织，如皮肤大块缺损，软骨尚完整，可自耳后取带蒂皮瓣或游离皮瓣移植，如部分软骨及皮肤完全破碎，可做边缘楔形切除，用细针细线对位缝合，缝时不能穿透软骨。

耳离断裂者，将断耳用过氧化氢及生理盐水洗将，泡于抗生素溶液中 15 min，如能找到耳郭动脉，可用肝素将其冲洗后，将血管进行吻合，断耳的皮肤与皮下组织对位缝合。或将断耳的皮肤去除，耳郭软骨埋植于耳后皮下，待成活后，将埋植的耳郭软骨及皮肤掀起移植于原耳郭伤口处，形成新耳郭。如离断时间过久，或伤口已感染者不宜缝合，将外耳道口周围皮肤与乳突皮肤对位缝合，以免外耳道口狭窄。

战时多由爆震压力波的冲击直接使鼓膜破裂穿孔，或由于颅底骨折时波及鼓沟，偶有弹片、金属屑或矿渣溅入外耳道损伤鼓膜。平时多为挖耳、外耳道异物或取异物、耵聍的损伤，掌击外耳，跳水时耳郭先着水面，咽鼓管吹张或擤鼻用力过猛，亦可使鼓膜破裂。

二、临床表现

(1) 撕裂伤轻重不一，轻者仅有裂口，无组织缺损，重者可致耳郭部分或全部缺失。

(2) 耳郭血肿耳郭受伤部圆形肿胀，皮肤颜色紫红或暗红，表面光滑，触之疼痛有液体感，用注射器可抽出血液或淡黄色液体。

(3) 若感染可并发软骨膜炎和软骨炎。

三、治疗

鼓膜损伤后应保持外耳道清洁，以酒精消毒外耳道，取除外耳道内存留的泥土、异物、血痂或耵聍屑等，并以消毒棉球置于外耳道口。耳内切忌冲洗或滴药，以免把外耳道细菌带入中耳引起中耳感染。全身应用抗生素药物，禁止游泳，防止污水入耳。

鼓膜穿孔小者多能自愈。如不能自愈，可用 50% 三氯醋烧灼穿孔边缘，表面放置酚甘油小棉片、硅橡胶薄膜。如穿孔大不能自愈者，可行鼓膜修补术。如有继发感染，则按化脓性中耳炎处理。

第三节 鼓膜创伤

一、病因

鼓膜位于外耳道深处，在传音过程中起重要作用，鼓膜创伤 (injury of tympanic membrane) 常因直接外力或间接外力作用所致，如用各种棒状物挖耳、火星溅入、小虫飞入、烧伤、掌击、颞骨纵形骨折、气压伤等。

二、临床表现

1. 患者可感突然耳痛、耳出血、耳闷、听力减退、耳鸣。气压伤时，还常因气压作用使听骨强烈震动而致内耳受损，出现眩晕、恶心、混合性听力损伤。

2. 耳镜检查可见鼓膜多呈裂隙状穿孔，穿孔边缘及耳道内有血迹或血痂，颞骨骨折伴脑脊液漏时，可见有清水样液渗出。听力检查为传导性听力损失或混合性听力损失。

3. 在鼓膜创伤的病例中，可同时造成听骨链中断，听力检查时可表现为明显的传导性听力损失。

三、治疗

发病后尽早应用抗生素预防感染，外耳道可用酒精擦拭消毒，外耳道口放置消毒棉球。预防上呼吸道感染，嘱患者切勿用力擤鼻涕。保持耳内干燥。如无继发感染，局部禁止滴入任何滴耳液。一般伤后 3 ～ 4 周穿孔可自行愈合，也有更长者，较大穿孔不愈合者可行鼓膜修补术。

四、预防

加强卫生宣传，勿自己挖耳，在强气压环境中工作者要戴防护耳塞，文明待人，勿打架斗殴。

第四节 颞骨骨折

颞骨位于颅骨两侧，并延至颅底，参与构成颅底和颅腔的侧部，形状不规则，以外耳门为中心可分为颞鳞、鼓部和岩部 3 部分，周围与顶骨、枕骨及蝶骨相接。由鳞部、鼓部、乳突部、岩部和茎突组成。颞骨骨折是颅底骨折的一部分，其岩部、鳞部和乳突部中以岩部骨折最常见，其原因是岩部含有各种孔隙，管道与气房，较为脆弱，故颅底骨折有 1/3 发生于此。

一、病因

本病是由于外伤性因素引起，常由车祸，撞击颞枕部，坠落等所致，是头颅外伤的一部分，并可伴有不同程度的颅内或胸，腹部等组织和器官损伤。

二、分类

最早由 Uerich 提出颞骨骨折分为纵行骨折和横行骨折。纵行骨折骨折线起自颞骨鳞部，通过外耳道后上壁、中耳顶部，沿颈动脉管，至颅中窝底的棘孔或破裂孔附近。横行骨折其骨折线常起自颅后窝的枕骨大孔，横过岩锥到颅中窝。有的经过舌下神经孔及岩部的管孔（如颈静脉孔），个别可经过内耳道和迷路到破裂孔或棘孔附近。

三、临床表现

颞骨骨折根据骨折方式的不同，可有不同的临床表现。

1. 纵行骨折

多由于颞部或顶部受到撞击所致。常有听小骨脱位或骨折。鼓室损伤，鼓膜未破时，鼓室内积血，鼓膜呈蓝色，唾液中可带血。鼓膜破裂时，有血液自外道流出，如脑膜破裂，则有脑脊液耳漏。长期脑脊液耳漏可引起脑膜炎。中耳损伤时可出现传音性耳聋。少数累及面神经，可出现面瘫及舌前 2/3 味觉丧失。面瘫多为暂时性。

2. 横行骨折

主要由于枕部受到暴力所致。内耳损伤重，耳蜗及半规管内常有出血，迷路受损时有较重的眩晕、恶心、呕吐，检查可有倾倒及自发性眼球震颤，可持续数周，待对侧代偿后症状消失。前庭功能检查，患侧功能丧失，听力呈感音性耳聋。伤及中耳者较少，偶有迷路损伤同时中耳内壁也被震裂，导致蜗窗膜破裂，鼓室积血，约有半数并发面瘫，且为永久性瘫痪。

3. 岩尖骨折

很少见，可损伤及 Ⅱ、Ⅲ、Ⅳ、Ⅴ、Ⅵ 等颅神经，发生弱视，上睑下垂，睑裂变小，瞳孔扩大、复视、斜视，眼球运动受限等眼部症状，或有三叉神经痛症状，如损伤颈内动脉可发生大出血，多来不及抢救而死亡。

四、诊断

故凡头颅外伤后有听力损失、鼓膜破裂鼓室积血、眩晕、面瘫者皆为中耳及内耳受损所致，即可诊断颞骨骨折，X 线片可显示骨折线。横行骨折较易显示，X 线未发现骨折时，仍不能排除颞骨骨折。

五、治疗

对于本病的患者，首先按颅脑外科原则处理，应静卧、抗休克及静脉输注降颅压药。同时应根据患者的临床表现给予对症治疗，主要有以下的几个要点。

1. 有鼓膜损伤者，采用于疗法，忌滴药或冲洗。

2. 有脑脊液耳漏者不宜作耳道堵塞。

3. 应给大量抗生素预防颅内感染；

4. 长期不愈者，待病情好转后行脑膜修补术。

5. 若患侧耳发生急性化脓性中耳炎，应考虑乳突凿开术，向外畅通引流。

6. 有前庭症状者，给予镇静剂。

7. 有面瘫者，待病情稳定后考虑面神经探查术。

8. 对仅为传音性耳聋者应考虑有外伤性听骨链断离，以后可行鼓室成形术以改善听力。

第五节 耵聍栓塞

耵聍，为外耳道软骨部皮肤的耵聍腺所分泌的淡黄色黏稠液体，耵聍腺是一种特殊的汗腺，位于长有耳毛的外耳道皮肤处。耵聍在空气中干燥后成薄片状，但有的耵聍状如黏稠的油脂，俗称"油耳"。耵聍具有保护外耳道皮肤和黏附外物(如尘埃、小虫子等)的作用。平时借咀嚼、张口等运动，耵聍可自行脱落排出。耵聍栓塞是指外耳道内耵聍分泌过多或排出受阻，使耵聍在外耳道内聚集成团，阻塞外耳道。耵聍栓塞形成后，可影响听力或诱发炎症，是耳鼻喉科常见病之一。耵聍栓塞因程度及部位的不同而症状有异。外耳道未完全阻塞者，多无症状；患者有临床表现前来就诊时，往往可见到耵聍完全阻塞外耳道。

一、病因

造成耵聍栓塞的原因有两方面。

1. 耵聍分泌过多

因外耳道炎、湿疹、在粉尘较多的环境中工作、挖耳等使局部受到刺激，使耵聍分泌过多。

2. 耵聍排除受阻

外耳道狭窄、瘢痕、肿瘤、异物存留等均可阻碍耵聍排出。经常挖耳，可将耵聍推向外耳道深部，下颌关节运动障碍或耵聍被水浸渍等均影响耵聍的正常排出。

二、临床表现

耵聍栓塞因程度及部位的不同而症状有异。外耳道未完全阻塞者，多无症状；患者有临床表现前来就诊时，往往可见到耵聍完全阻塞外耳道。

1. 听力下降

耵聍完全阻塞外耳道，可使听力减退。临床上主要表现为传导性听力下降。若遇水膨胀，可致听力骤降，应与特发性突聋鉴别。

2. 耳闷及耳痛

耵聍栓塞后可诱发外耳道皮肤糜烂、肿胀、肉芽形成等，表现为耳部疼痛或闷胀感。

3. 其他

若耵聍压迫鼓膜时可引起耳鸣、眩晕及听力减退，若耵聍压迫外耳道后壁皮肤，可因刺激迷走神经耳支引起反射性咳嗽。

4. 体征

检查可见外耳道为黄色、棕褐色或黑色块状物所阻塞，质硬如石或质软如泥，多与外耳道紧密相贴，不易活动。

三、检查

耳科专科检查。

四、鉴别诊断

需与外耳道胆脂瘤、外耳道异物及外耳道疖鉴别。

1. 外耳道胆脂瘤

是外耳道损伤后，或皮肤的炎症使生发层的基底细胞生长旺盛，角化上皮细胞加速脱落，且排除受影响，在外耳道内堆积过多形成胆脂瘤。无继发感染的小胆脂瘤可无明显症状，胆脂瘤较大者，可出现耳内闭塞感、耳鸣、听力下降。一旦继发感染则有耳痛，可放射至头部，剧烈者夜不成眠，耳内流脓或脓血，有臭味。查体也表现为外耳道内栓塞性病变，但病灶内有大量的白色上皮样栓塞物，可与普通的耵聍栓塞相鉴别。但有时需要注意，长期的耵聍栓塞，有时可继发外耳道胆脂瘤。

2. 外耳道异物

外耳道异物种类繁多，儿童多见，因小儿喜欢将小物塞于耳内。成人也可因挖耳时不慎将异物存留耳道内，或于外伤、作业时异物侵入、昆虫爬入等。外耳道异物诊断并不困难，但位于外耳道底部深处的小异物容易被忽略；或因异物存留时间过长，并发中耳、外耳道炎症；或局部分泌物较多，被耵聍包绕。临床表现则可依异物的大小、形状、位置和种类不同而异。

3. 外耳道疖

为外耳道软骨部皮肤毛囊或皮脂腺被葡萄球菌感染所致。以剧烈耳痛为主，可放射至同侧头部。张口、咀嚼、打呵欠时疼痛加剧。如疖肿堵塞外耳道则可影响听力。

五、治疗

1. 镊子夹取法

较小或片状者，可用镊子取出。

2. 耵聍钩取出法

将耵聍钩沿外耳道后、上壁与耵聍栓之间轻轻伸入外耳道深部，注意避免损伤外耳道及鼓膜，然后轻轻转动耵聍钩钩住耵聍栓，逐渐钩出。

3. 外耳道吸引法

如耵聍较硬，不易取出，或耵聍与外耳道嵌顿紧密，取出过程中患者疼痛明显难以配合，可先用5%～10%的碳酸氢钠溶液滴耳，每天3～5次，每次滴药后患耳向上静置5～10min，连续3～4d后待其软化，然后于耳鼻喉科专科门诊，用吸引器将软化的耵聍取出。

4. 外耳道冲洗法

采用上述方法取出困难者可用此法。冲洗前需将耵聍软化，用5%～10%的碳酸氢钠溶液滴耳，每天4～5次，每次滴药后患耳向上静置5～10min，3～4d后待其全部或部分膨化，再冲洗。患者取侧坐位、头向健侧偏斜，紧贴患侧耳垂下方的皮肤置放一弯盘，以盛装冲洗时流出的水液，操作者以左手将患侧耳郭轻轻向后上（小儿向后下）牵引，右手取吸满接近体温的温热生理盐水、接有塑料管的20mL的注射器或橡皮球置于外耳道口，向外耳道的后上壁方向冲洗。冲洗液进入深部并借回流力量将耵聍或异物冲出。如此反复冲洗，直至耵聍或异物冲出为止。最后用干棉签拭净外耳道。

5. 内镜下抽吸法

因在常规额镜下取存在光源弱、视野不清，易损伤外耳道和鼓膜等缺点，同时，传统用水冲洗易诱发眩晕，故可在耳内镜下取。这样视野暴露清楚，不易损伤外耳道和鼓膜。特别是对于外耳道狭窄者更为适宜，吸引器压力不宜太大，抽吸应在明视下进行。

6. 合并感染者

应先控制感染，待感染控制后再取出耵聍。

第六节 外耳道异物

外耳道异物 (foreign body in external auditory meatus) 常见于儿童。将豆类、小珠粒、火柴棒头等各种小物塞入外耳道。该病的症状因异物种类大小和部位而异，小而无阻塞，无刺激的异物，可长期存留无任何明显症状，较大异物或植物性异物可遇潮湿而膨胀，阻塞外耳道影响听力及耳鸣等，严重者可致外耳道炎，出现耳痛，异物接近鼓膜可压迫鼓膜致耳鸣，眩晕，活动昆虫爬行骚动时可引起难以忍受的不适，触及鼓膜可致疼痛，耳鸣，甚至损伤鼓膜。

该病需要与外耳道炎及疖，外耳道真菌病鉴别，外耳道异物常见于儿童。将豆类、小珠粒、火柴棒头等各种小物塞入外耳道。成人可因创伤、弹片、泥土、木块等，或耳病治疗时误留棉花，小纱条于外耳道，其他如夏季昆虫可爬入或飞入外耳道内形成异物。

一、病因

常见于儿童。将豆类、小珠粒、火柴棒头等各种小物塞入外耳道，成人可因创伤、弹片、泥土、木块等，或耳病治疗时误留棉花，小纱条于外耳道，其他如夏季昆虫可爬入或飞入外耳道内形成异物。

二、临床表现

因异物大小、种类而异。小而无刺激性的非生物性异物可不引起症状。一般异物愈大、愈接近鼓膜，症状愈明显。活昆虫等动物性异物可爬行骚动，引起剧烈耳痛、噪声，使患者惊恐不安，甚至损伤鼓膜。豆类等植物性异物如遇水膨胀，阻塞外耳道，可引起耳闷胀感、耳痛及听力减退，并可继发外耳道炎。锐利坚硬的异物可损伤鼓膜；异物刺激外耳道、鼓膜偶可引起反射性咳嗽或眩晕。

三、治疗

根据异物大小、性质和部位，采用不同的取出方法。

1. 活动而不膨胀的小异物，可用生理盐水将异物冲出。但外耳道、鼓膜有损伤或穿孔禁用。

2. 植物性异物可在直视下用异物钩或耳刮匙取出，不宜用水冲洗，以免膨胀而取出困难。

3. 活动的昆虫类可先滴入油剂、酒精或乙醚使其死后用镊、钩或冲洗取出。

第七节 外耳道炎

外耳道炎为外耳道皮肤、皮下组织因细菌感染所引起的弥漫性非特异性炎性疾病。有急慢性之分，发病以夏秋季为多见。

一、病因

外耳道皮肤受到某种因素的影响，如化脓性中耳炎的脓液、挖耳或外耳道异物及药物的刺激，减低了外耳道皮肤的抵抗力，引起角质层肿胀，毛囊阻塞，致病微生物乘虚而入，引起炎症。一些全身性疾病，如营养不良、贫血、糖尿病以及内分泌功能紊乱，亦是引起该病的诱因。致病菌以金黄色葡萄球菌、溶血性链球菌、绿脓杆菌、变形杆菌为多见。

二、临床表现

自觉耳痒、耳痛、耳漏及听力减退。检查外耳道皮肤呈弥漫性充血肿胀，皮肤糜烂常有脱落上皮及少量浆液性分泌物，鼓膜可有轻度充血。肿胀严重者外耳道变窄，鼓膜明显充血或不能窥视，耳周淋巴结常有肿大并伴有全身症状。

病变反复发作或是慢性病变时，耳部发痒、不适，听力稍减退，外耳道常有少量黏稠分泌物，皮肤增厚、充血肿胀，并附有鳞屑状上皮，剥除后常出血。外耳道进一步狭窄，鼓膜增厚、混浊、光泽消失、标志不清或表面有肉芽生长。

三、治疗

急性期全身应用抗生素，服用止痛药，清洗外耳道内分泌物，可用 3% 或 5% 硝酸银涂布，同时加用抗过敏药物。慢性者局部可用红霉素、新霉素等抗生素类软膏及氟轻松、醋酸可的松等激素类软膏；控制感染病灶，如化脓性中耳炎；积极治疗全身性疾病，如贫血、内分泌功能紊乱、糖尿病等。

第八节 外耳道疖

外耳道疖 (waierdaojie) 是外耳道软骨段皮肤的局限性急性化脓性炎症。致病菌多为葡萄球菌侵入毛囊、皮脂腺所致，是一种多发病，夏季更为多见。外耳道疖又名局限性外耳道炎，为外耳道软骨部毛囊感染所致。多为单个，亦可多发。主要症状为剧烈的、跳痛性耳痛，张口、咀嚼时尤甚，常向头部放射。全身多有不适感或体温升高。若疖肿较大阻塞外耳道时可有听力减退，疖肿破溃则症状减轻。

一、病因

皮肤擦伤和溃疡易致感染，挖耳是常见原因，糖尿病、慢性便秘和身体衰弱者易患本病和复发。

高温和湿度可降低外耳道抗感染能力，故在夏季易发病，常为葡萄球菌感染。外耳道为绿脓杆菌寄生部位之一，故外耳道炎患者有 70% 以上可由绿脓杆菌引起。病理改变是急性化脓性炎症，有组织充血、渗出、中性粒细胞聚集等；继而细胞受损、组织破坏加以病菌体等形成胺性物质。因金黄葡萄球菌的毒性含凝固酶，脓栓形成是此菌感染病灶的一个特征。

外耳道疖时耳痛剧烈，张口咀嚼时加重，并可放射至同侧头部。多感全身不适，体温或可微升。当肿胀严重堵塞外耳道时，可有耳鸣及听力减退。检查有耳郭牵引痛及耳屏压痛，外耳道软骨部皮肤有局限性红肿。红肿成熟破溃后，外耳道内积脓流出耳外，此时耳痛减轻。外耳道后壁疖肿严重者可使耳后沟及乳突区红肿，应注意与急性乳突炎鉴别。急性乳突炎者多有急性或慢性化脓性中耳炎病史，发热较明显，无耳郭牵拉痛，而有乳突部压痛；有鼓膜穿孔或鼓膜明显充血，脓液较多。

弥漫性外耳道炎急性者表现为耳痛，可流出分泌物。检查亦有耳郭牵拉痛及耳屏压痛，外耳道皮肤弥漫性红肿，外耳道壁上可积聚分泌物，外耳道腔变窄，耳周淋巴结肿痛。慢性者耳发痒，少量渗出物。外耳道皮肤增厚、皲裂、脱屑，分泌物积存，甚至可造成外耳道狭窄。

二、临床表现

耳痛为主要症状。疼痛剧烈时常向同侧头部放射，张口、咀嚼时耳痛加重。可有全身不适，体温稍升高。疖肿堵塞外耳道时可有听力减退。检查时有耳郭牵拉痛、耳屏压痛，外耳道软骨部可发现局限性红肿，皮肤呈丘状隆起，触痛明显。疖肿成熟后顶端出现黄点，破溃后有血性脓液流出，脓量少，由于疖肿致外耳道肿胀，鼓膜一般窥视不清。疖肿位于外耳道前下壁者，耳屏前下方可出现肿胀，可误诊为腮腺炎。疖肿位于外耳道后壁者，可使耳后乳突区红肿、耳郭后沟消失，易误诊为乳突炎。

三、治疗

原则是控制感染，引流脓液。

可用硫酸多黏菌素E及硫酸新霉素混合液滴耳，每次3滴，每日3次，共10 d。1%～2%酚甘油或10%鱼石脂甘油棉栓留置外耳道内，或局部涂中药消肿散加2%达克罗宁小檗碱软膏，必要时给抗菌药物及镇痛药。局部热敷、理疗或普鲁卡因封闭治疗。疖肿已有波动者，可行切开引流。反复发病者，应注意有无慢性消耗性疾病，如糖尿病、肾炎、营养不良等，并给予相应的治疗。治疗原则：取在早期促使炎症消退，局部化脓时及早使脓排出体外，并及时消除全身性不良反应。

1. 初起红肿阶段可先选用热敷或透热、超短波、红外线等理疗，每4～6小时一次，每次20～30分钟。也可敷贴中药金黄散（加油类调成糊状）、玉露散（芙蓉叶碎末加油成糊状）或西药龟石脂软膏。

2. 已成脓阶段见脓点或有波动感时，停用上列各种方法。改用石炭酸点涂脓点或用针头、刀尖将脓栓剔出（勿用一般的切开法）。出脓后敷以呋喃西林、依沙吖啶（利凡诺）湿纱条或玉红膏、黄连膏，直至病变消退。禁忌挤压化脓病变。

3. 全身反应较重时如恶寒发热、头痛、全身不适等，应用抗菌西药，常首选青霉素或磺胺甲噁唑加甲氧苄啶（复方新诺明）或用中药仙方活命饮、普济消毒饮等。

4. 外耳道疖病除了用上述处理，在外耳道疖消隐期间，可用中药防风通圣散或三黄丸。有糖尿病者更需相应的疗法。

第九节　外耳湿疹

湿疹是指由多种内外因素引起的变态反应性多形性皮炎，组织学上表现为细胞浸润，有浆液渗出，主要特征为瘙痒、多形性皮疹，易反复发作。发生在外耳道内称外耳道湿疹。若不仅发生在外耳道，还包括耳郭和耳周皮肤则为外耳湿疹。外耳道内湿疹常由接触过敏引起。最重要的过敏原是局部用药，如硫酸新霉素、多黏菌素B。避免食用或接触变应原物质，及时治疗中耳炎及头部的湿疹，改掉挖耳等不良习惯等可预防外耳湿疹。

一、诊断要点

（一）急性湿疹

1. 病史

有外耳道流脓病史、家族过敏病史，或有接触某种物质等诱因或有其他过敏性疾病等病史。

2. 病程

急性起病，病程 2～3 周，可反复发作。

3. 症状

外耳道口及周围皮肤潮红肿胀，灼热痒痛，出现多数粟粒样丘疹，并形成小水泡或脓疱，破裂后形成有浆液或脓液渗出的糜烂面，干后结痂。若继发感染则有轻度发热等全身症状，皮损部红肿及疼痛加重，耳后淋巴结肿痛。

（二）慢性湿疹

1. 病程

病程较长，皮损与症状时轻时重。

2. 症状

外耳道口周围或耳后沟皮肤粗糙，红斑、浸润，结痂、鳞屑，或裂隙、糜烂，并有瘙痒、不适感。

二、中医治疗

（一）风热湿邪犯耳（急性湿疹）

1. 证候

耳部肌肤灼热痒痛，潮红肿胀，局部小水泡，或糜烂溢黄水。口微干，小便黄，舌质偏红，苔薄腻，脉浮数。

2. 治法

疏风清热，除湿止痒。

3. 方药

除湿汤加减：连翘 10 g、滑石 15 g、车前子 10 g、枳壳 10 g、黄连 3 g、黄芩 10 g、木通 6 g、甘草 6 g、陈皮 6 g、荆芥 6 g、防风 6 g、茯苓 15 g。

加减：局部感染致红肿疼痛，加金银花、连翘，伴烦躁易怒，舌质红胖，苔黄腻，脉弦滑数者，加龙胆草、栀子、柴胡，大便秘结加大黄。

（二）血燥耳窍失养（慢性湿疹）

1. 证候

病程长，患处瘙痒，皮肤粗糙、皲裂，表面或有鳞屑，症状时轻时重，伴面色无华，倦怠乏力。舌淡苔薄，脉细弱。

2. 治法

养血滋阴，祛风止痒，

3. 方药

四物消风汤加减：当归 10 g、川芎 10 g、防风 6 g、荆芥穗 6 g、赤芍 15 g、生地黄 30 g、白鲜皮 15 g、薏苡仁 20 g。

加减：便秘者加何首乌、火麻仁；倦怠乏力加黄芪、党参、黄精益气；局部灼热结血痂者加黄芩、牡丹皮。

三、西医治疗

1. 抗感染

用于有感染者或预防感染。口服氨苄西林 0.5 g/ 次，2 次 / 日；或复方磺胺甲噁唑 2 片 / 次，2 次 / 日；或甲苯磺酸妥舒沙星 150 mg/ 次，2 ～ 3 次 / 日。

2. 抗过敏

(1) 盐酸苯海拉明 25 mg/ 次，3 次 / 日；或氯苯那敏 4 mg/ 次，2 次 / 日，口服。

(2)10% 氯化钙注射液或 10% 葡萄糖酸钙注射液 10 mL/ 次 (小儿减半)，静脉缓慢注射。

(3) 维生素 C200 mg/ 次，3 次 / 日，口服。

(4) 泼尼松 5 mg/ 次，2 ～ 3 次 / 日，口服。

四、外治

(1) 黄水淋漓、糜烂、溃疡者，可用硼酸溶液或 5% 醋酸铝溶液湿敷；或七叶一枝花15 g，黄连、五倍子、大黄、苦参各 10 g，煎水 300 mL，去渣，加入溶于适量乙醇的冰片 3 g，搅匀，过滤，放凉后清洗患处。清洗患处后再用青黛散、柏石散，或川贝母粉、黄连粉之类干敷患处。

(2) 渗液少或无渗液者，可用 1% ～ 2% 甲紫、皮质激素类软膏、氧化锌油剂或糊剂。

(3) 结干痂或脓痂者，可用过氧化氢清洗患处，再涂药膏；或用野菊花，蒲公英各 60 g 煎水，清洗患处并湿敷 0.5 h 左右，然后用柏石散、黄连粉之类麻油调涂疮面，或黄连膏涂疮面。

(4) 干燥、皲裂、脱屑者，用碧玉散或穿粉散，以麻油调涂患处，或紫连膏外涂，以滋润肌肤。

(5) 皮肤增厚或皲裂者，可用 10% ～ 15% 硝酸银液涂擦患处。

(6) 无论溃烂或结痂，均可用过氧化氧清洗患处，待干，以鱼肝油滴剂涂患处，再撒青黛散。

五、预防调护

(1) 发现致病因素，应予消除或避免。

(2) 保持局部清洁，勿搔抓患处，忌用热水或肥皂水清洗，勿用刺激性药物涂患处，以免加重损伤或感染邪毒。

(3) 忌食辛辣香燥和鱼、虾等发物。

(4) 注意耳部卫生，经常观察和清洗小儿耳后折缝，勿使汗、泪水浸渍。

(5) 积极治疗能引起本病的原发病，如中耳炎、面部湿疹等。

(6) 注意查明引起本病的各种刺激因素，力求避免之，如受热，寒冷、日光、丝织品、毛织品、动物羽毛、外用或内服药物、玩具、肥皂、眼镜架脚、塑料助听器、耳塞，耳环、衣服的高领，特别是油漆、染料、化妆品等。对小儿尤注意。

第十节 外耳道真菌病

外耳道真菌病是真菌侵入外耳道或外耳道内的条件致病性真菌，在适宜的条件下繁殖，引起的外耳道的亚急性或慢性炎性病变，常合并细菌感染。外耳道真菌感染有时可无症状，其常见症状主要有外耳道不适、胀痛或奇痒、外耳道阻塞感、听觉障碍等。分泌物涂片、真菌培养，可以帮助判断致病菌的种类，必要时需做活组织检查，有助于鉴别诊断和治疗。

一、病因

本病病因为真菌直接感染。诱因：①环境的温度和湿度增加，改变了外耳道的 pH；②耵聍缺乏；③耳内长期滴用广谱抗生素；④游泳、挖耳造成外耳道炎症；⑤全身性慢性疾病，机体抵抗力下降，或全身长期大剂量应用抗生素，都为真菌的滋生提供了条件。

二、病理

感染的真菌种类不同，引起的局部组织病理学改变不同。如曲菌感染一般不侵犯骨质，无组织破坏。白色念珠菌感染早期以渗出为主，晚期为肉芽肿性炎症。芽生菌、放线菌是化脓和肉芽肿性改变。毛霉菌侵入血管，引起血栓，组织梗死，引起坏死和白细胞浸润。

三、临床表现

1. 外耳道不适

外耳道不适，胀痛或奇痒。

2. 阻塞感

由于真菌大量繁殖，堆积形成团块可阻塞外耳道引起阻塞感

3. 外耳道潮湿

真菌团块刺激，外耳道可有少量分泌物，患者感外耳道潮湿

4. 听觉障碍

外耳道阻塞，鼓膜受侵，患者可有听觉障碍、耳鸣，甚至眩晕。

5. 疼痛

如病变损害范围较大或较深，可有局部疼痛。

6. 感染

有些真菌引起的改变以化脓和肉芽肿为主

7. 其他

严重的可致面瘫；真菌可致坏死性外耳道炎；有些真菌感染可引起全身低到中等发热。

四、诊断要点

1. 耳内奇痒，或兼耳闷、耳鸣等症。

2. 外耳道有霉苔，色灰白或黄黑，皮肤粗糙或充血、轻度糜烂，或有渗液，或外耳道有霉苔呈干性简状结痂。可伴有慢性化脓性中耳炎。

3. 取霉苔或痂皮置玻片上，滴 1 滴蓝黑墨水或 20% 氢氧化钾，盖上盖玻片，在显微镜下可见到菌丝及孢子。必要时活检确诊。

五、治疗

用生理盐水或过氧化氢清洗真菌团块及痂皮，用干棉签拭干后，局部涂达克宁等抗真菌药物。外耳道皮肤肿胀、渗液时，向外耳道置入 5% 醋酸铅溶液的小绵条，每日更换 1～2 次。保持外耳道干燥，戒除挖耳习惯。病情严重者要静脉给予抗真菌药物治疗。

六、预防调护

保持外耳道清洁干燥，勿使污水入耳，避免掏耳。

第十一节　外耳道胆脂瘤

外耳道胆脂瘤是一种外耳道皮肤脱屑、胆固醇结晶堆积、上皮包裹所形成的囊状团块，其并非真性肿瘤。由于胆脂瘤呈膨胀性生长，周围骨质长时间受压、破坏、吸收，导致外耳道扩大。主要表现为耳痛、耳漏及听力下降，是耳鼻喉科常见的临床疾病。

一、病因

病因尚不明确，观点不一。目前大多数学者认为与外耳道皮肤受到各种病变有关，如耳外伤、耵聍栓塞、异物、炎症、真菌感染、手术等的长期刺激，而使外耳道皮肤上皮的完整性遭到破坏，局部皮肤生发层中的基底细胞生长活跃、角化上皮细胞脱落异常增多，并且由于外耳道受到不良刺激产生慢性充血，导致狭窄，使得脱落物向外移行排除受阻，便堆积于外耳道内，形成团块。久之团块中心便会腐败、分解、变性，最终产生胆固醇结晶。此外也与局部的引流，湿度密切相关。

二、临床表现

在疾病之初期，若无感染，由于胆脂瘤较小并无特殊不适症状。随着团块的不断堆积，胆脂瘤体积不断增加，会出现一系列临床症状。

1. 耳部闷堵感

当外耳道胆脂瘤体积增大堵塞外耳道时会出现耳部闷堵感。

2. 听力下降

外耳道管径被阻塞 2/3 以上时，可能会出现听力下降。临床上主要表现为传导性听力下降。有时当局部继发炎症时，导致外耳道皮肤肿胀，可致听力骤降，应与特发性突聋鉴别。

3. 耳痛

外耳道胆脂瘤具有破坏性，常常继发感染，可出现剧烈的耳痛。

4. 耳漏

如果继发感染可有耳部流脓，脓液具有特殊臭味，或带血的血性分泌物。

5. 其他

巨大的外耳道胆脂瘤可破坏外耳道下、后壁，通过破坏处进而侵犯到乳突、鼓窦及上鼓室，广泛破坏乳突骨质，并发胆脂瘤型中耳乳突炎，也可侵犯面神经乳突段引起周围性面瘫、侵犯鼓索神经引起味觉障碍。胆脂瘤进一步增大，病情严重者可出现颈侧脓肿、瘘管、眩晕及脑膜炎、脑脓肿等颅内症状。

6. 体征

检查时可以见到外耳道内有灰白色或者黄色角蛋白碎屑、上皮样物堵塞，表面被多层鳞片状物包裹，外耳道皮肤充血、肿胀、糜烂，可伴有肉芽形成。较大的胆脂瘤清除后可以见到外耳道的骨质暴露，被破坏、吸收，外耳道骨段明显扩大，软骨段一般无明显改变。鼓膜一般是完整的，或充血，内陷，如果被胆脂瘤破坏，则会导致穿孔、萎缩和粘连。

三、检查

1. 影像学特点

颞骨 CT 多表现为外耳道内软组织密度影，呈膨胀性生长，可侵入乳突及中耳，破坏骨质边缘光滑，与中耳胆脂瘤表现类似。但外耳道胆脂瘤的病变首先位于外耳道且以外耳道骨部下、后壁破坏为主，经此破坏可侵入乳突腔，造成乳突大片骨质损伤，面神经垂直段骨管破坏，硬脑膜暴露，而远离外耳道的乳突气房常存在，鼓室腔结构仍可保持完整。

2. 听力学检查

一般呈现传导性聋，主要是因为声波经空气传导途径传导时受到外耳道、中耳病变的阻碍，到达内耳的声能减弱，致使不同程度听力减退。病变进展累及内耳后也可呈现感音神经性聋。

四、诊断

根据病史及体征，如检查耳道时可见外耳道有特征性白色胆脂瘤样团块嵌顿，耳道皮肤充血、肿胀、狭窄和肉芽形成，即可明确诊断。为进一步明确分期、指导治疗，应行颞骨高分辨率薄层 CT 检查，了解外耳道病变情况及骨质破坏范围，邻近组织的破坏情况，病变与周围组织结构的关系，尤其是面神经乳突段与外耳道胆脂瘤的关系。手术后取胆脂瘤样组织送病理检查确定诊断。

五、治疗

外耳道胆脂瘤的唯一治疗方法是彻底清除之。有些胆脂瘤较易取出，呈蒜皮状，层层堆积。如胆脂瘤较大，与外耳道贴得很紧，或已引起外耳道的扩大，取出有时相当困难。此时不能用浸泡耵聍的滴耳液浸泡，那会增加取出的难度。可用一些消毒的油剂润滑，将耵聍钩插到胆脂瘤和外耳道壁之间轻轻松动后取出。有时需在麻醉情况下取出，或由于外耳道呈葫芦状，需麻醉后做辅助切口再取出。如外耳道胆脂瘤伴感染，应在控制感染后取出。若有死骨，应于清除。取出胆脂瘤过程中如损伤外耳道，应给抗生素预防感染。

六、预防

1. 平时注意耳部卫生，戒除挖耳等不良习惯。凡有耳部湿疹、耳疖肿、化脓性中耳炎者，应格外注意耳道局部的洁净与干燥，耳痒时不要搔抓，可以用 3% 硼酸酒精滴耳液涂擦耳道。

2. 耳部有阻塞或炎症时切忌水洗。若有污物或痂皮堆积，及时到医院找专科医生取出。

3. 如两侧听力不同、耳闷胀感者，游泳前最好到医院检查耳道和及时清理。外耳道阻塞并外耳道炎症时禁止游泳。

第十二节 大疱性鼓膜炎

大疱性鼓膜炎或称出血性大疱性鼓膜炎，是病毒感染引起的鼓膜和邻近鼓膜的外耳道皮肤的急性炎症，多发生于儿童和 30 岁以下的成人，是伴随感冒或流感的病毒性炎症，耳内剧痛。

一、病因

一般认为，本病为病毒感染所致，如流感病毒、脊髓前角灰质炎病毒等。少数病例与肺炎支原体感染、药物或物理刺激以及变态反应有关。

二、临床表现

1. 耳痛

为本病的主要症状。耳痛往往突然发生，并迅速加重，一般在流感发热消退后 2 ~ 3d 发病。耳痛一般较剧烈，可伴同侧头痛及颊部疼痛。大疱破裂后，耳痛可逐渐减轻。

2. 耳溢液

大疱破裂后，耳内可流出淡黄色或略带血性的浆液性分泌物，量一般不多，持续时间短暂。

3. 听力下降

一般不重。

4. 耳鸣及耳闷胀感。

5. 眩晕

不多见。

6. 可有低热、乏力及全身不适感。

三、检查

大疱性鼓膜炎的耳镜检查可见鼓膜表面和 (或) 外耳道深部皮肤有一个或几个紫红色或红色的血疱，大小不等。听力检查，既往认为大疱性鼓膜炎引起的是传导性听力损失，近年不断有报道大疱性鼓膜炎可引起内耳损害。如伴眩晕，需做前庭功能检查，了解前庭损害程度。

四、诊断

病前有感冒或流感史者，若鼓膜或邻近外耳道皮肤出现疱疹，即可诊断。应注意与一般急性鼓膜炎及急性化脓性中耳炎早期、特发性血鼓室以及由各种病因引起的蓝鼓膜鉴别。

五、治疗

治则为抗病毒，缓解耳痛，防止继发感染。耳痛剧烈难忍时，可服用止痛与镇静剂。耳部应用透热疗法可促进液体吸收，加速疱疹消退，或在无菌操作下，将大疱刺破。局部应用抗生素滴耳液，全身使用抗生素治疗，以防继发细菌感染。

第十三节 分泌性中耳炎

分泌性中耳炎是以中耳积液及听力下降为特征的中耳非化脓性炎性疾病，又称为渗出性中耳炎、非化脓性中耳炎、黏液性中耳炎、卡他性中耳炎、鼓室积液、浆液性中耳炎、浆液-黏液性中耳炎、无菌性中耳炎。如果积液及黏稠而呈胶冻状者，又称为胶耳。在上呼吸道感染后以耳闷胀感、听声遥远和听力减退为主要症状。由于耳痛不明显，儿童主诉不清，在小儿听力受到影响时家长才发现就诊，常常延误诊断和治疗。耳科专科检查可见鼓膜呈琥珀色或橘黄色，亦可见气液平面或气泡，鼓膜活动度降低。分泌性中耳炎儿童多见。可造成儿童的听力损失，影响言语语言发育，应高度警惕和及时观察治疗。对于成人单侧病变者，应尽早明确病因，排除鼻咽部及其周围间隙的占位性肿瘤，尽早缓解症状、改善生活质量。

一、病因

对于正常鼓膜患者，咽鼓管是中耳与外界环境沟通的唯一管道。咽鼓管阻塞是造成分泌性中耳炎的重要原因。正常情况下，中耳内、外的气压基本相等。当咽鼓管由于各种原因出现通气功能障碍时，中耳的气体被黏膜吸收，中耳出现负压从而导致中耳黏膜的静脉扩张，通透性增加，血清漏出聚积于中耳，从而形成中耳积液。咽鼓管通气功能障碍又分为机械性功能障碍和功能性功能障碍两种。

1. 机械性阻塞

鼻咽部各种良性或恶性占位性病变 (如：腺样体肥大、鼻咽癌、鼻咽纤维血管瘤等)，鼻腔和鼻窦疾病 (如：慢性鼻窦炎、巨大鼻息肉、肥厚性鼻炎、鼻中隔偏曲等)，长期的鼻咽腔填塞，咽鼓管咽口粘连，代谢障碍性疾病 (如：甲状腺功能减退等)，以及很少见的鼻咽白喉、结核、梅毒和艾滋病等特殊感染均可因直接压迫、堵塞咽口或影响淋巴回流，造成咽鼓管管腔黏膜肿胀等从而引起本病。

2. 功能性通气功能障碍

小儿的腭帆张肌、腭帆提肌和咽鼓管咽肌等肌肉薄弱，收缩无力，加之咽鼓管软骨发育不够成熟，弹性较差，当咽鼓管处于负压状态时，软骨段的管壁甚易发生塌陷，导致中耳负压。细菌病毒感染、放射性损伤、先天性呼吸道黏膜纤毛运动不良、原发性纤毛运动障碍等原因，引起咽鼓管表面活性物质减少，从而致咽鼓管开放阻力加大，也被认为是分泌性耳炎的原因之一。此外，Ⅰ、Ⅲ型变态反应均可能引起分泌性中耳炎，可能与过敏引起的咽鼓管黏膜水肿，管腔闭塞有关。

婴幼儿易患分泌性中耳炎与婴幼儿特殊的解剖结构有关。新生儿的咽鼓管短、宽而平直，鼻咽部的分泌物易经咽鼓管进入中耳引起炎症。分娩时难产、臀位、窒息时做过人工呼吸的新生儿，羊水常易进入中耳内。母体患妊娠中毒症、先兆子痫或产前出血者，羊水也易进入中耳发生感染引起中耳炎。新生儿哺乳不当容易逆乳，特别是取平仰卧位用奶瓶人工哺养者，逆乳时乳汁潴积于鼻咽腔，经咽鼓管进入中耳引起中耳炎。

二、病理

中耳分泌物来自咽鼓管、鼓室以及乳突气房黏膜，浆液性或黏液性。其病理过程包括病理性渗出、分泌和吸收。中耳内的液体多为漏出液、渗出液和分泌液的混合液体，因病程不同而以其中某种成分为主。一般病程长，儿童患者黏液性者较多；病程短，成人患者浆液性者较多。浆液性液体多为淡黄色，呈水样。黏液性液体多为黄色或灰白色，呈黏稠混浊样。严重者为脓耳，液体非常黏稠，灰白色，呈胶冻状。

三、临床表现

1.听力下降

急性分泌性中耳炎大多有感冒病史，以后听力逐渐下降，可发觉自己讲话声音变大。慢性分泌性中耳炎患者常不能明确具体发病时间，耳聋程度可随体位变化。一侧耳患病，另一侧耳听力正常者，可长期不被觉察而于体检时发现。小儿常无听力下降主诉，婴幼儿表现为语言发育延迟，学龄前儿童表现为对父母的招呼不理睬，学龄儿童表现为学习成绩下降，看电视要求过大音量。

2.耳痛

急性分泌性中耳炎起病时可有轻微耳痛，慢性者继发感染时可出现耳痛。

3.耳内闭塞感

成年人常主诉耳内闭塞感或胀闷感，按压耳屏后可暂时缓解。

4.耳鸣

一般不重，可有"噼啪"声，当头部运动或打哈欠、擤鼻时，耳内可出现气过水声。

5.耳镜检查

早期鼓膜松弛部或紧张部周边有放射状扩张的血管纹。紧张部鼓膜或全鼓膜内陷，表现为光锥缩短、变形或消失；锤骨柄向后上方移位；锤骨短突明显外凸。鼓室积液时，鼓膜呈淡黄色或琥珀色，慢性者呈乳白色或灰蓝色。若积液为浆液性且未充满鼓室时，可见凹面向上的毛发线，咽鼓管吹张后可见气泡。积液多时，鼓膜外凸，活动受限。

6.音叉试验及纯音听阈测试

Rinne 试验阴性，Webber 试验偏向患侧。纯音听力图一般表现为轻度的传导性聋。听力损失以低频为主，积液黏稠时高频听力损失明显。

7.声导抗测试

声导抗图对本病的诊断具有重要价值。平坦型(B型)为本病的典型曲线，有时为高负压型(C型)。声反射均消失。

8.诊断性穿刺术

必要时可于无菌条件下做诊断性穿刺术而确诊。

四、鉴别诊断

1.急性中耳炎

婴幼儿及儿童分泌性中耳炎应与急性中耳炎相鉴别。急性中耳炎治疗不彻底或迁延不愈可转换为分泌性中耳炎。多病程较短，患者可有剧烈耳痛、耳流脓等症状，分泌性中耳炎多病程较长，多以耳闷为主要症状，耳痛呈间断性，较轻，甚至无耳痛表现。

2. 鼻咽癌或鼻咽部占位性病变

典型的鼻咽癌早期症状可为涕中带血、颈部包块。但有些患者耳部症状先于上述症状，癌肿在鼻咽部的黏膜下潜行，鼻内镜检查在早期不易发现。对于单耳分泌性中耳炎，特殊地区患者，应高度警惕。

3. 慢性化脓性中耳炎合并中耳胆脂瘤

松弛部穿孔被痂皮覆盖，耳鼓膜紧张部显示鼓室积液，此类患者应仔细检查松弛部，必要时行颞骨的高分辨率 CT，以除外中耳胆脂瘤。

4. 粘连性中耳炎

主诉为听力减退和闷胀感，检查鼓膜与鼓岬粘连以资鉴别。

5. 鼓室硬化

属慢性中耳炎的后遗病变。主诉听力下降和耳闷胀感。一般病史较长，有中耳炎病史。鼓膜可以完整，鼓室内大量硬化症包裹听骨链，影响声能传导。颞骨 CT 或手术探查可以明确诊断。

6. 胆固醇肉芽肿

患者主诉听力减退和耳闷胀感。但耳科检查可见鼓膜呈蓝色，颞骨 CT 提示鼓窦入口狭窄，可有骨质破坏。手术探查及病例检查可以明确诊断。

7. 先天性或后天性中耳胆脂瘤

对于鼓膜完整的中耳胆脂瘤，主诉听力下降，检查鼓膜完整，透光度差，听力图显示为传导性听力损失，容易混淆。但鼓室积液征不明显，鼓膜透光度差，可透过鼓膜见到白色的实性团块样物位于鼓膜内侧的鼓室内。

8. 自发性或外伤性脑脊液耳漏

可主诉患侧反复发生脑膜炎，检查显示鼓室内液体积聚。年轻患者，根据病史、查体及影像学检查可以确诊。外伤性者则有明确的外伤史。

9. 外淋巴漏

两窗破裂和先天性裂隙，造成外淋巴液漏至中耳鼓室腔。可表现为鼓室积液，但患者有眩晕病史，遇强声刺激可诱发眩晕。听力图提示感音神经性耳聋。

10. Wergerner 肉芽肿

虽然属于少见病，但疾病初期容易误诊为分泌性中耳炎。双耳发病，病程迁延和顽固，伴有全身发热、肺部及肾脏病变，ANCA 等抗体阳性，对糖皮质激素治疗有效，应高度警惕该病。

11. 其他

当咽鼓管功能不良或耳硬化症，听力曲线为传导性聋，另外，内耳的病变如梅尼埃病、前半规管裂综合征等，可表现为耳闷胀感，尤其是听力曲线上显示有骨气导间距时则容易混淆。但鼓膜检查无积液征，声导抗图显示为 A 型图或 C 型图，而非 B 型图；内耳病变以感音神经性聋为其主要特征，以资鉴别。

五、治疗

治疗原则为积极治疗原发病及邻近病灶，去除病因，改善咽鼓管的通气功能，平衡和消除中耳鼓室内的负压状况，通畅引流鼓室内的积液，防止鼓室粘连和中耳胆脂瘤及胆固醇肉芽肿的发生。

1. 成人分泌性中耳炎的治疗

(1) 保守治疗：①鼻腔收缩剂改善咽鼓管通气功能，常用药物为麻黄素制剂、盐酸羟甲唑啉等药物，但是使用此药物要注意防止药物依赖，一般疗程不超过 1 周，若频繁过量使用易引起药物性鼻炎。麻黄素类鼻腔收缩剂可升高血压，老年人用药后应观察血压变化。②黏液促排剂可调节咽鼓管及鼓室内黏膜生理功能，促进鼓室内积液排除，改善黏膜黏液毯的清理作用，常用药物有：盐酸氨溴素等药物。③抗生素在急性期内，可短期内使用敏感抗生素。④口服糖皮质激素对于无糖尿病等禁忌证的患者，可使用糖皮质激素类药物如泼尼松等口服，但只可做短期治疗，不宜长期使用。⑤鼻用糖皮质激素改善鼻腔炎症状态，消除炎症介质，且相对口服糖皮质激素更为安全，局部作用于鼻腔、鼻咽、咽鼓管，全身不良反应小。⑥咽鼓管吹张可采用咽鼓管吹张器、捏鼻鼓气法、波氏球法或导管法促使咽鼓管通畅，还可经导管向咽鼓管咽口吹入泼尼松龙，达到通畅和引流的目的。但应用此方法时须注意鼻腔不能有鼻涕，不然容易将鼻涕吹入鼓室，引起急性化脓性中耳炎。

(2) 手术治疗：①鼓膜穿刺抽液可同时作为诊断方法及治疗方法，可有效清除中耳积液，改善中耳通气。必要时可重复穿刺，或抽液后注入糖皮质激素类药物。②鼓膜切开术适用于分泌的液体较黏稠，鼓膜穿刺不能吸尽者。不合作的小儿可于全麻下进行。需要注意保护鼓室内壁黏膜，鼓膜切开后应将鼓室内液体全部吸尽。③鼓室置管术适用于病情迁延不愈，或反复发作，胶耳，头部放疗后，咽鼓管功能短期内难以恢复正常者，目的是改善通气引流，促使咽鼓管恢复功能。通气管留置时间一般为 3～6 个月，最长可达 6 个月至 1 年。可在咽鼓管功能恢复后取出通气管，有部分患者可自行将通气管排出于外耳道内。④对于顽固性分泌性中耳炎一直缺乏有效的治疗措施，目前咽鼓管激光成形术和咽鼓管球囊扩张术为该类患者带来一线希望。对于反复发作的，病程大于 3 个月以上的慢性分泌性中耳炎患者，可采用此类方法，改善咽鼓管通气功能。⑤激光咽鼓管成形术应用半导体激光、CO_2 光纤激光、KTP 激光灯等软管激光，对咽鼓管圆枕后唇部分进行消融，国外在近两年的临床研究发现其有效率达到 90% 以上。球囊扩张咽鼓管成形术：应用球囊置入咽鼓管咽口，对咽鼓管软骨部进行扩张，提高咽鼓管软骨部开放功能，达到治疗分泌性中耳炎的目的。⑥怀疑鼓峡阻塞、鼓窦入口有肉芽组织阻塞的顽固性分泌性中耳炎患者可考虑单纯乳突切开术及鼓室探查手术，同时行鼓膜置管术。对将要发生粘连性中耳炎及内陷囊袋者，应该尽早进行手术治疗，以防止并发症。

2. 儿童及婴幼儿分泌性中耳炎的治疗

(1) 密切观察和随诊：因为分泌性中耳炎为自限性疾病，有一定的自愈率，在给予有创治疗前患者应该严密观察 3 个月。分泌性中耳炎是否自愈取决于病因及积液时间的长短。由急性中耳炎遗留的分泌性中耳炎患者，75%～90% 在 3 个月时可以自愈，鼓室压图由 B 转为 A、C 型。约 55% 分泌性中耳炎患者可在 3 个月时自愈，但是，约 1/3 的患儿可能加重。在起病时间不详的 2～4 岁的患儿中，约 25% 的患儿自愈时间为 3 个月。婴儿和小小儿的自愈率更高。2 岁以上双耳分泌性中耳炎、病程在 3 个月以上患儿，在 6～12 个月时其自愈者约为 30%。

对于处于观察阶段的非高危患儿，无论是药物还是手术干预则百害而无一利，而观察等待对非高危患儿则无害处；需要告知家人患儿听力差，尤其是双耳分泌性中耳炎患者；制订改善患儿聆听和学习环境的措施和方案；定期复查，并进行气压耳镜和鼓室压图检查。

改善聆听环境的措施包括：说话时在 3 英尺内；将周围干扰的声响关掉如电视机、音乐；面对患儿说话时，做到口齿清晰，并应用手势和图片等视觉方式作为辅助；降低语速、提高音量、言语清晰；与患儿一起阅读和讲述、解释图片或提出问题；注意重复单词、词组或句子；安排患儿坐在距离老师较近的位置上；在教室里使用可调节音量的扩音设备等。

(2) 药物治疗：对于儿童，药物疗效短暂而有限，不良反应多，不推荐使用。不主张长期使用抗生素治疗分泌性中耳炎，鼓膜充血不应该成为抗生素应用的指征，不主张联合使用抗组胺药及减充血剂，因为他们的不良反应明显。也不主张普遍地长期使用口服激素治疗，除非个别病例。尚无证据支持咽鼓管通气、口服或鼓室内注射黏液促排剂及其他药物的治疗作用。

(3) 手术治疗：选择手术时应该考虑的因素为听力水平及伴随症状；是否存在影响 (言语语言) 发育的高危因素；分泌性中耳炎自愈的可能性。手术指征为分泌性中耳炎持续在 4 月以上伴有听力减退和其他症状；持续或复发性分泌性中耳炎，伴有高危因素存在 (只要是高危患儿，无论积液时间长短，都应该尽早手术)；鼓膜或中耳结构损害。应该综合基层医生、耳鼻咽喉科医生和家人的意见，权衡手术利弊。随访患儿的手术指征为：较好耳的听力水平达到 40 dB 或以上；长期分泌性中耳炎并出现了耳痛、不明原因的睡眠障碍和合并急性中耳炎反复发作；鼓膜后上方内陷囊袋；听骨烂蚀；内陷粘连和内陷囊袋内角化物的积存。

手术术式包括首选鼓膜置管术 (可使中耳通气状态保持 12 ～ 14 个月)；有鼻堵、慢性鼻窦炎、慢性腺样体炎等指征时同时行腺样体切除术，不建议 4 岁以下患儿行腺样体切除术；再次手术时可行腺样体切除术和鼓膜切开术，同时行鼓膜置管或不置管；不建议单独行鼓膜切开术 (使中耳通气仅仅保持几天，激光辅助鼓膜切开也只使中耳通气保持几周) 或单独行扁桃体切除术治疗分泌性中耳炎 (无确切疗效)。

再次手术问题：在鼓膜置管脱管的患儿中，20% ～ 50% 的患儿分泌性中耳炎复发，需要再次手术。建议再次手术时，无论腺样体大小，都应该行腺样体切除术 (但是腭裂或黏膜下腭裂除外)。因为它使再次手术率降低 50%。再次手术的疗效好 (对于 2 岁儿童的再手术疗效明显，而对于 3 岁儿童的再手术疗效最明显)。术式采用鼓膜切开 + 腺样体切除 (＞ 4 岁)；鼓膜置管 + 腺样体切除 (＜ 4 岁)。再次手术时，鼓膜置管尤其适合于高危患儿并且必须根治分泌性中耳炎患儿和鼓膜、中耳黏膜有明显炎症的患者。

手术并发症：急诊手术中麻醉的死亡率为 1 ∶ 50 000 或更低；小儿在麻醉中较成人更易出现喉头和气管的痉挛；鼓膜穿孔的发生率为 2% ～ 17%，需要修补；腺样体切除术的出血率为 0.2% ～ 0.5%，腭帆功能障碍为 2%，还有鼻咽部闭锁或持续腭帆功能障碍 (适应证选择和手术技巧)。

应该权衡是观察随访还是手术所带来的风险，并建议每 3 ～ 6 个月或更短间期复查一次。在观察阶段不宜继续观察等待的患者有：不能定期复查的患者；高危患者或并发有其他疾病的患儿。

3. 其他补充治疗手段

(1) 补充或替代性治疗：常见的补充及替代疗法包括推拿按摩、微波、限制饮食 (如限制奶制品)、中草药、补品、针灸、中药等疗法。

(2) 抗过敏治疗：据报道，分泌性中耳炎患者中存在过敏者为 10% ～ 80% 不等。长期以来一直怀疑分泌性中耳炎和过敏因素两者间存在着某种关系，但循证医学研究认为抗过敏治疗分泌性中耳炎的研究资料缺乏前瞻性、对照研究和足够的证据。

六、预后

(1) 部分轻症患者的中耳积液可自行吸收或经咽鼓管排除。

(2) 可以进展为鼓室硬化症、粘连性中耳炎、胆脂瘤型中耳炎、胆固醇肉芽肿等。

(3) 病程较长而未进行治疗的小儿影响语言发育及与他人交流的能力。

第十四节　急性化脓性中耳炎

急性化脓性中耳炎是中耳黏膜的急性化脓性炎症，属耳鼻喉科疾病。病变主要位于鼓室，但中耳其他各部亦常受累。主要致病菌为肺炎球菌、流感嗜血杆菌、溶血性链球菌、葡萄球菌、变形杆菌等。本病较常见，好发于儿童。冬春季多见，常继发于上呼吸道感染。

一、病因

各种原因引起的机体抵抗力下降、小儿腺样体肥大、慢性扁桃体炎、慢性化脓性鼻窦炎等是本病的诱因。致病菌进入中耳的途径如下。

1. 咽鼓管途径

最常见。急性上呼吸道感染、急性传染病期间、跳水、不适当擤鼻、咽鼓管吹张、鼻咽部填塞等，致病菌经咽鼓管侵犯中耳。

2. 外耳道鼓膜途径

因鼓膜外伤、不正规的鼓膜穿刺或置管时的污染，致病菌可从外耳道侵入中耳。

3. 血行感染

极少见。

二、病理

病变常累及包括鼓室、鼓窦及乳突气房的整个中耳黏骨膜，但以鼓室为主。早期的病理变化为黏膜充血，鼓室有少量浆液性渗出物聚集。以后淋巴细胞、浆细胞和吞噬细胞浸润，黏膜增厚，鼓室渗出物为黏脓性或血性。鼓膜早期充血，以后鼓膜中小静脉发生血栓性静脉炎，纤维层坏死，鼓膜出现穿孔，脓汁外泄。若治疗得当，炎症可逐渐吸收，黏膜恢复正常。重症者病变深达骨质，迁延为慢性或合并急性乳突炎。

三、临床表现

1. 耳痛

多数患者鼓膜穿孔前疼痛剧烈、夜不成眠；如为搏动性跳痛或刺痛，可向同侧头部或牙齿放射，鼓膜穿孔流脓后耳痛减轻。少数患者可无明显耳痛症状。

2. 听力减退及耳鸣

病程初期患者常有明显耳闷、低调耳鸣和听力减退。后期鼓膜无穿孔后耳聋反而可能减轻。耳痛剧烈者，听觉障碍彰被忽略。有的患者可伴眩晕。

3. 流脓

鼓膜穿孔后耳内有液体流出，初为血水脓样，以后变为脓性分泌物。

4. 全身症状

轻重不一。可有畏寒、发热、倦怠、食欲缺乏。小儿选深症状较重，常伴呕吐、腹泻等类似消化道症状。一旦鼓膜穿孔，体温即逐渐下降，全身症状明显减轻。

5. 其他症状

患者表现烦躁不安、哭闹，双手抓耳挠腮。伴有耳鸣和听力下降，但常被耳痛掩盖。至化脓期间，一旦鼓膜穿孔，则儿童顿减。可见耳溢脓，初为血水，后为黏性脓液，体温逐渐恢复正常。若耳流脓后症状不缓解或缓解后发热及耳痛复又加重，则应警惕并发症的发生。

四、检查

1. 耳周检查。

2. 耳镜检查

早期，鼓膜松弛部充血，紧张部周边及锤骨柄区可见扩张的、呈放射状的血管。随着病情进一步发展，整个鼓膜弥漫性充血、肿胀，向外膨出，其正常标志不易辨识。鼓膜穿孔大多位于紧张部。

3. 听力检查

呈传导性听力损失。

4. 血常规

白细胞总数增多，多形核白细胞比率增加。穿孔后血常规渐趋正常。

五、治疗

1. 全身治疗

及早应用足量抗生素或其他抗菌药物控制感染，务求彻底治愈。一般可用青霉素类、头孢军素类等药物。如早期治疗及时得当，可防止鼓膜穿孔。规模穿孔后取脓液做细菌培养及药敏试验。参照其结果改用敏感的抗生素。抗生素需使用 10 d 左右，注意休息，疏通大便。全身症状重者给予补液等支持疗法。

2. 局部治疗

(1) 鼓膜穿孔前：可用 2% 酚甘油滴耳，消炎止痛。或者使用聪聪滴耳油直接滴耳，消炎止痛消肿止痒。如全身及局部症状较重，鼓膜明显膨出，经一般治疗后无明显减轻；或穿孔太小引流不畅；或有并发症可疑，但无需立即行乳突手术时，应在无菌操作下行鼓膜切开术，以利通畅引流。

(2) 鼓膜穿孔后

1) 先以 3% 过氧化氢尽量彻底清洗并拭净外耳道脓液或用吸引器将脓液吸净 (注意吸引器负压不可过大)。

2) 局部用抗生素水溶液滴耳，如 0.25% ～ 1% 氯霉素液，0.3% 氧氟沙星 (泰利必妥) 滴耳液、复方利福平液、聪聪滴耳油等，不主张采用粉剂，以免与脓液结块，影响引流。

3) 脓液减少、炎症逐渐消退时，可用甘油或酒精制剂滴耳；如 3% 硼酸甘油、3% 硼酸酒精、5% 氯霉素甘油、聪聪滴耳油。

4)感染完全控制、炎症完全消退后,穿孔多可自行愈合。穿孔长期不愈者,可做鼓膜修补术。

5)康复后可以使用聪聪滴耳油预防复发。

3.病因治疗

积极治疗鼻部及咽部慢性疾病,如腺样体肥大、慢性鼻窦炎、慢性扁桃体炎等。

六、预防

1.普及有关正确擤鼻及哺乳的卫生知识。

2.积极防治上呼吸道感染和呼吸道传染病。

3.有规穿孔或鼓室置管者避免参加有用等可能导致鼓室进水的活动。

第十五节 急性乳突炎

急性乳突炎是乳突气房黏 - 骨膜特别是骨质的急性化脓性炎症,是急性化脓性中耳炎主要表现在乳突部位的急性炎症。主要发生于汽化型乳突,常见于儿童,亦称为急性化脓性中耳乳突炎。急性乳突炎如未被控制,炎症继续发展,可穿破乳突骨壁,引起颅内、外并发症。

一、病因病理

急性化脓性中耳炎时,若致病菌毒力强、机体抵抗力弱,或治疗处理不当等,中耳炎症侵入乳突,鼓窦入口黏膜肿胀,乳突内脓液引流不畅,蓄积于气房,形成急性化脓性乳突炎。急性乳突炎如未被控制,炎症继续发展,可穿破乳突骨壁,向颅内、外发展,引起颅内、外并发症。

二、临床表现

(1)急性化脓性中耳炎鼓膜穿孔后耳痛不减轻,或一度减轻后又逐日加重;耳流脓增多,引流受阻时流脓突然减少及伴同侧颞区头痛等,应考虑有本病之可能。全身症状亦明显加重,如体温正常后又有发热,重者可达 40℃以上。儿童常伴消化道症状,如呕吐,腹泻等。

(2)乳突部皮肤轻度肿胀,耳后沟红肿压痛,耳郭耸向前外方。鼓窦外侧壁及乳突尖有明显压痛。

(3)骨性外耳道内段后上壁红肿、塌陷(塌陷征)。鼓膜充血、松弛部膨出。一般鼓膜穿孔较小,穿孔处有脓液波动,脓量较多。

(4)乳突 X 线片早期表现为乳突气房模糊,脓腔形成后房隔不清,融合为一透亮区。CT 扫描中耳乳突腔密度增高,均匀一致。

(5)白细胞增多,中性粒细胞增加。

三、检查

1.听力检查

听力检查显示传导性听力减退。

2.乳突 X 线片或颞骨高分辨率 CT

乳突气房高密度影,脓腔形成后房隔融合,形成一个或多个大腔,有时可见气液平面。

3.血常规

白细胞增多，多形核白细胞增加。

四、诊断

根据病因、临床表现和实验室检查确诊。

五、鉴别诊断

急性乳突炎与外耳道疖鉴别要点。

1.病史

急性乳突炎有中耳炎病史；外耳道疖有挖耳等外伤史。

2.体温

急性乳突炎一般有体温升高；外耳道疖一般正常。

3.耳痛

急性乳突炎耳深部痛，常伴同侧头痛；外耳道疖耳痛，咀嚼或张口时加重。

4.压痛

急性乳突炎乳突尖及鼓窦区压痛；外耳道疖耳郭有牵引痛，耳屏压痛。

5.听力

急性乳突炎传导性聋；外耳道疖听力正常或轻度传导性聋。

6.耳流脓

急性乳突炎黏脓，量多；外耳道疖纯脓，量少。

7.鼓膜

急性乳突炎充血，穿孔；外耳道疖无穿孔。

8.耳郭后沟

急性乳突炎可消失；外耳道疖存在或消失。

9.X线片

急性乳突炎气房模糊或有透亮区；外耳道疖正常。

六、治疗

疾病早期，控制感染及通畅引流为本病的治疗原则。可根据药敏结果采用敏感抗生素治疗，遇颅内并发症时，选用能透过血脑屏障的抗生素。同时改善局部引流。若引流不畅，炎症未能控制，出现可疑并发症时应立即行乳突切开术。

1.全身用药及对症治疗

(1)抗生素：应尽早足量应用药敏敏感的抗生素控制感染，力求彻底治愈。可留取鼓膜穿孔脓液做细菌培养及药敏试验。

(2)血管收缩剂：用麻黄素等血管收缩剂喷鼻，改善耳部通气引流。

(3)一般治疗：注意休息，清淡饮食，疏通大便。对于进食饮水差、高热等全身症状较重的患者予以支持对症治疗，补液、降温、维持水电解质酸碱平衡。

2.局部治疗

(1)无鼓膜穿孔时：① 2%苯酚甘油滴耳，可消炎止痛。但鼓膜穿孔后禁用；②鼓膜切开术适用于鼓膜明显膨出，或穿孔小无法通畅排脓等。

(2) 有鼓膜穿孔：①先用 3% 过氧化氢彻底冲洗外耳道脓液，然后擦干；②滴入氧氟沙星滴耳液等抗生素滴耳液；③脓液减少或炎症消退后，可用甘油或酒精制剂滴耳。

3. 手术治疗

单纯乳突切除术是在完整保留外耳道壁的情况下，清除乳突腔内全部气房的病变组织，不触动鼓室结构，保持原有听力的手术。手术目的是清除乳突内气房、鼓窦及鼓窦入口的化脓性病变，建立乳突、鼓窦及中耳的良好引流，促使中耳及乳突炎症消退，防止并发症的发生。适用于急性融合性乳突炎、隐蔽性乳突炎、已出现并发症或有并发症可疑者。

第十六节 儿童急性化脓性中耳炎及乳突炎

急性化脓性中耳炎及乳突炎为儿童期常见的感染性疾病，发病率高，易复发，并发症和后遗症多，具有许多与成年患者不同的临床特点。

一、病因

1. 小儿咽鼓管管腔短、内径宽、鼓室口位置较成人低，鼻咽部分泌物及细菌等微生物易经此侵入中耳；若哺乳体位不当或乳汁流出过急，乳汁可通过咽鼓管进入中耳。

2. 咽部与鼻咽部淋巴组织丰富，处于不同程度增生肥大状态，腺样体沟裂或扁桃体隐窝容易隐藏细菌和病毒，由此引起中耳感染的机会多。

3. 中耳局部免疫功能发育不完全，防御能力较差。

4. 机体抵抗力差，易感染麻疹、猩红热、百日咳等传染病，并发中耳感染较多。

二、临床表现

与成人比较，儿童急性化脓性中耳炎及乳突炎的临床表现有以下几个特点。

(1) 全身症状较重，急性病容，倦怠，发热，体温达 40℃ 以上，可发生惊厥。常伴消化道中毒症状如恶心、呕吐、腹泻等。由于 2 岁以内小儿的岩鳞缝尚未闭合，中耳黏膜与硬脑膜之间有丰富的血管及淋巴管联系，故中耳的急性化脓性炎症可影响邻近硬脑膜，出现脑膜刺激征，但脑脊液无典型化脓性改变，称假性脑膜炎。严重者可引起颅内并发症。

(2) 婴幼儿不具陈诉病痛的能力，常表现为不明原因的搔耳、摇头、哭闹不安。

(3) 婴幼儿鼓膜较厚，富有弹性，不易穿孔；即使鼓室与乳突气房有较多积脓，鼓膜可能无显著充血或膨隆。

(4) 新生儿乳突气房发育不全，且其外壁甚薄，急性化脓性中耳炎时，该处骨膜易水肿。

三、治疗

1. 全身治疗

早期应用足量非耳毒性敏感抗生素，直至感染完全控制，炎症彻底消退后仍应继续给药数日。病情严重患儿根据情况变化，必要时给予支持疗法如输血浆，少量输血等，有呕吐、腹泻者，应注意适当补液，纠正电解质紊乱。

2. 鼓膜切开术

小儿鼓膜较厚，不易穿孔。必要时，可考虑鼓膜切开术，通畅引流，以缩短病程，防止并发症。

3. 单纯乳突切开术

由于抗生素的应用，急性乳突炎需行乳突切开术者已大为减少。但经治疗后症状无好转，乳突气房已融溃蓄脓时，仍应及时行乳突切开术。

第十七节 慢性化脓性中耳炎

慢性化脓性中耳炎是中耳黏膜、骨膜或深达骨质的慢性化脓性炎症，常与慢性乳突炎合并存在。本病极为常见。临床上以耳内反复流脓、鼓膜穿孔及听力减退为特点。可引起严重的颅内、外并发症而危及生命。

一、病因

多因急性化脓性中耳炎延误治疗或治疗不当、迁延为慢性；或为急性坏死型中耳炎的直接延续。鼻、咽部存在慢性病灶亦为一重要原因。一般在急性炎症开始后 6 ～ 8 周，中耳炎症仍然存在，统称为慢性。常见致病菌多为变形杆菌、金黄色葡萄球菌、绿脓杆菌，以革兰阴性杆菌较多，无芽孢厌氧的感染或混合感染亦逐渐受到重视。

1. 急性呼吸道感染

常发生在体质差的人，也容易发生患有鼻焮、鼻窦炎、扁桃体炎等鼻腔，鼻窦和咽部疾病的人，患急性呼吸道感染时，容易波及咽鼓管引起急性化脓性中耳炎。患急性呼吸道感染时，往往因为用力擤鼻涕，乘飞机飞行、游泳、跳水，做鼻腔冲洗或做咽鼓管吹引术而引发。

2. 猩红热，麻疹等急性传染病

常常合并急性化脓性中耳炎。

3. 婴儿呛咳

喂奶姿势不当或乳汁量太多、太急，婴儿来不及吞咽，引起呛咳，易使乳汁挤压流入咽鼓管。

4. 咽鼓管等管腔狭窄

影响其正常功能，也最容易引发急性化脓性中耳炎，比如：腺样体肥大，鼻咽部肿痛，鼻咽部粘连，软腭麻痹，鼻后孔息肉，下鼻甲后端肥大，萎缩性鼻炎形成痂皮等。

5. 其他病因

在不干净的水中游泳、跳水。医生在治疗鼻腔鼻咽部出血时，所用的鼻咽部填塞栓子必须及时更换，否则也会引起咽鼓管功能障碍，还有一种病因不为大家所注意，有些人有挖耳朵的坏习惯，挖耳很可能造成鼓膜外伤，在洗头或洗澡时，污水自鼓膜外伤处可进入中耳，而引起感染。

二、病理

按病理和临床表现可分为 3 类：单纯型、骨疡型和胆脂瘤型。

1. 单纯型

最常见。致病菌既可经咽鼓管又可经鼓膜穿孔进入鼓室，引起炎症急性发作。病变主要位于中鼓室黏膜层。

2. 骨疡型

除中耳黏膜充血水肿外，黏膜上皮破坏，病变深达骨质，可有听小骨破坏，局部可有肉芽组织。

3. 胆脂瘤型

胆脂瘤并非真性肿瘤，是一种位于中耳的囊性结构。囊的内壁为复层扁平上皮（复层鳞状上皮），囊外以纤维组织与邻近的骨壁或组织紧密相连。囊内含脱落上皮及角化物，可有胆固醇结晶。

三、发病机制

1. 单纯型

多因反复发作上呼吸道感染，致病菌经咽鼓管感染所致。

2. 骨疡型

为重症急性坏死型中耳炎未愈所致。

3. 胆脂瘤型

形成的确切机制并不清楚。主要有袋状内陷学说、上皮移行学说、扁平上皮化生学说和基底细胞增生学说。

四、临床表现

耳长期持续流脓，有特殊恶臭，鼓膜松弛部或紧张部后上方有边缘性穿孔。从穿孔处可见鼓室内有灰白色鳞屑状或豆渣样物质，奇臭。一般有较重传导性聋，如病变波及耳蜗，耳聋呈混合性。

1. 单纯型

最常见，临床特点为：耳流脓，多为间歇性，呈黏液性或黏液脓性，一般不臭。量多少不等，上呼吸道感染时，脓量增多。

2. 骨疡型

又称坏死型或肉芽型，此型特点：耳流脓多为持续性，脓性间有血丝，常有臭味。鼓膜紧张部大穿孔可累及鼓环或边缘性穿孔。鼓室内有肉芽或息肉，并可经穿孔突于外耳道。传导性聋较重。

3. 胆脂瘤型

耳流脓多持续，脓量少或穿孔为痂皮锁堵时为间歇性。脓性，常恶臭。

五、诊断

1. 单纯型

又称咽鼓管鼓室型。耳脓液呈黏液性或黏脓性，无臭味。鼓膜穿孔位于紧张部，多为中央性穿孔。传导性听力损失。颞骨 CT 示：无骨质破坏，乳突为汽化型或板障型。

2. 骨疡型

又称坏死型或肉芽型。脓黏稠，有臭味。鼓膜松弛部、边缘性穿孔，偶可见紧张部大穿孔。鼓室内常有肉芽。多为较重的传导性聋，亦可为混合性聋。颞骨 CT 示：乳突多为板障型，鼓室、鼓窦入口及乳突内有软组织影。

3. 胆脂瘤型

脓有特殊恶臭。鼓膜松弛部或紧张部边缘性穿孔，穿孔处可见灰白色鳞屑状或豆渣样白皮。外耳道后上壁塌陷。骨质缺损。听力损失可轻可重，晚期可为混合性聋。颞骨 CT 示：上鼓室、鼓窦、乳突有骨质破坏，边缘浓密锐利，腔内密度增高，听小骨可部分或全部破坏。

六、鉴别诊断

慢性肉芽性鼓膜炎、中耳癌、结核性中耳乳突炎。

七、治疗

1. 慢性化脓性中耳炎

对单纯型慢性化脓性中耳炎应该采取保守治疗，对骨疡慢性化脓性中耳炎应先行保守治疗，必要时再行手术治疗，对胆脂瘤型慢性化脓性中耳炎则需要积极地施用手术治疗。当然，保守疗法也还包括高负压治疗及正压治疗等。

2. 骨疡型慢性化脓性中耳炎

也应酌情处理，骨疡型常伴有中耳腔内芽，由于堵塞鼓膜穿孔，使脓液难以排除，若容易取出中耳肉芽则应取出，促进脓液流出，如果触动肉芽会出现眩晕和面肌抽搐，则说明肉芽与耳内的重要机构相关联。凡遇到上述情况不得盲目牵拉肉芽组织，若乳突 X 线拍片显示的乳突骨质破坏，则应进行乳突根治手术治疗。

3. 胆脂瘤型慢性化脓性中耳炎

应尽早治疗，或早施行乳突根治手术。因为此型极易破坏鼓室和乳突的结构，使半规管和面神经的骨管破坏吸收，以致出现迷路炎和面神经瘫痪；同时也能破坏鼓室与乳突的顶壁，在中耳乳突和颅脑间的骨板形成缺损，乳突后部的乙状窦骨壁也可因为胆脂瘤压迫而吸收破坏，极易造成细菌进入颅内，引起化脓性脑膜炎，颅内脓肿等严重的颅内并发症。

慢性中耳炎并发症多，危害也大，因中耳炎症反复发作，内耳的细菌也会逐渐变异为其他杆菌而产生抗药，建议最好是选择对症治疗，可采用中医药治疗慢性中耳炎，特别是对很多抗生素而产生耐药的患者，具有较好的治疗效果。

八、预防

1. 预防急性化脓性中耳炎。

2. 彻底治疗急性化脓性中耳炎，降低慢性化脓性中耳炎的发生率。

3. 积极治疗上呼吸道的慢性疾病。

第十八节　耳源性并发症

慢性化脓性中耳炎及乳突炎可产生多种颅内、外并发症，简称耳源性并发症 (otogenic complication)，重者危及生命，是耳鼻咽喉科常见的急重症之一。

一、病因

发病原因主要是由于胆脂瘤型或骨疡型中耳炎急性发作、乳突骨质破坏严重、脓液引流不畅，当机体抵抗力下降而致病菌毒力较强或对抗生素不敏感具抗药性时，则易发生。

二、传播途径

1. 炎症破坏骨壁

最常见。这与中耳乳突的解剖毗邻关系密切相关。胆脂瘤可破坏鼓室盖、乳突盖、乙状窦骨板，使中耳的化脓性炎症直接向颅内蔓延；如果乳突外侧壁骨质或乳突尖部的感染穿破骨质，脓液顺此进入耳后形成骨膜下脓肿或颈深部脓肿，也称贝佐尔德 (Bezold) 脓肿，半规管或面神经骨管遭到破坏，可导致迷路炎或耳源性的周围性面瘫。另化脓性中耳炎的感染物和毒素可经正常的解剖途径或尚未闭合的骨缝如前庭窗、蜗窗侵犯内耳，亦可循蜗小管、前庭小管、内耳道等途径向颅内播散。小儿尚未闭合的骨缝 (如岩鳞缝) 亦为一传播途径。

2. 血行途径

耳黏膜内有许多小血管，乳突骨质有许多导血管及骨小管中的小静脉，均可与脑膜、脑组织中的血管沟通，感染可直接通过血流或随血栓性静脉炎蔓延至颅内，或并发的脓毒败血症引起远隔脏器的化脓感染，如肺炎、肺脓肿等。

三、分类

一般分为颅外并发症及颅内并发症两大类。

(一) 颅外并发症

常见的有耳后骨膜下脓肿、颈部贝佐尔德 (Bezold) 脓肿、迷路炎、周围性面神经麻痹、岩锥炎等。

1. 耳后骨膜下脓肿

慢性化脓性中耳乳突炎急性发作时，乳突腔内蓄积的脓液经乳突外侧骨皮质破坏处流入耳后骨膜下，形成耳后骨膜下脓肿 (postauricular subperiostealabscess)。脓肿穿破骨膜及耳后皮肤则形成耳后瘘管，可长期不愈。

(1) 临床表现

1) 耳后皮肤红、肿、疼痛，可伴同侧头痛及发热等全身症状。

2) 耳后肿胀，压痛明显，骨膜未穿破者，触诊时波动感不明显，耳郭后沟消失，耳郭被推向前、外方。

3) 脓肿诊断性穿刺，可抽出脓液。

(2) 治疗：在抗生素控制下，行乳突根治术、脓肿切开引流术。

2. 颈部贝佐尔德脓肿

乳突尖部气房发育良好时，乳突尖内侧的骨壁一般甚薄。若乳突内蓄脓，可穿破该处骨质脓液循此流入胸锁乳突肌的内面，在耳下颈侧深部形成脓肿，称贝佐尔德脓肿 (Bezole's abscess)。

(1) 临床表现：同侧颈部疼痛，颈部运动受限；患侧颈部相当于乳突尖至下颌角水平处肿胀，压痛明显，由于脓肿位于胸锁乳突肌深面，故波感不明显。经穿刺抽脓，如有脓液，即可确诊。

(2) 治疗：在抗生素控制下，乳突根治术的同时，颈部脓肿切开引流。

3. 迷路炎

迷路炎 (labyrinthitis) 即中内耳炎，是化脓性中耳乳突炎较常见的并发症。按病变范围及病理变化可分为局限性迷路炎、浆液性迷路炎及化脓性迷路炎。

(1) 临床表现

1) 局限性迷路炎 (circumscribedlabyrinthitis)：亦称迷路瘘管 (fistula oflabyrinth)。多因胆脂瘤或慢性骨炎破坏迷路骨壁，形成瘘管，使中耳与迷路骨内膜或外淋巴腔相通。

多表现阵发性眩晕，偶伴有恶心、呕吐。眩晕多在头或体位变动、压迫耳屏或耳内操作 (如挖耳、洗耳等) 时发作。发作时患侧迷路处于刺激兴奋状态，眼震方向多向患侧。听力有不同程度减退，多为传导性聋，如病变位于鼓岬处可呈混合性聋。瘘管试验诱发出眩晕和眼球偏斜，为瘘管试验阳性。若瘘管为病理组织堵塞可为阴性。前庭功能一般正常。

2) 浆液性迷路炎 (serouslabyrinthitis)：是以浆液或浆液纤维素渗出为主的内耳弥漫性非化脓性炎症疾病或炎性反应。中耳炎的细菌毒素或感染经迷路瘘管、蜗窗、前庭窗或血行途径侵入或刺激内耳，产生弥漫性浆液性炎症。

表现眩晕、恶心、呕吐、平衡失调。患者喜卧向患侧，起立时向健侧倾倒。早期眼震快相向患侧，晚期眼震向健侧。瘘试验可为阳性。前庭功能有不同程度减退。听力明显减退，为感音神经性聋。若病变清除、炎症控制后，症状可消失。

3) 化脓性迷路炎：化脓菌侵入内耳，引起迷路弥漫性化脓病变，称化脓性迷路炎 (suppurativelabyrinthitis)。本病内耳终器全被破坏，其功能全部丧失。多因中耳感染扩散，或由浆液性迷路炎发展而来。

表现严重眩晕，呕吐频繁，头部及全身稍活动加剧，听力完全丧失，可有耳深部疼痛。自发性眼震初期向患侧，迷路破坏后可转向健侧。前庭功能检查，冷热试验患侧可无反应。一般 3 周后可由对侧代偿其功能，除耳聋外症状逐渐消失。

(2) 治疗：足量抗生素控制感染，适当应用镇静剂，如地西泮等，呕吐频繁可适当输液。在抗生素控制下行乳突根治术，清除病变时，不宜扰动瘘管内的纤维结缔组织，以免感染扩散，瘘管口可覆盖颞肌筋膜。化脓性迷路炎疑有颅内并发症时，应立即行迷路切开术，以利通畅引流，防止感染向颅内扩展。

4. 耳源性面瘫

耳源性面瘫 (otogenic facialparlysis) 多由于急、慢性化脓性中耳炎的炎症侵袭引起面神经水肿，或胆脂瘤型中耳炎胆脂瘤破坏面神经骨管，直接压迫、损伤面神经所致。其他乳突手术损伤、中耳结核、中耳肿瘤亦可发生面瘫。

(1) 临床表现：耳源性面瘫多为单侧性、周围性。面瘫时，患侧面部运动障碍，致不能提额、皱眉，眼睑不能闭合，口歪向健侧，患侧口角下垂，鼻唇沟不显，不能做鼓腮及吹口哨，饮水时外漏，日久可面部肌肉萎缩。面神经电图及肌电图检查可了解面神经变性、病损程度。乳突 X 线片可见乳突骨质破坏。

(2) 治疗：急性化脓性中耳炎引起的面瘫，为神经炎性水肿所致，一般经保守治疗，多能恢复，常用消炎药物、激素、神经营养药物，血管扩张药，配合理疗，如属胆脂瘤或骨质破坏所引起者，应立即行乳突根治术，清除病变，并进行面神经探查、减压术或面神经移植术。

(二) 颅内并发症

如硬脑膜外脓肿、脑膜炎、乙状窦血栓性静脉炎、脑脓肿等。

1. 硬脑膜外脓肿

硬脑膜外脓肿 (extraduralabscess) 是硬脑膜与颞骨之间或乙状窦与乙状窦骨板之间感染化脓，后者又称乙状窦周围脓肿。

(1) 临床表现：脓肿较小者多无明显症状，常在乳突手术中发现。脓肿增大，出现低热，患侧头痛，局部可有叩痛，乳突 X 线片乳突有骨质破坏。如脓肿较大，可出现颅内压增高症状。

(2) 治疗：在乳突根治术中发现鼓窦天盖或乙状窦骨板骨质破坏、脓液溢出，应除去骨板至暴露正常脑膜，以利引流。

2. 乙状窦血栓性静脉炎

乙状窦血栓性静脉炎 (thrombophlebitis of sigmoid sinus) 是伴有血栓形成的乙状窦静脉炎，右侧较多见，为常见的耳源性颅内并发症。

本症多由于中耳乳突化脓性病变直接侵蚀乙状窦骨板，先形成静脉周围炎，使内膜粗糙，血流变慢，纤维蛋白、红细胞及血小板黏附于内膜上形成窦壁血栓。血栓逐渐增大，形成栓塞，向上可扩展至岩上窦、岩下窦、海绵窦等，向下可延伸至颈静脉球、颈内静脉。血栓感染，中央坏死液化，感染的栓子脱落进入血循环，可引起脓毒败血症及远隔脏器的化脓性疾病，如常见的肺脓肿。感染被控制后，小的血栓可自愈，大的血栓发生机化，以后因血管新生，窦腔可重新贯通。

(1) 临床表现

1) 全身症状：典型者先有畏寒、寒战，继之高热，体温可达40℃以上，数小时后大量出汗，体温骤降至正常。体温下降后症状缓解。上述症状每日发作 1～2 次，须与疟疾、伤寒等病鉴别。由于大量抗生素的应用，此种体温变化可变得不典型，表现为低热。病期较长可出现严重贫血、精神萎靡。

2) 局部症状及体征：感染波及乳突导血管、颈内静脉及其周围淋巴结时，出现患侧耳后，枕后及颈部疼痛，乳突后方可有轻度水肿，同侧颈部可触及索状肿块，压痛明显。

3) 实验室检查：白细胞明显增多，多形核白细胞增多；寒战及高热时抽血做细菌培养，可为阳性。脑脊液常规检查多属正常。

4) Tobey-Ayer 试验：腰椎穿刺，测脑脊液压力。压迫健侧颈内静脉，脑脊液压力迅速上升，可超出原压力的 1～2 倍。然后压迫患侧颈内静脉，若乙状窦内有闭塞性血栓形成，则脑脊液压力无明显改变或微升。

5) 眼底检查：患侧视盘可出现水肿，视网膜静脉扩张。压迫正常颈内静脉时，眼底静脉可有扩张，若压迫颈内静脉时眼底静脉无变化，表明颈内静脉有闭塞性血栓形成。此法称 Crowe 试验。

(2) 治疗

1) 及早足量抗生素控制感染。对贫血患者，予输血等支持疗法。

2) 及时行乳突手术，探查乙状窦，清除病灶通畅引流。窦内血栓一般不必取出。

3) 乳突术后症状不见减轻、患侧颈部压痛明显，或出现转移性脓肿时，应行患侧颈内静脉结扎术。

3. 耳源性脑膜炎

耳源性脑膜炎 (otogenic meningitis) 是急性或慢性化脓性中耳乳突炎所并发的软脑膜、蛛网膜急性化脓性炎症。是常见的一种颅内并发症。中耳感染可通过各种途径直接侵犯软脑膜和蛛网膜，亦可通过所引起的其他并发症 (如化脓性迷路炎、乙状窦血栓性静脉炎、脑脓肿等) 而间接地引起软脑膜炎。

(1) 临床表现

1) 以高热、头痛、呕吐为主要症状。起病时可有寒战，继之发热，体温可高达 40℃左右。头痛剧烈。为弥漫性全头痛，常以后枕部为重。呕吐呈喷射状，与饮食无关。

2) 可伴精神及神经症状：如烦躁不安、抽搐，重者谵妄、昏迷，以及相关的颅神经麻痹等。

3) 脑膜刺激征：颈有抵抗生素或颈项强直，甚者角弓反张。克 (Kerning) 征及布鲁金斯基 (Brudzinskin) 征阳性。

4) 脑脊液压力增高、混浊，细胞数增多，以多形核白细胞为主，蛋白含量增高，糖含量降低，氯化物减少。细菌培养可为阳性。血中白细胞增多，多形核白细胞增加。

(2) 治疗

1) 在足量抗生素及磺胺类药物控制下行乳突探查、根治术，清除病灶，对骨质破坏者，除去骨板至正常脑膜暴露。

2) 必要时腰椎穿刺，注入适量抗生素。

3) 注意支持疗法及水和电解质平衡。

4. 耳源性脑脓肿

耳源性脑脓肿 (otogenic brain abscess) 为化脓性中耳乳突炎所并发的脑组织内的脓液积聚。约占脑脓肿发病率的 80%。是一严重、危险的并发症。多见于青壮年。脓肿多位于大脑颞叶及小脑。多由于胆脂瘤型中耳炎破坏鼓室盖、鼓窦盖、乳突盖或破坏乙状窦、窦脑膜角骨板，炎症直接侵入脑组织，或循静脉周围进入脑组织所致；少数因感染经血路播散入脑，而形成多发性脑脓肿，且距原发灶较远。

(1) 病理：脑脓肿的形成一般可分为 3 个阶段。

1) 局限性脑炎期：脑组织充血、水肿，炎性细胞浸润，以后部分脑组织软化，坏死，出现许多小液化区。

2) 化脓期：液化区融合，形成脓肿。

3) 包膜形成期：一般 3 ～ 4 周后，脓腔周围由肉芽组、纤维结缔组织及神经胶质细胞形成包膜。包膜各处厚薄不一，包膜周围的脑组织水肿。脓肿继续增大，压迫周围组织，可产生定位体征。若向附近脑室或蛛网膜下隙溃破，形成严重的脑室炎和脑膜炎，甚至引起致命的暴发性脑膜炎。若颅内压明显升高，脑组织发生移位，则形成脑疝，颞叶脓肿常发生小脑幕切迹疝，小脑脓肿则以枕骨大孔疝多见，可出现呼吸、心搏骤停而迅速死亡。

(2) 临床表现：脑脓肿的临床表现可分为 4 期。

1) 起病期：约数天。有畏寒、发热、头痛、呕吐及轻度脑膜刺激征等早期局限性脑炎或脑膜炎的表现。

2) 潜伏期：持续 10d 至数周不等。多无明显症状。或有不规则头痛、低热，以及嗜睡、抑郁、烦躁、少语等精神症状。

3) 显症期

历时长短不一，脓肿形成，出现各种症状。

4) 终期：常因脑疝形成或脑室炎、暴发弥漫性脑膜炎死亡。

(3) 诊断：慢性化脓性中耳炎急性发作病程中，患者出现剧烈头痛、呕吐、神志迟钝、表情淡漠、嗜睡、脉缓等表现，虽尚无定位体征，应考虑到脑脓肿的可能，抓紧进一步检查确诊，必要时请神经外科协同诊治。

1) 头颅 CT 扫描：可显示脓肿大小、位置等情况，对脑脓肿早期定位诊断具有重要意义。因本法安全、对患者无损伤，现已取代脑血管造影及气脑、脑室造影等。

2) 脑超声波检查：幕上脓肿可出现脑中线波移位。

3) 经颈动脉脑血管造影：对大脑脓肿有诊断意义，但无助于小脑脓肿的诊断。

4) 脓肿诊断性穿刺：除钻颅底刺探查外，尚可经乳突术腔做诊断性穿刺。

5) 颅内压增高者，腰椎穿刺要慎重，以防诱发脑疝。

(4) 治疗

1) 用足量、敏感的抗生素及磺胺类药物，开始可用大量广谱抗生素，如红霉素与氯霉素、羧苄西林与氨苄西林联合静脉滴注，以后参照细菌培养结果选用适当的抗生素。

2) 颅内压增高时，可用脱水疗法以降低颅内压，如用 20% 甘露醇与 50% 葡萄糖静脉交替注射。或用 25% 山梨醇、30% 尿素，酌情应用尖固醇激素类药物等。

3) 及时行乳突探查术，清除乳突病灶，除去破坏的骨板至暴露正常脑膜，自乳突腔穿刺、切开排脓。若病情重笃，有脑疝危象者，可由神经外科先钻颅穿刺抽脓，或做侧脑室引流术，待颅内压降低后再做乳突手术。经反复穿刺抽脓无效或多房性脓肿等，宜请神经外科开颅摘除脓肿。

4) 注意支持疗法及水与电解质平衡。

5) 出现脑疝或脑疝前期症状时，应立即静脉推注 20% 甘露醇，气管插管，给氧，人工呼吸，并紧急做钻脑脓肿穿刺术，必要时行侧脑室引流，降低颅压，以挽救生命。

第十九节　耳硬化症

耳硬化 (otosclerosis) 又称耳硬化症，是骨迷路发生反复的局灶性吸收并被富含血管和细胞的海绵状新骨所替代，继而血管减少，骨质沉着，形成骨质硬化病灶而产生的疾病。

一、发病率

临床耳硬化症的发病率随不同种族和地区而不同。据欧美文献报道，白种人发病率最高，为 0.3% ～ 0.5%，黄种人被认为是此病的低发种族。

关于患病年龄，20 ～ 40 岁为高发年龄；性别差异各国报道不一致。国外报道白种人男女比例为 1：2；而我国学者报道男女比例为 2：1。

二、病因

尚未明确，归纳有以下几种可能因素。

1. 遗传学说

由于耳硬化症在不同种族及家系中发病率存在差异，因此被认为和遗传因素有关。有学者认为是常染色体显性或隐性遗传。近年来通过分子生物学研究发现，半数以上病例可以发现异常基因。

2. 内分泌学说

本病多见于青春发育期，以女性发病率高，且妊娠、分娩与绝经都可使病情进展、加重，因此推测与内分泌代谢紊乱有关。

3. 骨迷路成骨不全症

正常成人的骨迷路包裹存在窗前裂，它是前庭边缘的内生软骨层内遗留的发育和骨化过程中的缺陷，内有纤维结缔组织束及软骨组织。窗前裂作为一种正常结构可终身存在，而在某种因素的作用下，静止的前窗裂内的纤维结缔组织束及软骨组织可发生骨化而产生耳硬化病灶，临床及颞骨病理所见的耳硬化病灶，亦多由此处开始。

4. 自身免疫因素及其他

有学者发现耳硬化症病灶与类风湿性关节炎等病理变化相似，属于结缔组织病或间质性疾病；还有人发现，酶代谢紊乱是使镫骨固定形成的原因；还有学者认为与流行性腮腺炎病毒、麻疹病毒、风疹病毒感染有关。

三、病理

硬度仅次于牙釉质的骨迷路包囊由外骨衣骨层，内生软骨层和内骨衣骨层构成。耳硬化病灶始于中间的内生软骨层，70%～90%发生于窗前裂，侵犯环韧带及镫骨足板致声音传导障碍，表现为传导性聋。40%的病例，在蜗窗或蜗管上有病灶，少数尚可见于内听道壁中。由于尚不清楚的原因，病变活动期骨迷路壁的中层骨质在溶酶素性水解酶的作用下，发生局部分解、吸收等破骨过程，同时出现局部充血及血管增生，代之以主要由黏多糖骨样沉积产生的、不成熟的嗜碱性海绵状疏松骨。在不规则的网状的骨性腔隙中，有大量破骨细胞与成骨细胞共存。病变由中层向四周扩展并侵及骨迷路全层，至病灶中血管腔隙变小，周围有大量纤维组织渐渐钙化，成骨活动增强，形成嗜酸性网状骨，再变成不规则的板状新骨，病变进入相对稳定期，成为与周围正常骨质有明显边界的不活动的硬化灶。姜泗长 (1983 年) 根据病灶中破骨与成骨细胞的增减，海绵状血管腔增多或缩窄，嗜碱性骨质向嗜酸性骨板转变的程度等标志，将耳硬化症病灶的组织病理变化归纳为 4 种类型：活动型、中间型、静止型和混合型。

耳硬化症病变呈局灶性发展缓慢者多，亦有进展较快，多处病灶同时活跃或呈不同类型。病灶侵犯前庭窗龛，环韧带及镫骨者，使镫骨活动受限至消失，此为临床上最常见的镫骨性耳硬化症 (Stapedialotosclerosis)。受侵犯之镫骨按病变形态不同，可分为薄板型、增厚型和封闭型 3 种。此种直观形态特征与病理组织学分型无一一对应关系。若病灶发生在蜗窗、蜗管、半规管及内听道骨壁，病灶侵及内骨衣骨层，则可直接影响基底膜活动及内耳血液微循环，并可向外淋巴液释放细胞毒酶 (cytotoxicenzyme) 等有毒物质，损伤血管纹及感觉毛细胞，产生眩晕及感音性听力下降，称之为耳蜗性或迷路性耳硬化症 (cochlear orlabyrinthine otosclerosis)，由于病灶有多发之可能，镫骨性耳硬化症与迷路性耳硬化症可以同时存在。

四、临床表现

耳聋最常见，耳鸣次之，眩晕少见。

1. 耳聋

无诱因双耳同时或先后出现缓慢进行性听力减退，起病隐袭，常不能说出明确的起病时间。

2. 耳鸣

耳鸣常与耳聋同时存在，可呈持续性或间歇性；一般以低音调为主，高音调耳鸣常提示耳蜗受侵。

3. 威利斯误听

耳硬化症患者威利斯误听出现率为 20% ～ 80%。临床耳硬化症主要是传导性聋，在一般环境中听辨语言困难，在嘈杂环境中，患者的听觉反应较在安静环境中为佳，此现象称为威利斯误听。

4. 眩晕

若病灶侵犯前庭神经，可发生眩晕，可能与膜半规管受累或迷路水肿有关。前庭功能检查正常，多数患者手术后眩晕可消失。

五、诊断与鉴别诊断

根据病史、家族史、症状及临床客观检查，对典型病例诊断不难。

病史中确认双耳原属正常，无诱因出现两耳不对称的进行性传导性聋及低频耳鸣，鼓膜正常，咽鼓管功能良好，音叉检查有 Bezold 三征，Gelle 试验阴性，纯音骨导听力曲线可有卡哈切迹，鼓室导抗图 A 型或 As 型，可诊断为镫骨性耳硬化症。

镫骨性耳硬化症需要与先天性中耳畸形、前庭窗闭锁、分泌性中耳炎、粘连性中耳炎、封闭型鼓室硬化症、后天原发性上鼓室胆脂瘤、van der Hoeve 综合征、Paget 病等鉴别。

无明显原因出现与年龄不一致的双耳进行性感音神经性聋，鼓膜完整，有 Schwartz 征，听力图气、骨导均下降但部分频率（主要是低频）骨、气导听阈有 > 20 dB HL 差距，鼓室导抗图 A 型，有家族性耳硬化症病史者，应考虑蜗性或晚期耳硬化症；经影像学检查，发现骨迷路或内耳道骨壁有骨质不均匀、骨腔变形等表现者，可确诊为迷路型耳硬化症。

迷路型耳硬化症需要与迟发性遗传性感音神经性聋、慢性耳中毒以及全身性疾病如糖尿病等因素所致的进行性耳聋相鉴别。

六、治疗

可分为手术疗法、药物防治和选配助听器，应视患者的年龄、病情发展、耳聋程度等具体情况酌定。

1. 手术疗法

目前仍然是治疗本病的主要方法。

(1) 镫骨手术：对固定的镫骨进行直接处理，目的是改善患者听力，阻止病情继续发展。适用于气导听力损失 45 dB 以上，气骨导差距 15 dB 以上的耳硬化患者。手术方式包括镫骨撼动术、镫骨提高术、镫骨全切除术 (totalsta-pedectomy)、镫骨部分切除术、CO_2 激光镫骨部分切除术、人工镫骨术。

替代镫骨的赝复物常用聚四氟乙烯、特氟隆活塞 (teflon piston)、硅胶、自体残留镫骨、同种听骨等。覆盖前庭窗常用颞肌筋膜、骨膜、软骨膜、脂肪、自体静脉和结缔组织等。

(2) 内耳开窗术 (fenestration of inner ear)：因一般开窗于外半规管，故也称外半规管开窗术，即在外半规管开一小窗口，使声波经此窗传入内耳。适用于镫骨手术有困难的患者如面神经畸形、镫骨动脉残留、前庭窗硬化灶过于广泛等。

2. 药物防治

目前处于试用观察阶段的药物有氟化钠疗法 (氟化钠肠衣片 20 mg，每日 2 次；同时口服葡萄糖酸钙 0.5 g，维生素 D40 万单位，每日 3 次)。硫酸软骨素疗法 (硫酸软骨素片 600 mg，每日 2 次) 等。

3. 选配助听器不适于或不愿接受手术者，可根据患者听力损失情况酌情选配适宜的助听器。

4. 人工耳蜗植入对不适于镫骨手术疗法而助听器义无助益的极重度聋患者，可根据适应证试用人工耳蜗植入。

七、预后

耳硬化症为缓慢进行性侵犯骨迷路壁的内耳病变，可致传导性聋和（或）感音神经性聋。目前尚无有效药物，手术只能改善中耳的传音功能，不能阻止病灶的发展，部分进展较快、多病灶者，最后有成为重度感音神经性聋的可能。

第二十节 梅尼埃病

梅尼埃病 (Ménières disease) 是一种特发性内耳疾病，在 1861 年由法国医师 Prosper Ménière 首次提出。该病主要的病理改变为膜迷路积水，临床表现为反复发作的旋转性眩晕、波动性听力下降、耳鸣和耳闷胀感。本病多发生于 30 ～ 50 岁的中、青年人，儿童少见。男女发病无明显差别。双耳患病者占 10% ～ 50%。

一、流行病学

文献报道该病发病率差异较大，为 (7.5 ～ 157)/10 万。发病年龄 4 ～ 90 岁，多发于青壮年，发病高峰为 40 ～ 60 岁。男女发病率 (1 ～ 1.3)：1。一般单耳发病，随着病程延长，可出现双耳受累，Kitahara 报道，首发症状 20 年后，41.5% 的患者双耳受累。

二、病因

迄今不明。因其主要病理表现是膜迷路积水，而且内淋巴由耳蜗血管纹及前庭暗细胞产生后，通过局部环流 (radialcirculation) 及纵流 (longitudinalflow) 方式达内淋巴囊而被吸收，借以维持其容量的恒定。故梅尼埃病发生机制主要是内淋巴产生和吸收失衡。主要学说如下。

1. 内淋巴管机械阻塞与内淋巴吸收障碍

在内淋巴纵流中任何部位的狭窄或梗阻，如先天性狭窄、内淋巴囊发育不良、炎性纤维变性增厚等，都可能引起内淋巴管机械性阻塞或内淋巴吸收障碍，是膜迷路积水的主要原因，该学说已为动物实验所证实 (Kimura, 1967)。

2. 免疫反应学说

近年来大量研究证实内耳确能接受抗原刺激并产生免疫应答，以不同方式进入内耳或由其本身所产生的抗原，能刺激聚集在血管、内淋巴管和内淋巴囊周围的免疫活性细胞产生抗体。抗原抗体反应导致内耳毛细血管扩张，通透性增加，体液渗入膜迷路，加上血管纹等结构分泌亢进，特别是内淋巴囊因抗原抗体复合物沉积而吸收功能障碍，可引起膜迷路积水。

3. 内耳缺血学说

自主神经功能紊乱、内耳小血管痉挛可导致内耳及内淋巴囊微循环障碍，引起组织缺氧、代谢紊乱、内淋巴理化特性改变，渗透压增高，外淋巴及血液中的液体移入，形成膜迷路积水。

4. 其他学说

(1) 内淋巴囊功能紊乱学说：内淋巴囊功能紊乱 (functionaldisorder of the sac) 可引起糖蛋白分泌或产生异常，导致内淋巴稳定之内环境异常。

(2) 病毒感染学说：认为病毒感染可能破坏内淋巴管和内淋巴囊。

(3) 遗传学说：部分患者有家族史，但其遗传方式有多变性。

(4) 多因素学说：由于多种因素如自身免疫病、病毒感染，缺血或供血不足等皆可能与之有关。有可能梅尼埃病为多因性，或者为多种病因诱发的表现相同的内耳病。

三、病理

梅尼埃病的主要病理变化有以下几种。①膜迷路积水膨胀：球囊及蜗管因积水而膨胀，以致外淋巴间隙被压缩，前庭膜受压变位，重者可经蜗孔疝入鼓阶，或与迷路骨壁相贴。椭圆囊及膜半规管很少膨大，但常被膨大的球囊挤向一边从而刺激前庭终器引起眩晕。②前庭膜破裂：因积水过多引起前庭膜破裂，内外淋巴液相互混合；裂口小者，可自行愈合；裂口大者可见前庭膜塌陷，裂口不能愈合而成永久通道。③前庭阶纤维化：病期长者可见前庭阶内发生纤维化，内淋巴囊亦出现纤维化，更妨碍了内淋巴的吸收。球囊膨大可充满前庭甚至与镫骨底板相接或粘连，故于外耳道加压时可出现类似瘘管征症状。④耳蜗蜕变：早期耳蜗顶周的感觉上皮可能有蜕变，神经纤维和神经节细胞数也减少，与早期出现的低频区听力损失相符。基底膜由于长期受压血供减少，晚期可出现螺旋器蜕变而出现感音性聋。

四、临床表现

典型的梅尼埃病有如下 4 个症状：眩晕、耳聋、耳鸣及耳内闷胀感。

1. 眩晕

多为突然发作的旋转性眩晕。患者常感周围物体围绕自身沿一定的方向旋转，闭目时症状可减轻。常伴恶心、呕吐、面色苍白、出冷汗、血压下降等自主神经反射症状。头部的任何运动都可以使眩晕加重。患者意识始终清楚，个别患者即使突然摔倒，也保持着清醒状态。

眩晕持续时间多为数十分钟或数小时，最长者不超过 24 h。眩晕发作后可转入间歇期，症状消失，间歇期长短因人而异，数日到数年不等。眩晕可反复发作，同一患者每次发作的持续时间和严重程度不尽相同，不同患者之间亦不相同。且眩晕发作次数越多，每次发作持续时间越长，间歇期越短。

2. 耳聋

早期多为低频 (125 ~ 500Hz) 下降的感音神经性聋，可为波动性，发作期听力下降，而间歇期可部分或完全恢复。随着病情发展，听力损失可逐渐加重，逐渐出现高频 (2 ~ 8kHz) 听力下降。本病还可出现一种特殊的听力改变现象：复听现象，即患耳与健耳对同一纯音可听成两个不同的音调和音色的声音。或诉听声时带有尾音。

3. 耳鸣

耳鸣可能是本病最早的症状，初期可表现为持续性的低调吹风样，晚期可出现多种音调的嘈杂声，如铃声、蝉鸣声、风吹声等。耳鸣可在眩晕发作前突然出现或加重。间歇期耳鸣消失，久病患者耳鸣可持续存在。少数患者可有双侧耳鸣。

4. 耳闷胀感

眩晕发作期，患耳可出现耳内胀满感、压迫感、沉重感。少数患者诉患耳轻度疼痛，耳痒感。

五、检查

1. 耳镜检查

鼓膜正常。声导抗测试鼓室导抗图正常。咽鼓管功能良好。

2. 前庭功能检查

发作期可观察到或用眼震电图描记到节律整齐、强度不同、初向患侧继而转向健侧的水平或旋转水平性自发性眼震和位置性眼震，在恢复期眼震转向患侧。动静平衡功能检查结果异常。间歇期自发性眼震和各种诱发试验结果可能正常，多次复发者患耳前庭功能可能减退或丧失。冷热试验有优势偏向。镫骨足板与膨胀的球囊粘连时，增减外耳道气压时诱发眩晕与眼震，称 Hennebert 征 (Hennebert Sign) 阳性。

3. 听力学检查

呈感音性聋，多年长期发作者可能呈感音神经性聋表现。纯音听力图早期为上升型或峰型 (低、高频两端下降型，峰值常位于 2KHz 处)、晚期可呈平坦型或下降型。阈上功能检查有重振现象，音衰试验正常。耳蜗电图的 -SP 增大、SP-AP 复合波增宽，-SP/AP 比值增加 (-SP/AP > 0.4)，AP 的振幅 - 声强函数曲线异常陡峭。长期发作患者的平均言语识别率约为 53%，平均听阈提高 50%。

4. 脱水剂试验

目的是通过减少异常增加的内淋巴而检测听觉功能的变化，协助诊断。临床常用甘油试验 (glyceroltest)：按 1.2 g ~ 1.5 g/kg 的甘油加等量生理盐水或果汁空腹饮下，服用前与服用后 3h 内，每隔 1h 做 1 次纯音测听。若患耳在服甘油后平均听阈 (见诊断依据) 提高 15 dB 或以上或言语识别率提高 16% 以上者为阳性。本病患者常为阳性，但在间歇期、脱水等药物治疗期为阴性。而听力损害轻微或重度无波动者，结果也可能为阴性，服用甘油后耳蜗电图中 -SP 幅值减小、耳声发射由无到有，均可作为阳性结果的客观依据。

5. 颞骨 CT

偶显前庭导水管周围汽化差，导水管短而直。

6. 膜迷路 MRI

成像，部分患者可显示前庭导水管变直变细。

六、诊断

本病初发就诊者很难得出确切的诊断，且也不应轻易做出肯定的诊断，因为眩晕和发热一样是许多疾病的一个共有症状，膜迷路积水一定有眩晕，但不能认为，有眩晕的患者一定就是膜迷路积水。所以临床上对眩晕的患者，一时不能肯定诊断者，以"眩晕待查"为宜。但是眩晕患者如具备下列几个条件可做出梅尼埃病的诊断。

(1) 具有典型的反复发作的眩晕，持续 20 分钟至数小时，有明显的缓解期，至少发作 2 次以上，伴恶心、呕吐、平衡障碍。可见水平性或水平旋转性眼震。

(2) 发作时神智始终清晰，对外界感受能力正常，无意识丧失现象。

(3) 至少 1 次纯音测听呈感音神经聋，早期低频下降，听力波动，随病情进展听力损伤逐渐加重，可出现重振现象。常为一侧。

(4) 有间歇性或持续性耳鸣，高音调，常与耳聋同时发生，于眩晕发作之前加剧，眩晕发作之后减轻。

(5) 甘油试验阳性。

(6) 耳闷胀感，无头痛。

(7) 要排除其他疾病引起的眩晕、耳聋和耳鸣。

七、鉴别诊断

常见周围性眩晕疾病鉴别如下。

1. 良性阵发性位置性眩晕

良性阵发性位置性眩晕 (benign paroxysmalpositionalvertigo，BPPV) 系特定头位诱发的短暂 (数秒钟) 阵发性眩晕，伴有眼震，由于不具耳蜗症状而易与梅尼埃病相鉴别。

2. 前庭神经炎

前庭神经炎 (vestibular neuritis) 可能因病毒感染所致。临床上以突发眩晕，向健侧的自发性眼震，恶心、呕吐为特征。前庭功能减弱而无耳鸣和耳聋。数天后症状逐渐缓解，但可转变为持续数月的位置性眩晕。痊愈后极少复发。该病无耳蜗症状是与梅尼埃病的主要鉴别点。

3. 前庭药物中毒

有应用耳毒性药物的病史，眩晕起病慢，程度轻，持续时间长，非发作性，可因逐渐被代偿而缓解，伴耳聋和耳鸣。

4. 迷路炎

迷路炎 (labyrinthitis) 有化脓性中耳炎及中耳手术病史

5. 突发性聋

约半数突发性聋 (sudden deafness) 患者伴眩晕，但极少反复发作。听力损失快而重，以高频为主，无波动。

6. Hunt 综合征

Hunt 综合征 (Rumsay-Hunt syndrome) 可伴轻度眩晕、耳鸣和听力障碍，耳郭或其周围皮肤的带状疱疹及周围性面瘫有助于鉴别。

7. Cogan 综合征

Cogan 综合征 (Cogan syndrome) 除眩晕及双侧耳鸣、耳聋外，非梅毒性角膜实质炎与脉管炎为其特点，糖皮质激素治疗效果显著，可资区别。

8. 复发性前庭病

复发性前庭病 (recurrent vestibulopathy) 的发作性眩晕症状与梅尼埃病类似，但无耳蜗症状。早期曾被称为"前庭型梅尼埃病 (vestibular Ménière disease)"，现认为该病是不同于梅尼埃病的另一种疾病。病因可能为病毒感染。

9. 迟发性膜迷路积水

迟发性膜迷路积水 (delayed endolymphatic hydrops) 先出现单耳或双耳听力下降，一至数年后出现发作性眩晕。头部外伤、迷路炎、乳突炎、中耳炎，甚至白喉等可为其病因。

10. 外淋巴瘘

蜗窗或前庭窗自发性或 (继手术、外伤等之后的) 继发性外淋巴瘘 (perilymph fistula)，除波动性听力减退外，可合并眩晕及平衡障碍。可疑者宜行窗膜探查证实并修补之。

11. 损伤

头部外伤 (trauma) 可引起眩晕，包括颈部外伤、中枢神经系统外伤、前庭外周部损伤等皆可引起前庭症状。如颞骨横行骨折常有严重眩晕、自发眼震、耳鸣、耳聋与面瘫。2 ～ 3 周后可缓解而遗留位置性眼震与位置性眩晕。

12. 听神经瘤。

八、治疗

主要是通过应用药物降低前庭感觉阈，镇静中枢神经，调整自主神经功能，改善耳蜗微循环，解除膜迷路积水，以缓解发作期的症状或减少眩晕发作。

(一) 一般治疗

向患者耐心解释，消除对本病的恐惧；保持环境安静，卧床休息；饮食宜低盐少水，高蛋白、低脂肪，中等量糖类，高维生素；禁烟酒、茶及咖啡。

(二) 药物治疗

1. 利尿脱水药

乙酰唑胺 250 mg，口服，每天 3 次，首次剂量加倍。

2. 镇静药物

为发作期的对症用药。如地西泮 2.5 ～ 5 mg，每日 2 ～ 3 次，对前庭神经冲动有抑制作用；茶苯海明 50 mg，每日 3 次。抗过敏药物如异丙嗪，具有镇静作用。口服谷维素可调节自主神经功能。

3. 血管扩张剂

增进耳蜗血流，改善内耳微循环。常用有 5% ～ 7% 碳酸氢钠溶液 40 ～ 60 mL 静脉注射或 100 ～ 2000 mL 静脉滴注，每日一次，可解除小动脉痉挛；低分子右旋糖酐静脉滴注，可使血黏稠度变稀，增加血容量，防止血小板凝集，改善耳蜗微循环的血滞现象。口服药物常用的有倍他司汀、氟桂利嗪 (西比灵)、尼莫地平等。抗胆碱能药物如东莨菪碱、山莨菪碱，有增加耳蜗血流量之效，可适量应用。

4. 中医治疗

中医学论述眩晕病因以肝风、痰湿、虚损三者为主，可按中医辨证沦治用药。针刺内关、合谷、百会、风池、听官等穴或耳穴神门、肾区等可缓解眩晕及恶心、呕吐，是中医治疗本病的常用方法。

（三）手术治疗

对频繁剧烈发作，严重影响工作和生活，而且患耳呈现重度感音性耳聋，各种保守治疗无效时，可考虑手术治疗。常用术式有以下几点。

1. 内淋巴囊引流减压术

内淋巴囊切开使内淋巴液流出，以降低内淋巴压力。

2. 内淋巴囊蛛网膜下分流术

通过镫骨足板将球囊刺破，使球囊内的内淋巴液与外淋巴液相混，以维持内外淋巴液压力的平衡；或通过圆窗穿透骨螺旋板再穿通球囊，使内淋巴外流入外淋巴间隙。但穿通骨板不易愈合可形成永久性的内外淋巴瘘。

3. 高渗诱导减压术

手术将氯化钠晶体置于圆窗膜上而引起局部高渗，减轻了迷路的积水，同时破坏前庭感受器，消除病理性冲动，达到控制眩晕目的，方法简单效果良好，但只适用于实用听力丧失的患者。

4. 前庭神经切断术

选择性地切断前庭神经，并切断前庭神经节，使前庭性眩晕基本消除。

5. 迷路切除术

眩晕控制，但耳蜗也被破坏。故该类手术，仅限于对侧耳听力正常，患侧耳听力基本丧失，眩晕、耳鸣严重的患者。

第二十一节 耳聋及其防治

听觉丧失这种生理缺陷，阻隔了学习和社交的正常途径，给患者带来的不只是生活、学习和工作上的困难，同时还伴有精神心理创伤。因此，耳聋，不能只理解为一个感官功能的缺陷，必须注意言语接受与表达障碍，除影响学习与社交活动之外，还对人的思维方式、智能结构、精神心理活动产生深刻的影响。防聋和治聋问题，必须从社会心理医学的高度来认识，遵照循证医学的方法，动员科学技术及社会组织的能力去解决。

一、感音神经性聋

感音神经性聋包括感音性聋和神经性聋。前者由耳蜗病变引起，后者由蜗后病变引起。

（一）病因

1. 先天性因素

出生时已经耳聋分为两种。

(1) 遗传性聋：由基因或染色体异常引起的感音神经性聋，常伴有其他器官或组织的畸形。

(2) 非遗传性聋：由于妊娠早期母亲患风疹、腮腺炎、流感等病毒感染性疾病，或患梅毒、糖尿病、败血症等全身性疾病，或使用耳毒性药物等引起。此外，产程过长，难产及缺氧亦可致聋。

2. 年龄因素

由于机体衰老，听觉器官常发生老化性退行性变，退行性变发生部位可在螺旋器的毛细胞神经节、听神经、神经核、传导路径和大脑皮层听区，其中以内耳退行性病变最明显。老年人动脉硬化，导致内耳血液循环障碍，也促使听觉器官蜕变。老年性聋临床表现为双侧逐渐发生的高频听力损失，并缓慢累及中频与低频听力，伴高调持续耳鸣。患者常感在噪声环境中，语言辨别能力显著下降。

3. 耳毒性药物

已知的耳毒性药物有百余种，临床上常用的有以下几种。

(1) 链霉素、卡那霉素、庆大霉素、新霉素等氨基糖苷类抗生素。

(2) 阿司匹林等水杨酸盐类止痛药。

(3) 奎宁、氯奎等抗疟疾药。

(4) 依他尼酸、呋塞米等利尿剂。

(5) 氮芥、顺铂、卡铂等抗癌药。

此外，酒精中毒，有机磷、苯、砷、铅、一氧化碳中毒等亦可损害听觉系统。药物对内耳的损害除与药物剂量和用药时间长短有关外，还与个体敏感性有关，后者常有家族遗传史。药物进入内耳后首先损害血管纹，破坏血 - 迷路屏障，使药物更容易进入内耳。高浓度的药物在内耳长期积聚，使耳蜗和前庭感觉上皮的毛细胞、神经末梢、神经节细胞发生退行性变，因而患者除耳聋外，常伴有耳鸣和眩晕。

4. 突发性聋

也称突发性聋，为突然发生的感音神经性聋，多在 3d 内听力急剧下降。确切病因不明，目前认为可能与内耳病毒感染、变态反应、内耳血液循环障碍和迷路窗膜破裂等因素有关。临床特点有以下几点。

(1) 突然发生的非波动性感音神经性聋，常为中度或重度，甚者可全聋。

(2) 原因不明。

(3) 多单侧发病，聋前可先有耳鸣。

(4) 有半数患者伴眩晕、恶心、呕吐。

(5) 除第Ⅷ脑神经外，无其他颅神经受损症状。

诊断时，应注意与梅尼埃病、听神经瘤等疾病相鉴别。

5. 传染病性聋

如流行性脑脊髓膜炎、腮腺炎、猩红热、麻疹、伤寒、风疹、流行性感冒、梅毒等，病原微生物或其毒素经血流进入内耳，损害内耳结构而引起感音神经性聋。

6. 全身疾病性因素

某些全身性疾病如高血压、动脉硬化、慢性肾炎、尿毒症、糖尿病、甲状腺功能低下、克汀病、白血病等病，均可引起内耳血液循环障碍、血管纹改变和螺旋器毛细胞退行性变而致聋。

7. 创伤性因素

脑外伤、颅底骨折，可导致迷路震荡、内耳出血、位听觉感受器甚至听觉传导路径损伤。爆震或长期的强噪声刺激，常引起内耳损伤，出现感音神经性聋。此外，耳气压伤亦可损伤内耳，导致感音神经性聋。

8. 自身免疫性聋

多发生于青壮年，为非对称性进行性感音神经性聋，双侧同时或先后发病，常于数周或数月达到严重程度，有时可有波动。前庭功能受累者，可出现头晕、不稳，但无眼震。抗内耳组织特异性抗体试验，白细胞移动抑制试验，淋巴细胞转化试验及其亚群分析等可帮助诊断。患者常合并有其他免疫疾病。环磷酰胺、泼尼松龙等免疫抑制剂对本病有效。

9. 其他

如梅尼埃病、耳蜗性耳硬化、小脑脑桥角肿瘤、多发性硬化症等均可引起感音神经性聋。

（二）治疗

以恢复听力为治疗原则，听力无法恢复者应尽量保存和利用残余听力。

1. 病因治疗

查找致聋原因，针对原因疾病进行治疗。

2. 药物治疗

发病初期及时正确用药是治疗成功的关键。常用药物有血管扩张剂、降低血液黏稠度药物、血栓溶解药物、B族维生素、能量制剂等，必要时可使用类固醇激素，亦可配合高压氧治疗。

3. 助听器

助听器是一种提高声音强度的装置，可帮助某些耳聋患者充分利用残余听力，进而补偿聋耳的听力损失，是帮助聋人改善听力的有效工具。药物治疗无效者，可先行听力学检查，再选配助听器。一般认为，听力损失在 35 ～ 85 dB 者均可使用，以听力损失在 60 dB 者使用助听器效果最好。应用助听器后仅能提高响度，而对语言辨别不清者，则助听器使用价值不大。

4. 人工耳蜗植入

目前，用于临床的耳蜗植入以 22 或 24 通道装置为主，可分为耳蜗植入和听性脑干植入。双侧听力损失在 90 dB 以上，应用大功率助听器无效，耳内无炎性病变，耳蜗电图检不出而鼓岬电刺激有声感，可施行人工耳蜗植入术。耳蜗植入的基本原理是应用人工装置取代受损毛细胞直接刺激螺旋神经节神经元，将模拟听觉信息传向中枢，使全聋患者重新感知声响。安装人工耳蜗后可使患者从无声世界进入有声世界，经短期训练可达到对环境声的辨别，经语言训练和唇读训练，可部分恢复语言交流能力。尤其学龄前聋儿，植入人工耳蜗后能使之语言发育趋于正常。

5. 听觉和语言训练

先天性聋患儿不经听觉言语训练，必然成为聋哑人；双侧重度听力障碍若发生在幼儿期，数周后言语能力即可丧失，即使已有正常言语能力的较大儿童，耳聋发生以后数月，原有的言语能力可逐渐丧失。因此，对经过治疗无效的中重度、重度或极度聋学龄前儿童，应及早佩戴助听器或行人工耳蜗植入术，利用聋儿的残余听力，通过有计划的声响刺激，以唤醒听觉感受器，培养聋儿聆听习惯和对声音的辨别能力，配合系统的发音和讲话训练，可恢复聋儿的语言功能，达到聋而不哑的目的。这项工作应从学龄前开始，须有专门教师进行。

（三）预防

感音神经性聋的预防比治疗更为重要，也更为有效，应从以下几个方面开展预防工作。

1. 广泛宣传近亲结婚的危害性，禁止近亲结婚，以减少遗传性疾病的发生。及时治疗妊娠期疾病，孕妇用药要谨慎。加强优生优育工作，对婴幼儿进行常规听力筛选，发现聋儿，及早进行治疗，尚有残余听力者，应尽早进行听觉语言训练。

2. 积极防治急性传染病，做好卫生宣传，预防各种传染病的发生和传播。提高生活水平，锻炼身体，增强机体抵抗力。

3. 宣传各种耳毒性药物对内耳的毒害作用，严格掌握耳毒性药物应用的适应证，尤其是氨基糖苷类抗生素，对有家族药物中毒史者、肾功能不全、婴幼儿和孕妇应慎用。必须应用这类药物时，尽量减少剂量和缩短用药时间，可同时应用血管扩张剂，B 族维生素，钙剂和 ATP 等药物。

4. 加强环境保护工作，避免噪声的长期刺激，严格控制工业噪声，加强对在噪声环境中工作人员的个人防护。

二、传导性耳聋

大气中的声波进入外耳道，引起鼓膜振动和听骨链活动，使内耳淋巴液产生液波的过程，为声音或声能在人体内传导的正常途径称气传导；大气中的声波直接经颅骨振荡传入内耳的途径，称为骨传导。在声音传导经路上任何结构与功能障碍，都会导致进入内耳的声能减弱，所造成的听力下降称为传导性聋。听力损失的程度，可因病变部位和程度不同而有差别，最严重者，气传导功能完全丧失，听阈可上升至 60 dB。

（一）分类

1. 单纯耳郭畸形

不管是先天性畸形或是后天因素所致的残缺，对听力影响轻微，因为耳郭的集声功能仅在 3 dB 以内。

2. 外耳道堵塞、狭窄或闭锁

可见于先天性外耳道畸形或炎症、肿瘤、外伤等所致之耳道狭窄、闭塞，外耳道异物、耵聍栓及耳道胆脂瘤等原因。外耳道完全堵塞，可致听阈上升 45 ～ 60 dB。

3. 鼓膜病变

鼓膜炎症、增厚瘢痕、粘连或穿孔，使其受声波刺激后之振动面积与振幅下降，致声能损失，听阈可上升 30 dB 左右，若鼓膜紧张部大穿孔，失去对圆窗的屏蔽功能，听阈可上升至 45 dB 左右。

4. 听骨链病变

包括先天性阙如、固定或畸形和后天炎症、外伤、肿瘤所致的粘连、残缺、中断、固定等因素，致听骨链失去完整性或灵活性，造成声能传导障碍，在耳科临床中最为常见，因为此类病变，常使听力损失超过 50 dB，严重损害患者的社交能力。

5. 咽鼓管及气房系统病变

咽鼓管功能正常，鼓室、鼓窦、乳突气房的容积及压力正常，是鼓膜、听骨链及圆窗膜随声波活动的重要条件。由于炎症、肿瘤或外伤等因素所致的咽鼓管阻塞，都可以造成鼓室气房系统气压下降、鼓膜内陷、鼓室渗出积液，使听力下降，若继发化脓或机化粘连，可造成达 60 dB 的听力损失和十分难矫治病理改变。

6. 内耳淋巴液波传导障碍

可因鼓阶及前庭阶外淋巴液质量改变或液波传导受阻所致，见于内耳免疫病、迷路积水、浆液性迷路炎以及各种原因造成的蜗窗闭塞。内耳液波传导障碍除表现为气传导下降外，当可伴有骨导下降，常呈现混合性聋的特征。

（二）病因

1. 先天性疾病 常见有外耳道闭锁、中耳畸形（包括鼓膜、听骨、圆窗、前庭窗和鼓室腔发育不全等）。

2. 后天性疾病

(1) 外耳道疾病：外耳道异物、耵聍栓塞、炎性肿胀、肿瘤阻塞及瘢痕闭锁等。

(2) 中耳疾病：鼓膜炎、分泌性中耳炎、化脓性中耳炎及其后遗症、鼓室硬化症（耳硬化症）、中耳癌等。

（三）治疗

应根据病因、病变的部位、性质和范围确定不同的治疗方法，具体可见疾病的各章节。在确定咽鼓管功能及耳蜗功能正常后，大多数的传导性聋，可以经过耳显微外科手术重建听力。因各种原因不能手术者，可配戴助听器。

（四）预防

传导性聋多由中耳炎引起，应以积极预防和治疗中耳炎为重点。

三、功能性聋

本病又称精神性聋或癔症性聋，属非器质性耳聋。常由精神心理受创伤引起，表现为单侧或双侧听力突然严重丧失，无耳鸣和眩晕。说话的音调与强弱与发病前相同，但多有缄默、四肢震颤麻木、过度凝视等癔症症状。反复测听结果变异较大，无响度重振，言语接受阈和识别率较低。自描测听曲线为 V 型，镫骨肌声反射和听性脑干诱发电位正常。前庭功能无改变。患者可突然自愈或经各种暗示治疗而快速恢复。助听器常有奇效。治愈后有复发倾向。

四、伪聋

本病又称诈聋，指听觉系统无病而自称失去听觉，对声音不做应答者的表现，严格地说，不能称为疾病。另一类是听力仅有轻微损害，有意识地夸大其听力缺损程度者，可称为夸大性聋 (exaggerated hearingloss)。装聋的动机很复杂，表现的形式亦多样，多诡称单侧重度聋，因双侧伪聋易被识破。伪聋者多很机警，有的还很熟悉常规的测听方法，即便应用一些特殊的测听方法也难肯定诊断。自从声导抗、听性诱发电位和耳声发射测听法问世以来，伪聋的准确识别多已不成问题，但确诊前必要注意慎重地与功能性聋鉴别。

五、混合性聋

耳传音与感音系统同时受累所致的耳聋称混合性聋。两部分受损的原因既可相同，也可各异。前者如晚期耳硬化症耳蜗功能受到不同程度损害，又如在化脓性中耳炎所致传导性聋的基础上，因合并迷路炎或因细菌毒素，耳毒药物等经蜗窗膜渗入内耳，引起淋巴液理化特性与血管纹、螺旋器等的结构改变而继发感音性聋。两部分损害原因不同所致的混合聋常见有如慢性中耳炎伴老年性聋、噪声聋或全身疾病所引起的聋。混合性聋的听力改变特征是既有气导损害，又有骨导损害，曲线呈缓降型，低频区有气导骨导间距而高频区不明显。混合性聋的治疗方法，应根据不同病因及病情综合分析选定，语频区骨导听阈＜ 45 dB，气骨导差＞ 25 dB 的晚期耳硬化症及慢性中耳炎静止期、咽鼓管功能正常者，可以考虑手术治疗；慢性中耳炎伴有糖尿病致混合性聋者，应注意控制血糖和治疗中耳炎症。

第二十二节　周围性面瘫

周围性面瘫为耳科重要疾病，是最常见的面肌麻痹。由于病变部位不同，面瘫可分为中枢性和周围性两大类，病损位于面神经核以上者称为中枢性面瘫，受损部位在面神经核或面神经核以下者称为周围性面瘫。

一、面瘫的病变部位及常见病因

1. 面神经运动神经元病变

即中枢性面瘫，病损位于皮层的运动神经细胞体或其向面神经核投射的突触。由于面部上份肌肉神经支配来自双侧神经纤维，所以表现为不完全性麻痹，主要影响面部下份的肌肉运动。无肌萎缩现象。因面部非随意运动受锥体外系控制，此时面部肌肉的随意运动受影响，但无表情缺失现象。

2. 面神经核病变

属于下位运动神经元病变，病变范围可包括运动核本身及其神经通路各部分的突触。通常造成同侧面部肌肉随意运动和非随意运动功能损害。脑桥部位的胶原细胞瘤、脊髓灰质炎、多发性硬化、脑干梗死、脑出血可致面神经核病变。

3. 面神经颅内段病变

病变位于从桥小脑角至内耳道之间的面神经。最常见病变为听神经瘤。其他可能病因有脑膜瘤、三叉神经许旺氏细胞瘤、面神经许旺氏细胞瘤、表皮细胞瘤、小脑或脑桥胶原细胞瘤、转移癌、淋巴瘤、结节病、真菌感染、动脉瘤。岩部骨折亦可损及面神经内耳道段，

4. 面神经周围性病变

损害位于从迷路段至面神经各分支。最常见的周围性面瘫的病因是贝尔麻痹，常发病于受凉之后，多见于糖尿病患者、中年女性，目前推测病毒感染和微循环障碍使神经鞘膜水肿致骨管内面神经受压而发生神经功能受损。Hunt 综合征系由带状疱疹病毒感染所致的膝状神经节炎，面瘫因感染引发的炎症损害和病毒直接损害所致。慢性化脓性中耳炎因胆脂瘤或肉芽组织生长，可通过神经毒性或直接破坏面神经引起面瘫。颅脑外伤、耳部手术、面神经肿瘤、腮腺肿瘤等均可致面瘫。

二、面瘫的常见病因

常见周围性面瘫病因分类如下几类。

1. 先天性少见，如面神经先天性畸形，肌强直性营养不良、Moebius综合征、Melkersson病等。

2. 原发性常见，占周围性面瘫的 80%，如贝尔面瘫。

3. 感染性较常见，脑膜炎(急性、结核性)、疟疾、麻风、传染性单核细胞增多症、病毒感染(柯

萨奇病毒，水痘、麻疹、带状疱疹，流感)、中耳炎、恶性外耳道炎、脑炎、结节病。

4. 外伤性颅底骨折、面部损伤、中耳开放性外伤、产钳伤。

5. 代谢性糖尿病、甲状腺功能亢进、甲状腺功能低下、妊娠。

6. 中毒性反应停、破伤风、白喉。

7. 神经性急性感染性神经炎、多发性硬化、重症肌无力、米耶 - 古布累综合征。

8. 医源性狂犬病疫苗、脊髓灰质炎疫苗、下颌阻滞麻醉以及手术所致，又包括手术中误伤和病情需要而切断面神经。

9. 血管性韦格纳肉芽肿、结节性动脉周围炎、结节病。

10. 肿瘤性淋巴瘤、颈静脉球体瘤、神经纤维瘤 (第Ⅶ、第Ⅷ对脑神经)、脑膜瘤、转移癌、鼓室血管瘤、胚胎细胞瘤、肉瘤、骨硬化病、面神经瘤 (圆柱瘤)、畸胎瘤、汉德综合征 (慢性特发性黄瘤病)。

三、病理生理

根据面神经损伤的程度，可出现四类不同的病理生理改变。

1. 神经外膜损伤神经外膜，神经成分未累及，神经传导功能正常，无面瘫。

2. 神经失用损伤限于髓鞘，轴索结构正常，出现暂时性神经传导阻滞，有面瘫。病因祛除后，神经功能可在短期内完全恢复。一般 2 周功能恢复。

3. 轴索断伤轴索断裂或断离，神经远端在损伤48～72h 后出现顺向变性，轴索与髓鞘崩解，神经远端亦发生不同程度退行性变，鞘膜仍完整。损伤后 3 周，轴索可沿中空的鞘膜管由近及远再生，直至运动终板，神经功能可在 2 个月部分或完全恢复。

4. 神经断伤神经干完全断离，近端形成神经瘤，远端神经变性，神经功能不能自然恢复。此种类型损伤经手术干预，神经断端良好对位后，6 个月神经功能可开始恢复，但可出现连带运动。

四、诊断与鉴别诊断

(一) 临床表现

1. 急性起病，数小时或 1～3 d 症状达到高峰，病初可伴耳后乳突区、耳内或下颌角疼痛。

2. 一侧面部表情肌瘫痪为突出表现，口眼歪斜，流涎，讲话漏风，鼓腮和吹口哨漏气，食物滞留于病侧齿颊之间。

3. 可伴有味觉丧失，唾液减少，听觉过敏，患侧乳突部疼痛，耳郭和外耳道感觉减退，外耳道或鼓膜疱疹。

查体可见一侧面部额纹消失，睑裂变大，鼻唇沟变浅变平，病侧口角低垂，示齿时口角歪向健侧，做鼓腮和吹口哨动作时，患侧漏气。不能抬额、皱眉，眼睑闭合无力或闭合不全。闭目时眼球向上外方转动，显露白色巩膜，称 Bell 征。

(二) 面神经功能的定量评价

即面瘫评分或分级，目前较常采用 6 级判断法 (House-Brackmann，1985)。

(三) 面神经病变的定位诊断

1. 面神经定位临床表现

(1) 损害位于鼓索神经远端。仅有面肌麻痹。

(2) 损害位于鼓索神经与镫骨肌支之间。面肌麻痹、舌前 2/3 味觉缺失、听力下降。

(3) 损害位于膝状神经节与镫骨肌支之间。面肌麻痹、舌前 2/3 味觉缺失、听力下降 (可伴有Ⅷ对脑神经损害)、听觉过敏 (镫骨肌功能障碍)。

(4) 损害位于内耳道与膝状神经节之间。面肌麻痹、唾液腺分泌和泪液分泌减少、舌前 2/3 味觉缺失、听力下降 (可伴有Ⅷ对脑神经损害)、听觉过敏 (镫骨肌功能障碍)。

(5) 损害位于颅后窝。面肌麻痹、唾液腺分泌和泪液分泌减少、听力下降 (可伴有Ⅷ对脑神经损害)、听觉过敏 (镫骨肌功能障碍)、脑干或其他脑神经受损表现。

2. 常用检查

(1) 角膜反射试验：患者注视使眼球不动，将棉棒尖部于受试者视线外向患者眼部移动。双眼分别测试。①正常反应：轻触巩膜无瞬目反射。触及角膜出现瞬目反射；②异常反应：当棉棒触及角膜时，受试者有感觉，但只在对侧眼出现瞬目反射，说明面神经受损引起运动障碍。当棉棒触及角膜时，受试者感觉下降且无瞬目反射，提示三叉神经受损。

(2) 流泪试验：用 0.5 cm 宽的滤纸片放在双眼下穹隆，5 分钟后比较泪液渗湿的长度。病变一侧泪液渗透将减少或无渗湿。泪液分泌减少提示病变位于或靠近膝状神经节。需注意当已发生面瘫较长时间者行此项检查时，由于眼部干燥症可出现假阳性的结果。此外，当结膜囊有泪液积存时，虽然总的泪液分泌已下降，也可出现假阴性的结果。

(3) 镫骨肌反射：当镫骨肌反射可引出时，说明病变位于镫骨肌突起远端。此外一般认为当镫骨肌反射存在说明面瘫程度为不完全性，神经尚未发生完全变性，因而预后相对较好。

(4) 唾液腺分泌试验：用细管分别收集双侧下颌下腺分泌的唾液，同时用柠檬汁刺激唾液分泌，在面瘫发生的第 1 天当唾液分泌减少 25% 以上时，预示恢复不完全。此检查较困难，反复检查时常引起局部感染。

(5) 电味觉试验：当在舌部施予微小正电流时，可感到一种金属苦味。为检测鼓索神经功能，可在舌尖部施予电流并可测出电味觉阈值。其意义在于可早于临床检查发现某些病变。面瘫患者的味觉功能恢复较面肌运动恢复要早数周。

(6) 睑反射试验：于眶下神经孔处给予电刺激眶下神经引起眼轮匝肌收缩。电刺激反应由脑桥反射和三叉神经反射共同构成。阳性反应说明面神经仍然保持解剖上的完整性。

(四) 定性诊断

主要目的在于判断神经是否已经变性或者将要变性，并评估其变性程度。如神经尚未变性，则面瘫考虑为神经失用及脱髓鞘所致，因无严重神经损害，面瘫一般趋向于完全恢复。神经损害一般呈逐步加重表现而非突然而完全的损害。评估神经损害的进展速度对于预后估计及治疗十分重要，因为越早开始治疗效果越好；而病变开始进展速度缓慢者，神经变性的程度较轻。最大刺激试验和诱发肌电图 (神经电图) 对于查明早期神经变性具有较高价值，主要用于面瘫发生的第 1 周，而肌电图主要用于面瘫发生的第 4 ~ 14 天。

1. 最大刺激试验 (MST)

本试验的生理学基础在于神经受损后，损伤部位远端仍继续传递神经冲动。刺激电极用导电胶贴于面部面神经各分支区域，将刺激加至 5mA 或受试者最高可耐受限度。分别测试颈、下唇、口、鼻、眼、额部，结果分为双侧相等，减低、消失。

(1) 在面瘫发生的最初 3 ～ 5 d，本试验无意义，因为即使神经完全断裂，远端神经仍具有传递功能。面瘫发生 3 ～ 5 d 后，在轻度损伤情况下，最大刺激试验的双侧反应相等。在 2 ～ 3 度损害发生时，反应减低。在 3 度以上损害发生时 (此时末端神经出现变性)，反应消失。

(2) 当最大刺激双侧反应相等时，88% 的患者的面瘫可获完全功能恢复。当试验结果为反应减低时，完全恢复率下降为 27%。所有反应消失的患者愈后不良，将出现功能恢复不完全。本试验的优点在于容易检查，费用低，可重复性好。

2. 诱发肌电图或神经电图 (ENOG)

本法与最大刺激试验类似，但是更精确，因其采用肌电记录仪记录并比较电位大小，而非靠肉眼观察面部收缩。在颞骨骨折所致面瘫的患者，当出现下列情况之一时，应手术治疗：①诱发肌电图突然完全消失时；②病程 5 d 之后诱发电位降至对侧 10% 以下时；③ CT 显示面神经管破坏，或面神经管未显破坏而伤后 6 个月面瘫无恢复者。

对于贝尔面瘫，有学者认为病后 2 周内电位降至正常侧的 10% 或以下时，必须予以手术治疗。

3. 肌电图 (EMG)

肌电图记录骨骼肌纤维的电活动。使用针电极插入面肌肌腹，最开始可记录到电极刺入引起自发肌电活动，然后让患者收缩面部肌肉，同时观察运动电位的大小和形态，改变电极的部位以找到运动单元较多的电极位置，此时让患者用最大力量收缩面部肌肉，以发现可能存在的运动单元缺失。最后，让患者放松面部肌肉，并改变电极的位置，以记录肌肉的自发电活动。面瘫发生后 10 ～ 20 d，如能记录到肌电图，可排除神经完全断裂。肌电图消失后又再出现，说明神经已再生。肌电图常常早于临床可见的肌肉运动出现。小而短的多相波形为肌肉病变的特征波形，大而长的波形说明存在神经源性萎缩或对侧神经支配。

(五) 鉴别诊断

根据临床表现及相关检查，诊断并不困难。注意除外以下病因。

1. 格林 - 巴利综合征

可有周围性面瘫，多为双侧性，少数在起病初期也可表现为单侧，随病程逐渐发展为双侧。应有其典型表现如对称性四肢迟缓性瘫痪。

2. 后颅窝肿瘤

侵犯颞骨的占位性病变如表皮样瘤、皮样囊肿，鼻咽癌侵犯颅底等均可引起面神经损害。应有隐袭起病、进行性加重的病程特点。

3. 脑桥内的血管病

可致面神经核损害引起面瘫，应有其他中枢神经受损体征如交叉性瘫痪。

4. 其他

急慢性中耳炎、乳突炎、腮腺炎或肿瘤可侵犯面神经，应有相应原发病病史。

五、治疗

(一) 病因治疗

有明确病因者，应首先治疗病因，或在病因治疗的同时兼顾面瘫治疗。如慢性化脓性中耳炎并发面瘫者，应立即行手术清除中耳病变，控制感染，同时探查面神经受损情况，酌情采取相应治疗方法，如神经减压等。

(二) 药物治疗

贝尔面瘫、耳带状疱疹等，常用糖皮质激素、成管扩张剂、B 族维生素及抗病毒药物等治疗，并可辅以理疗、针灸、按摩等。

(三) 手术治疗。

1. 面神经修复手术

(1) 术中面神经损伤：术中一旦发生面神经损伤，手术医师应根据损伤程度立即采取相应处理。面神经鞘膜暴露，神经结构完整时，不需特殊处理，只需在术后记录中予以记录即可。当面神经鞘膜被撕裂，而神经断损程度不超过横断面的 1/3 时，局部不需特殊处理，神经损伤可自然愈合。当神经损伤范围超过横断面的 1/3 时，应将神经完全切断，再行端对端吻合。当神经已完全离断时，如果可能应行端对端吻合或神经移植。术后面瘫可为即刻发生或迟发性。对于即刻发生的面瘫可首先观察 2h，如 2h 内面瘫恢复，则考虑为局部麻痹所致。同时应松解外敷料，因为有时包扎过紧也可致神经受损。如面瘫无好转，则应于术后 24h 行探查手术。对于迟发性面瘫，应松解外敷料和填塞物，其他处理同贝尔面瘫。

(2) 手术时机：对于颞骨骨折、医源性损伤、颞骨内的外伤、神经瘤、颈静脉球体瘤、脑膜瘤、颞骨或腮腺恶性肿瘤手术所致面部神经损伤，应即时实施修复。受损神经越早修复则预后效果越好。对于术中切断面神经者，应立即行神经修复术。对于损伤数月的患者，不适行神经端对端吻合术时，也应行神经移植术。临床资料证明，有些损伤数年后的患者，也可出现良好轴突再生。

(3) 神经修复技术：理想的神经修复应使每一神经束的近端与其相对应的末端相接。面神经内各神经束的排列从内耳道至水平段较整齐，乳突段和腮腺区各神经束是相互交织状排列，越位于远端越难保持束束对位缝合。神经外膜缝合是目前最常用的修复技术，下列几点需注意：①神经两端应对位良好，无张力；②两残端应锐利切断，以利于神经再生；③吻合时应避免神经再次受损；④行端对端吻合时，两断端应保持平顺结合，避免扭曲；⑤病程较长者行神经吻合术，如面神经舌下神经吻合术时，面神经残端应行病理检查，以保证吻合处未被纤维化，如已发生纤维化，应将其切除至健康部位为止。硅胶管和多微孔高分子材料行神经吻合目前尚无定论。

2. 面神经交换技术

由于各种原因造成面神经断伤时，采用面神经自身重建的效果，在非随意运动方面总是优于面神经舌下神经吻合。因而在神经损伤较多无法行面神经端对端吻合术时，也应尽量考虑行神经移植。一般选用耳大神经、枕小神经等植于两断端之间行神经吻合。但是在某些病例，比如行面神经吻合术 1 年之后无面神经功能恢复征象，或神经断损在脑干部位而无面神经近端可用以吻合时，可行面神经舌下神经吻合。神经替代须在面神经断伤远端健康以及无面肌萎缩时采用，同时牺牲了替代神经的功能，而且常有明显的联动现象出现。

(1) 舌下神经面神经端端吻合术：当面神经颅外段、舌下神经、面部肌肉均完好，且患者愿意接受舌下神经功能丧失带来的不便以及舌咽神经、迷走神经功能完好时，可考虑行舌下一面神经吻合术。舌下面神经吻合术后都会出现面肌连带运动和群动，为减轻连带运动，在恢复期可采用锻炼和生物反馈治疗。舌下面神经吻合术后瞬目反射不可能恢复，将出现眼干燥，此时需行眼睑成形手术。

(2) 舌下 - 面神经桥接吻合术：为保留舌运动功能，将面神经远端用皮神经接长后与部分切断的舌下神经吻合。此方法可使面肌张力，对称性及运动能力恢复，而较少出现吞咽困难、咀嚼障碍和发声问题。此外，亦可将面神经远端直接与舌下神经行端侧吻合术。

第二十三节 半面痉挛

半面痉挛又称面肌痉挛或面肌阵挛，是以一侧颜面肌肉不自主的阵发性抽搐为主要表现的疾病。本病原因不明，多见于中年以上女性患者。中医认为多属肝肾不足，虚风上扰所致。

一、病因及病理机制

半面痉挛的病理机制是阵发性的面神经异常冲动，其病因无明确定论。主要有外周和中枢两大类因素。外周因素最常见的为微血管压迫学说 (Microvascular Compression)，该学说认为在内耳门或者内听道由于内听动脉或小脑前下动脉横跨面神经，而此处的面神经的髓鞘正处于中央性胶质节段和周围性髓鞘节段的过渡区，长期的血管压迫使得面神经髓鞘受损，神经纤维暴露，神经冲动短路，产生面肌痉挛。另一个原因是血管的搏动直接刺激面神经产生有节律的面肌痉挛。

中枢性因素是脑桥的面神经运动核由于炎症等因素的影响使神经节细胞出现异常的突触联系，产生局灶性癫痫样放电。有时可见于桥小脑角肿瘤，后颅窝蛛网膜炎、基底动脉硬化或神经根附近动脉环压迫是可能的病因之一。内听道的面神经与前庭神经之间旁路联系也可能是引起面肌痉挛的原因。

(一) 睑痉挛

双眼轮匝肌对称性或单侧的抽搐或痉挛，多见于中老年人，女性多见，单侧睑痉挛可能是面肌痉挛的最早症状。

(二) 面肌痉挛

1. 初起局限于眼睑，继则影响双侧面肌。

2. 病情轻者分散注意力可抑制发作，病重者则不受意识控制，疲劳、精神紧张可加重发作。

3. 有时伴发三叉神经痛。

4. 症状逐渐加重。

二、诊断要点

(1) 可因情志不舒、劳累或瞬目而诱发。病程进展缓慢。

(2) 反复阵发性不自主的面部抽搐。每次发作时多自一侧眼部或口角开始，随之扩展至同侧面部甚至颈部。可伴同侧耳鸣和听觉过敏 (镫骨肌受累)、轻微面痛。发作频繁或严重者，可影响视力、语言和饮食。

(3) 病程晚期可致面瘫，如面肌微软无力、瘫痪、萎缩，或有舌前 2/3 味觉丧失。此时抽搐亦告终止。

(4) 各项检查无特殊发现。

三、鉴别诊断

三叉神经痛：多见于中老年患者，女性略多于男性。主要特点为反复短暂发作如闪电式的一侧面部抽痛，无发作先兆。以痛为特点，发作严重时，伴有同侧面肌抽搐。

四、治疗

1. 药物治疗

卡马西平、苯妥英钠具有较好的解痉作用。卡马西平的常用剂量：$10 \sim 20$ mg，一般不超过2周，使用时要注意皮肤过敏和肝功能损害。

2. 面神经阻滞

用80%的乙醇0.5 mL注入茎乳孔面神经主干处，可暂时阻断面神经的传导功能，解除痉挛发作，疗效可持续数月或$2 \sim 3$年，但有面瘫，恢复可能不完全。肉毒素(botulinum toxin)的作用具有特异性和可逆性，常用于治疗半面痉挛。肉毒素作用于神经末梢的突触前，其作用是防止钙依赖性的乙酰胆碱释放，引起暂时性的神经麻痹，其作用通常维持$3 \sim 6$个月。注射的方法有2种，一种是分别注射在面神经的各个分支或口轮角和眼轮匝肌外缘，另一种方法是注射在面神经总干。常用的剂量为20U，注射后会出现不同程度的面瘫，痉挛缓解或者消失，面瘫一般在3个月内恢复。肉毒素注射治疗面肌痉挛有复发倾向。

3. 手术治疗

对药物和肉毒素治疗无效者，可考虑手术治疗。手术治疗主要有神经显微血管减压术、颅内段面神经按摩牵拉或"梳理"术及选择性面神经切断术等。

第二十四节 外耳道肿瘤

一、外耳道乳头状瘤

外耳道乳头状瘤(papilloma)系鳞状细胞或基底细胞异常增生形成，多见于软骨部皮肤表面。一般认为，该病与局部慢性刺激及病毒感染有关，而挖耳可能是病毒感染的传播途径。

(一) 临床症状与体征

主要症状为耳痒、耳胀、耳内阻塞感、听力障碍及挖耳出血，如继发感染则有耳痛、耳流脓等。检查可见外耳道内棕黄色乳头状新生物，多无蒂，基底较广，触之较硬。伴发感染时，肿瘤可为暗红色且质软。

(二) 诊断与治疗

本病有恶变倾向，确定诊断需常规进行病理检查。治疗原则：尽早手术切除。可在局麻下用激光切除或用刮匙刮除瘤组织，为防复发，术后可对肿瘤基底部行电凝器烧灼、硝酸银或干扰素创面涂布。累及中耳乳突者应行乳突根治术。对个别病理为良性而不愿接受手术处理的患者也可试用高纯度干扰素局部注射治疗。对病理证实伴有癌变者，则须行乳突扩大根治或颞骨部分切除术，并行术后放疗。

二、外耳道外生骨疣

外生骨疣 (exostosis) 是外耳道骨部骨质局限性过度增生形成的结节状隆起，病因可能与局部外伤、炎症及冷水刺激有关。病理检查可见骨疣骨质中含丰富的骨细胞和基质，但无纤维血管窦。

(一) 临床症状与体征

肿瘤早期多无症状，较大者可致外耳道狭窄，过大时可致耳道闭锁并压迫外耳道皮肤引起耳痛、耳鸣、耳闷及听力减退等。检查外耳道可发现局限性半圆形隆起，肿瘤表面皮肤菲薄，探针触检感质地坚硬。

(二) 诊断与治疗

根据症状与体征，诊断多能成立，CT 检查有助诊断及了解病变范围。治疗原则：无症状者不需处理，有症状者应及时手术切除。

三、外耳道耵聍腺肿瘤

耵聍腺肿瘤是指发生在外耳道的具有腺样结构的肿瘤。肿瘤起源于外耳道软骨部耵聍腺导管上皮和肌上皮，病理组织学可分为耵聍腺瘤、多形性腺瘤、腺样囊性癌和耵聍腺癌等，以恶性肿瘤较常见，约占全部外耳道耵聍腺肿瘤的 70%。发生部位以外耳道底壁和前壁居多，外耳道耵聍腺良性肿瘤生长缓慢，但易扩展，局部切除后的复发率高；恶性者晚期可发生远处转移。

(一) 临床症状与体征

病程早期的症状多不明显，随肿瘤逐渐增大，可引起耳痛、耳痒、耳阻塞感和听力障碍。继发感染时，肿瘤可能破溃流脓流血、耳痛加重并放射至患侧颞区和耳后区。明显耳痛常提示肿瘤为恶性或恶性变。检查所见依肿瘤性质不同而有所差异；耵聍腺瘤和多形性腺瘤外观多呈灰白色息肉样，或表面光滑被以正常皮肤，质地硬韧；而腺样囊性癌和耵聍腺癌常可见外耳道内有肉芽样或结节状新生物，表面不光滑，可有结痂，带蒂或与外耳道相连呈弥漫浸润致外耳道红肿、狭窄或伴有血性分泌物，但也有类似良性肿瘤外观者。

(二) 诊断与治疗

确诊应根据病理组织学检查结果。对以下临床表现者应考虑外耳道耵聍腺肿瘤的可能，并进行新生物活检：①外耳道肉芽经一般治疗不消退；②外耳道壁变窄、凸起并有血性分泌物；③外耳道肿物伴局部疼痛或其他耳部症状。外耳道耵聍腺肿瘤对放射治疗不敏感，故以手术根治性切除为主。虽然耵聍腺瘤和多形性腺瘤病理组织学上为良性，但复发及恶变率甚高，临床按具有恶性倾向肿瘤或潜在恶性肿瘤的手术原则处理。

因此，应按肿瘤部位决定手术切除范围：①肿瘤位于外耳道软骨部与骨部后壁时，切除范围应包括大部分耳屏软骨，全部外耳道软组织，外耳道前、后与下壁部分骨质，如肿瘤距鼓膜的距离 < 1cm，应将鼓膜连同肿瘤呈桶状切除；②肿瘤位于外耳道软骨部前壁时，切除范围应包括全部外耳道软组织、腮腺、耳前淋巴结以及邻近肿瘤的外耳道前壁和后壁骨质；③肿瘤位于外耳道前壁骨及软骨部，切除范围应包括全部外耳道软组织、腮腺、髁突及肿瘤邻近的外耳道骨壁，必要时行乳突根治术；④若肿瘤已超出外耳道侵犯邻近组织或器官，切除范围应根据情况适当扩大，并同时行乳突根治术或颞骨部分切除术。

第二十五节 中耳癌

中耳癌 (carcinoma of middle ear) 为发生于中耳的少见恶性癌肿，多为原发。中耳癌的诱因，很可能是中耳的长期感染，据统计，多数中耳癌患者有慢性化脓性中耳炎的病史。其发病年龄多为 40～60 岁，本病病理是以鳞状上皮细胞癌最常见，基底细胞癌和腺癌在中耳很少见。检查时可见外耳道或中耳腔有较多肉芽或息肉样组织，触之较硬易出血，并有血脓性分泌物，有时恶臭，肉芽组织去除后，迅速再出现这种情况，应做活组织检查，亦可取耳内分泌物做脱落细胞检查。

一、病因

约 80% 的中耳癌患者有慢性化脓性中耳炎病史，中耳炎的病程一般在 10 年以上，故认为其发生可能与炎症有关。中耳乳头状瘤亦可发生癌变。外耳道癌可以侵犯至中耳乳突腔，临床上常常无法分辨原发部位。

二、临床表现

(1) 耳痛：为早期症状，常为胀痛，晚期疼痛剧烈，为持续性，可放射到颞部，乳突部及枕部。

(2) 听力减退：早期出现，但患者常因耳痛而分散注意力，或因原有中耳炎听力已减退或对侧听力良好之故。

(3) 血性耳分泌物：早期常见耳带血性分泌物，晚期若癌肿破坏血管，可发生致命性大出血。

(4) 张口困难：早期可因炎症，疼痛而反射性引起下颌关节僵直，晚期则多因癌肿侵犯下颌关节所致。

(5) 神经症状：癌肿侵犯面神经可引起同侧面神经瘫痪，侵犯迷路则引起迷路炎及感音神经性耳聋，晚期可侵犯第 V、IV、X、XI、XII 颅神经，引起相应症状，并可向颅内转移。

三、诊断

1. 影像学检查

(1) CT

表现为中耳腔或者乳突有不规则的软组织病灶，中耳乳突有不规则的大面积的骨质破坏，边缘不整。尤其当中耳炎伴外耳道骨壁的破坏，形成外耳道软组织肿块，要高度怀疑中耳癌。肿瘤可累及颅中窝，颅后窝、乙状窦、颈静脉球窝，颈动脉管，内耳迷路及颞颌关节。

(2) MRI

中耳癌的组织含水量与脑组织相仿，其信号与脑组织近似。增强后病灶有强化表现。MRI可显示肿瘤向颅内或者腮腺侵犯。

2. 病理检查

中耳腔肉芽或者外耳道肉芽摘除后做病理检查可以明确诊断。取材时尽量不要牵拉中耳腔肉芽，防止误伤面神经。

四、临床分期

国际抗癌协会 (UICC) 对于中耳癌并无明确的分期标准。目前临床采用的是 Stell 等制订的初步方案。

T_1：肿瘤局限于中耳乳突腔，无骨质破坏。

T_2：肿瘤破坏中耳乳突腔骨质，出现面神经管破坏，但病变未超出颞骨范围。

T_3：肿瘤突破颞骨范围，侵犯周围结构，如硬脑膜、腮膜、颞颌关节等。

T_4：无法进行分期。

五、治疗

主要是早期诊断。进行放射和手术等综合治疗。病变局限于中耳，宜行扩大乳突根治术，若癌肿较广泛，侵及邻近组织，可行全颞骨或部分颞骨切除术。术后配合放射治疗，并辅以化学治疗及中医中药治疗。

慢性化脓性中耳炎可能是诱发中耳癌的原因之一，预防中耳炎可能减少中耳癌的发病率。

六、预后

中耳癌预后欠佳，综合治疗后的 5 年生存率不足 50%。

七、预防

预防中耳炎及对慢性化脓性中耳炎及时根治是防止发生中耳癌有效措施。

第二十六节　侧颅底肿瘤

一、侧颅底肿瘤概况

侧颅底肿瘤 (tumors of the lateral skull base) 主要有颈静脉球体瘤、颈动脉体瘤、鼻咽癌、鼻咽纤维血管瘤、中耳癌、听神经瘤、颞骨巨细胞瘤和母细胞瘤、脑膜瘤、腮腺混合瘤和斜坡脊索瘤等。侧颅底由咽区咽鼓管区神经血管区听道区关节区和颞下区等 6 个小区构成，侵犯侧颅底的肿瘤统称为侧颅底肿瘤。

侧颅底肿瘤好发于中年女性，生长缓慢。有家族发生倾向，可双侧。因一般始发于中耳，故早期出现中耳症状，病变超出中耳腔，可压迫颈静脉球体邻近的颅神经，出现相应症状体征。

1. 搏动性耳鸣。

2. 听力障碍。

3. 外耳道检查，骨膜完整时，在其后下方可见淡红色或蓝色肿物影，有时将鼓膜下部推起，并有搏动。当用鼓气耳镜检查时加压后见鼓膜变白色，搏动消失。

4. 耳漏。

5. 颈静脉孔综合征。

二、面神经肿瘤

原发于面神经鞘膜的肿瘤，又称为神经鞘膜瘤或雪旺鞘膜瘤。可发生在全程面神经的一段纤维上，但以膝状节周围出现较多。肿瘤生长很慢，长期可无症状。颞骨高分辨 CT 静脉造影是显示面神经瘤最准确的方法。

（一）临床表现

肿瘤生长很慢，长期无症状。原发在水平段者因骨管狭窄受压比垂直段者早且重，面瘫出现也早且重，可以反复发作，40%的患者早期表现面肌痉挛，尔后转为面瘫。原发在鼓室段者，除面瘫外还可有耳鸣、耳聋，如原发在内听道内，则易和听神经瘤相混淆。

（二）影像学诊断

主要是 CT 和 MRI。CT 的主要影像学表现是面神经骨管的破坏和沿着面神经径路的软组织膨胀性肿块，乳突段的面神经瘤在轴位骨扫描条件下可见肿块与面神经管相连，乳突段面神经管扩大或者破坏，后半规管层面可见面神经骨管破坏，茎乳孔破坏并且扩大；面神经的迷路段到达鼓室后向后为面神经鼓室段，向前发出岩浅大神经，此结构呈"T"形，局限于膝状神经节或者迷路段的面神经肿瘤在此层面可见"T"形结构区域膨大。此处也是面神经血管瘤的好发部位。膝状神经节处的面神经瘤可以突入中颅窝。

面神经肿瘤在 MRI 中，T_1 加权像为等信号，与软组织的密度相仿，T_2 加权像为等到高信号，常常高于 T_1 加权像的信号；面神经肿瘤中的水分高，则 T_2 加权像高信号，面神经肿瘤水分少时，T_2 加权像等信号。病变一般不均匀，肿瘤较大时，组织内出现坏死现象，可以呈囊性变。

面神经鞘膜瘤多呈椭圆形肿块，面神经纤维瘤多呈长条素状。发生于桥小脑脚与内听道段者需与听神经瘤鉴别，发生于颞骨段需与贝尔面瘫、中耳癌、颈静脉球体瘤和中耳炎鉴别，发生于颅外段者需与腮腺肿瘤鉴别。

（三）治疗

面神经鞘膜瘤手术疗效好，治愈率高，但由于肿瘤与面神经束粘连紧密，在摘除肿瘤的时候，难以保持面神经干的完整性。通常将受累及的面神经与肿瘤一起切除，并行面神经功能重建。重建后的面神经功能可达 House&Brackmann 分级Ⅱ～Ⅳ，但罕有达到正常。大多数面神经鞘膜瘤是一良性的、生长缓慢的肿瘤，因而对于面神经功能仍正常或轻微面瘫的患者，是否需要手术，或何时手术，存在争议。对影响面神经功能的预后因素进行分析，或许可以获得解决上述问题的办法。

1. 经中耳乳突面神经肿瘤切除，根据肿瘤的范围可采用完壁式乳突切开或者开放式乳突切开，有条件的情况下采用术中面神经监护。术中可见面神经瘤为光滑的软组织肿块，应暴露肿瘤两端的面神经干，切除肿瘤可连同肿瘤内的面神经同时切除。尽可能显露肿瘤两端的面神经残端，以便做面神经吻合。

2. 迷路段面神经肿瘤，切除砧骨和锤骨头，由面神经水平段向前上方开放膝状神经节及面神经迷路段，切除面神经肿瘤，也可以通过中颅窝进路开放内听道和迷路段。

3. 内听道肿瘤可以通过中颅窝入路、乙状窦后入路开放内听道，当同侧听力失去实用水平（70～80 dB），可以采用经迷路入路摘除肿瘤。

4. 面神经重建，肿瘤切除后，可采用面神经移植术，恢复面神经的功能，移植的神经常用腓肠肌神经和耳大神经。

三、颈静脉球体瘤

（一）病因及病理

颈静脉球体瘤起源于颈静脉球顶外膜的颈静脉体化学感受器，由毛细血管和前毛细血管组成。体瘤多由颈静脉球向上生长侵犯中耳、乳突、岩骨，生长缓慢。起源于鼓室的舌咽神经鼓室支 (Jacobson's nerve) 及迷走神经耳支 (Arnold's nerve) 的化学体瘤称为鼓室体瘤。颈静脉球体瘤和鼓室体瘤共称为颈鼓室副神经节瘤。

2%～5% 的颈静脉球体瘤为恶性，淋巴结和 (或) 远处器官转移是恶性颈静脉球体瘤的唯一可靠依据；大多数颈静脉球体瘤是良性肿瘤，但具有局部侵袭性。

(二) 临床表现

发病以中年妇女多见，男女之比约为 1：5。发病年龄一般为 30～50 岁，病程较长，因肿瘤生长缓慢，病程可长达 15～20 年而无明显变化。

1. 单侧搏动性耳鸣，与脉搏搏动一致。

2. 听力下降，当肿瘤侵犯到鼓室腔时，呈传导性耳聋。

3. 耳道出血，时有溢液。

4. 颅神经损害可出现同侧周围性面瘫；肿瘤沿颈内静脉发展，破坏第Ⅸ、Ⅹ、Ⅺ、Ⅻ脑神经可发生吞咽困难、声嘶和伸舌偏斜。累及第Ⅲ、Ⅳ、Ⅴ、Ⅵ脑神经时，发生眼运动障碍和面部麻木。

5. 耳部检查

可见鼓膜呈灰蓝色，有时透过鼓膜可见搏动性红色或蓝色肿物。体积较大的肿瘤可使鼓膜隆起或穿破鼓膜，露出部分樱桃红色息肉样瘤体，触之易出血。

6. 影像学检查

CT 检查可显示颈静脉孔破坏，边缘模糊不清，增强时可见明显增强。中耳乳突腔常见到不规则的软组织阴影，乳突气房结构破坏。冠状位 CT 显示鼓室底壁破坏。MRI 检查时 T_1 加权像呈中等信号，可以见到血管流空征。T_2 加权像呈高信号，呈现明显的"椒盐"现象，增强后有明显的强化。MRI 可以显示侵犯到颅内或者腮腺内的肿块。血管造影可显示肿块与颈静脉球的关系。

一般不行活组织检查，也不做鼓膜诊断性穿刺，以免大出血。因此需要与胆固醇肉芽肿性血鼓室的蓝鼓膜鉴别。

(三) 治疗

1. 早期局限在中耳的肿瘤可经中耳乳突摘除。

2. 瘤体较大波及颈静脉孔及颅神经时，应做乳突、颞下窝侧颅底联合进路，并同时做同侧乙状窦和颈内静脉结扎，以控制出血。为安全计，宜分期摘除侵入脑内的瘤体。

3. 放射治疗

颈静脉球体瘤对放射不敏感，放射仅用于姑息治疗。伽马刀适用于手术残留或复发的情况。

四、颞骨巨细胞瘤

骨巨细胞瘤 (Giant cell tumor) 又称破骨细胞瘤 (osteoclastoma)，占骨肿瘤的 5%～15%。发病原因可能与局部的外伤或炎症有关。

1. 临床表现

发生在颞骨的巨细胞瘤早期无症状，随着颞骨鳞部或乳突部的肿瘤增大，出现疼痛肿胀。侵犯外耳、中耳和内耳，出现相应的耳鸣，听力减退、面瘫等现象。

影像学检查特点：X 线片或 CT 显示颞骨蜂窝状、泡沫状阴影或均匀一致的透明区。

2. 治疗

治疗原则以手术切除为主。

参考文献

【1】林均武，张雷，李佳枫.临床耳鼻喉疾病诊疗学.天津：天津科学技术出版社.2011.09

【2】田从哲，刘素芬，孟胜环.眼耳鼻喉疾病的诊疗与护理.天津：天津科学技术出版社.2009.07

【3】刘大新.中医临床诊疗指南释义（耳鼻咽喉疾病分册）.北京：中国中医药出版社.2015.09

【4】谷树严，马宁，李光宇.眼耳鼻喉口腔科经典病例分析.北京：人民军医出版社.2012.03

【5】田洪江，易磊.耳鼻喉症治疗预防与调护.北京：中医古籍出版社.2006.01

【6】毋桂花.中医耳鼻喉科学.北京：科学出版社.2001.08

【7】何淑郁.眼、耳鼻喉科疾病诊疗指南与护理.北京：中医古籍出版社.2008.06

【8】曾宪孔，黄昭鸣.眼耳鼻喉口腔科诊疗基本技能图解.北京：人民军医出版社.2005.10

【9】赵勇刚，赵志梅，王静.现代临床诊疗技术（第2版）.郑州：郑州大学出版社.2009.06

【10】黄志俭，陈轶强.呼吸与各系统疾病相关急危重症诊治通要.厦门：厦门大学出版社.2014.09

【11】胡绍.耳鼻喉、眼、口腔诊疗要点.武汉：武汉出版社.2009.10

【12】陈孝文.医院诊疗常规.广州：广东科技出版社.1993.06

【13】陈孝文.医院诊疗常规（修订版）.广州：广东科技出版社.1999.03

【14】彭林江.临床疾病综合治疗.长春：吉林科学技术出版社.2007.06

【15】于海蓉.临床常见疾病护理.北京：中国科学技术出版社.2006.05

【16】张彩云，芦国芳.常见临床疾病护理常规.兰州：甘肃科学技术出版社.2009.05

【17】王正敏.耳鼻喉科学.上海：上海科学技术出版社.1988.11

【18】王德炳，张树基.危重急症的诊断与治疗（眼科学 耳鼻喉科学 口腔科学）.北京：中国科学技术出版社.1996.01

【19】沈元良.实用中医师诊疗手册.北京：金盾出版社.2013.07

【20】刘绍武.五官科疾病诊断与治疗.天津：天津科技翻译出版有限公司.2000.04

【21】李上，孙忠亮，王刚，等.五官科常见病诊疗学.石家庄：河北科学技术出版社.2013.03

【22】刘蓬，邱宝珊.耳鼻咽喉急症诊疗精要.北京：中国医药科技出版社.2005.01

【23】熊大经.实用中医耳鼻喉口齿科学.上海：上海科学技术出版社.2001.01